国家卫生健康委员会"十三五"规划教材

全国高等职业教育教材

供医学检验技术专业用

临床实验室管理

第 2 版

主 编 李艳 廖璞

副主编 杨大干 蒋斌 曹颖平

编 者（以姓氏笔画为序）

王　静（重庆三峡医药高等专科学校）

王治西（甘肃中医药大学定西校区）

龙腾镶（迈克生物股份有限公司）

孙美艳（吉林医药学院）

苏晓杰（哈尔滨医科大学大庆校区）

李　艳（吉林医药学院）

杨大干（浙江大学医学院附属第一医院）

邹继华（美康生物科技股份有限公司）

邵　咏（新乡医学院第二附属医院）

金英玉（哈尔滨医科大学附属第一医院）

周文彪（楚雄彝族自治州人民医院）

钟田雨（赣南医学院第一附属医院）

曹颖平（福建医科大学附属协和医院）

蒋　斌（合肥职业技术学院）

廖　璞（重庆市临床检验中心）

人民卫生出版社

·北京·

图书在版编目（CIP）数据

临床实验室管理/李艳，廖璞主编. —2版. —北京：人民卫生出版社，2020.7（2025.11重印）
ISBN 978-7-117-30205-0

Ⅰ.①临⋯　Ⅱ.①李⋯②廖⋯　Ⅲ.①医学检验-实验室管理-医学院校-教材　Ⅳ.①R446

中国版本图书馆 CIP 数据核字（2020）第 122372 号

人卫智网　www.ipmph.com	医学教育、学术、考试、健康，购书智慧智能综合服务平台
人卫官网　www.pmph.com	人卫官方资讯发布平台

临床实验室管理
Linchuang Shiyanshi Guanli
第 2 版

主　　编：李　艳　廖　璞
出版发行：人民卫生出版社（中继线 010-59780011）
地　　址：北京市朝阳区潘家园南里 19 号
邮　　编：100021
E - mail：pmph @ pmph.com
购书热线：010-59787592　010-59787584　010-65264830
印　　刷：人卫印务（北京）有限公司
经　　销：新华书店
开　　本：850×1168　1/16　印张：9　插页：9
字　　数：285 千字
版　　次：2015 年 2 月第 1 版　　2020 年 7 月第 2 版
印　　次：2025 年 11 月第 11 次印刷
标准书号：ISBN 978-7-117-30205-0
定　　价：38.00 元

打击盗版举报电话：010-59787491　E-mail：WQ @ pmph.com
质量问题联系电话：010-59787234　E-mail：zhiliang @ pmph.com

为了深入贯彻落实党的二十大精神,落实全国教育大会和《国家职业教育改革实施方案》新要求,更好地服务医学检验人才培养,人民卫生出版社在教育部、国家卫生健康委员会的领导和全国卫生职业教育教学指导委员会的支持下,成立了第二届全国高等职业教育医学检验技术专业教育教材建设评审委员会,启动了第五轮全国高等职业教育医学检验技术专业规划教材的修订工作。

全国高等职业教育医学检验技术专业规划教材自1997年第一轮出版以来,已历经多次修订,在使用中不断提升和完善,已经发展成为职业教育医学检验技术专业影响最大、使用最广、广为认可的经典教材。本次修订是在2015年出版的第四轮25种教材(含配套教材6种)基础上,经过认真细致的调研与论证,坚持传承与创新,全面贯彻专业教学标准,加强立体化建设,以求突出职业教育教材实用性,体现医学检验专业特色:

1. **坚持编写精品教材** 本轮修订得到了全国上百所学校、医院的响应和支持,300多位教学和临床专家参与了编写工作,保证了教材编写的权威性和代表性,坚持"三基、五性、三特定"编写原则,内容紧贴临床检验岗位实际、精益求精,力争打造职业教育精品教材。

2. **紧密对接教学标准** 修订工作紧密对接高等职业教育医学检验技术专业教学标准,明确培养需求,以岗位为导向,以就业为目标,以技能为核心,以服务为宗旨,注重整体优化,增加了《医学检验技术导论》,着力打造完善的医学检验教材体系。

3. **全面反映知识更新** 新版教材增加了医学检验技术专业新知识、新技术,强化检验操作技能的培养,体现医学检验发展和临床检验工作岗位需求,适应职业教育需求,推进教材的升级和创新。

4. **积极推进融合创新** 版式设计体现教材内容与线上数字教学内容融合对接,为学习理解、巩固知识提供了全新的途径与独特的体验,让学习方式多样化、学习内容形象化、学习过程人性化、学习体验真实化。

本轮规划教材共25种(含配套教材5种),均为国家卫生健康委员会"十三五"规划教材。

数字内容编者名单

主　编 李　艳　廖　璞

副主编 杨大干　蒋　斌　曹颖平

编　者（以姓氏笔画为序）

王　静（重庆三峡医药高等专科学校）

王治西（甘肃中医药大学定西校区）

龙腾镶（迈克生物股份有限公司）

孙美艳（吉林医药学院）

苏晓杰（哈尔滨医科大学大庆校区）

李　艳（吉林医药学院）

杨大干（浙江大学医学院附属第一医院）

邹继华（美康生物科技股份有限公司）

邵　咏（新乡医学院第二附属医院）

金英玉（哈尔滨医科大学附属第一医院）

周文彪（楚雄彝族自治州人民医院）

钟田雨（赣南医学院第一附属医院）

曹颖平（福建医科大学附属协和医院）

蒋　斌（合肥职业技术学院）

廖　璞（重庆市临床检验中心）

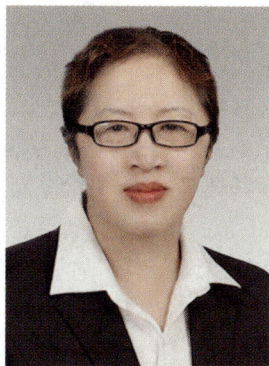

李艳,吉林医药学院检验学院院长,教授,硕士生导师,全国高等医学院校医学检验专业校际协作理事会理事,中国分析测试协会免疫标记分析专业委员会常委,中国老年保健医学研究会检验医学分会常委,吉林省微量元素科学研究会常务理事等。从事医学检验教育、临床、科研36年,主编《临床实验室管理学》《生物化学检验》《临床生物化学检验实验指导》《临床检验医学案例分析》等7本全国高等学校医学检验专业教材,副主编及参编教材12部,发表科研与教学论文50余篇。本人主持吉林省科技厅、教育厅、卫生厅的科研立项6项,主要参与国家自然科学基金面上项目及国家科技重大专项5项,指导并带领学生获得吉林省大学生"互联网+"大赛金奖、全国大学生"互联网+"科技创新大赛铜奖、全国生命科学实验竞赛与创新大赛一等奖、吉林省大学生生物学实验技能竞赛一等奖、吉林省第二届中华职业教育创新创业大赛金奖等。

寄语:

随着科学技术的进步,人们对医疗及健康服务的需求意识日趋增强,检测信息的质量保证已成为临床疾病诊疗和预后判断的关键因素。临床实验室管理是医学检验技术专业教学的重点和难点。通过本课程的学习能够拓展学生学习视野,培养学生建立全面质量管理理念,充分认识到临床实验室生物安全的重要性,为通过临床实验室认可做准备,培养医学检验技能型人才,迎接"健康中国 2030"的到来。

主编简介与寄语

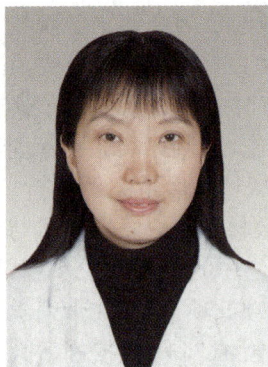

廖璞,主任技师,教授,博士生导师,中国科学院大学重庆医院(重庆市人民医院)三院院区检验科主任、重庆市临床检验中心副主任。中华医学会检验医学分会委员、中国医师协会检验医师分会委员、中国医院协会临床检验专委会常委。《检验医学与临床》杂志主编,《中华医学检验杂志》《国际检验医学》《临床输血和检验》等杂志编委。主要研究方向为病原体群体遗传学和检验新技术、新方法。近5年主编、副主编或作为编委编写专著七部,作为负责人承担国家和重庆市自然科学基金7项,发明专利4项。获国务院政府特殊津贴专家、重庆市学术技术带头人、重庆英才·创新领军人才等称号。

寄语:

随着科学技术的发展,临床实验室迎来自动化、智能化、大数据的新时代,检验结果的质量不仅取决于检验人员的个人素质和责任心,更需要一套完善的系统管理来保证。临床实验室管理的重要性已深入人心。做好临床实验室管理,提供全程优质服务,是我们新时代检验人不懈奋斗的目标。

临床实验室管理是对临床实验室各种要素进行合理有效的整合,持续改进医学检验质量和服务质量,保障实验室安全,提高实验室运行效率,更好地满足临床医生与病人的需求。为了认真落实党的二十大精神,适应我国医学检验专业发展和需要,培养适应社会需求的实用型医学检验技术人才,不断地提高临床实验室管理水平,本教材在上版的基础上进行全面修订。

本教材修订后共有十五章:第一章主要介绍临床实验室管理的内容和特点。第二章介绍临床实验室人员管理。第三章讲解临床实验室设计。第四章介绍临床实验室安全管理。第五章与第六章介绍临床实验室质量管理体系与方法学的选择与评价。第七章至第十章介绍质量控制模块的内容,包括临床实验室室内质量控制、室间质量评价,检验前、检验中、检验后质量管理。第十一章介绍医学实验室认可的内容,主要介绍实验室认可标准,如我国临床实验室认可及美国病理学会医学实验室认可。第十二章介绍即时检验的质量管理。第十三章介绍临床实验室信息管理。第十四章介绍临床实验室精益管理的内容,主要讲解精益管理的理念及 5S 现场管理实施要领。第十五章介绍体外诊断试剂产品的性能评价与质量管理。

修订后全书强调了临床实验室全过程管理,注重先进性、实用性。本书主要为医学检验技术专业教材,也可作为临床实验室管理者、检验工作者和体外诊断领域人员的专业参考用书。

参加本教材编写的编者都是从事医学检验技术专业临床和教学工作第一线有丰富经验的教师和体外诊断试剂研发人员,在此对编写组全体成员的辛勤工作表示敬意;感谢本教材第 1 版的主编和编者,感谢被引用参考文献中的作者,同时对帮助过此书编写的所有老师们表示深切的谢意。

由于临床实验室管理学发展非常迅速,编者的业务水平有限,尽管我们做了最大的努力,在本书编写过程中对某些知识难免有遗漏或不足,敬请各位专家、教师、学生及使用者批评指正,以便再版时修正。

李艳　廖璞

2023 年 10 月

教学大纲(参考)

目　录

（二维码图）01章PPT

1. 掌握：临床实验室定义、临床实验室管理定义。
2. 熟悉：临床实验室分类与功能、国外与国内临床实验室管理模式。
3. 了解：临床实验室发展史。
4. 具有临床实验室管理意识，对临床实验室分类与功能有充分的了解。
5. 能对临床实验室管理进行正确的设计。

临床实验室管理（clinical laboratory management）是检验医学与管理学的交叉学科，是随着检验医学的发展而逐渐发展起来的一门新兴学科。临床实验室管理在我国已经成为检验医学的重要组成部分。

第一节　临床实验室概述

一、临床实验室定义

临床实验室（clinical laboratory）又称为医学实验室（medical laboratory），是以提供人类疾病诊断、管理、预防、治疗或健康评估的相关信息为目的，对来自人体的材料进行生物学、微生物学、免疫学、化学、血液免疫学、血液学、生物物理学、细胞学、病理学、遗传学或其他检验的实验室，该类实验室也可提供涵盖其各方面活动的咨询服务，包括结果解释和进一步的适当检查的建议。服务对象可包括：医生、病人及其家属、健康人群，以及感染控制部门、疾病控制中心、社会福利机构等医疗相关管理部门。如收集标本或者制备检测样品、提供邮寄服务、大型实验室网络体系的部分实验室及科学研究的实验室均不属于临床实验室范畴。医疗机构内的医学实验室、采供血机构的实验室、独立医学实验室、疾病控制中心的实验室和检验检疫局的实验室均属于临床实验室的范畴。

我国临床实验室的主要存在形式为：①医院内的临床实验室、部分临床科室的实验室。②门诊部、诊所的实验室。③妇幼保健院（所）的实验室。④性病、结核病防治院（所）的实验室。⑤采供血机构的实验室。⑥卫生防疫部门从事人体健康检查的实验室。⑦卫生检疫部门对出入境人员进行健康检查的实验室。⑧独立的临床检验机构。⑨疗养院等机构的实验室。⑩其他实验室。

二、临床实验室分类与功能

临床实验室按是否具有法人资格来分，有独立实验室和非独立实验室。非独立实验室一般设在医疗机构、采供血机构、疾病预防控制中心、卫生检疫部门等,是其下属的一个科室,一般不具有独立的法人资格,医院内的临床实验室是临床实验室的主要存在形式之一。医学独立实验室(independent clinical laboratory,ICL)又称为第三方医学独立实验室,是指在卫生行政部门许可下具有独立法人资格,独立于医院之外,从事临床检验或病理诊断和服务,并能独立承担责任的医疗机构。国内外一些大型独立实验室开展的项目多达千种以上,在人力、物力和信息资源等的充分利用方面具有独特的优势,能够实现检验样品的集中检测,从而节省费用,提高效率和质量,降低错误发生率,是临床实验室今后的发展方向。临床实验室也可按是否以营利为目的来分,有营利性实验室和非营利性实验室。营利性实验室多为民营资本投资兴办,如大多数独立实验室。非营利性实验室一般多由政府兴办,如非营利性医疗卫生机构所管辖的临床实验室,这类实验室不以营利为目的。

（一）临床实验室分类

传统临床实验室服务内容可包括：

1. **临床基础检验**　血常规、尿常规、粪常规,以及体液、分泌物、排泄物的检验。

2. **临床血液学检验**　骨髓细胞学、贫血、血栓与止血以及输血等检验。

3. **临床生物化学检验**　血糖、血脂、蛋白质及代谢产物的检验,临床酶学检验,水电解质和微量元素的检验,血气分析和酸碱平衡的检验,肝、肾、心、骨及内分泌系统等重要器官功能的检验。

4. **临床免疫学检验**　体液免疫、细胞免疫、感染免疫、肿瘤免疫、自身免疫、移植免疫和细胞因子等检验。

5. **临床病原学检验**　细菌感染、病毒感染、真菌感染、性传播疾病感染、寄生虫感染和医院感染等检验。

6. **临床分子生物学检验**　染色体分析及聚合酶链式反应(PCR)等核酸体外扩增技术,基因检测等。

临床实验室的服务不能仅仅局限于提供一个定量或定性的检验报告,其技术含量还应重点体现在对检验项目的选择和检验结果的解释上,也可以就下一步的实验选择和诊疗进行讨论。在这个方面我国的检验医学与发达国家相比还存在较大的差距,应该引起医院管理者足够的重视。

（二）临床实验室的工作范围

临床实验室的作用就是为临床服务,由单纯的疾病诊断逐渐向健康保健、预防与医学相结合的方向发展,其职能和应用价值也有所扩展。

1. **为临床医疗工作服务**　为疾病的诊断和治疗计划的制订、分析病情、观察疗效、判断预后等提供科学依据。

2. **为开展预防工作提供依据**　进行防病调查,能早期发现传染性疾病的传染源以及损害人体的各种致病因素,为制订预防措施、控制疾病传播提供重要资料。

3. **进行社会普查**　可了解社会群体的卫生状况和健康水平,及时发现潜在性疾病、遗传性疾病等,为制定卫生条例、提高防病治病的主动性、保护环境卫生、规划保健机构设置等提供依据。

4. **开展健康咨询**　通过临床检验,为社会群体提供健康咨询,以保证健康,减少疾病,建立正确的生活规律,延长寿命。还可以开展对计划生育、优生优育等提供实验诊断依据的服务。

5. **治疗监测**　近年来,随着药物基因组学研究的不断深入,发现个体间遗传背景不尽相同,特别是单核苷酸多态性的存在,可导致同一疾病不同个体对同一治疗药物的反应性不同,这使得选择特定的指标来监测疗效变得十分重要,可为治疗方案的选择和更改提供依据。乙肝病毒 DNA 的含量可有效反映机体内乙肝病毒的含量和复制程度,目前此项目的定量测定已广泛应用于乙肝治疗的疗效判断。

三、临床实验室发展史

历经100多年的发展,检验技术得到了迅猛发展,检验项目已达几千项,检验学科也逐步成为了亚专业齐全、技术先进、项目覆盖全部临床科室的临床学科,可为临床疾病的诊治提供全方位、多系统的客观依据。

检验医学的发展经历了纯手工、半自动、自动化,到现在的智能化。传统检验实验室正从自动化、信息化向智能化方向发展。"医学检验"逐渐向"检验医学"发展变化,检验学科得到了不断的发展与完善,科学管理水平不断提高,检验技术不断更新。目前国内各级医院的临床实验室,在许多检测项目上都实现了自动化,检验项目种类也从60年前的几十项,发展到现在的近千项,为临床医学提供了大量有意义的检测结果。现在检验医学已经成为我国临床医学中不可缺少的一部分,发挥的作用也越来越重要。

第二节　临床实验室管理

管理是在特定的环境下,对所拥有的资源进行有效的整合,以便达成既定的组织目标的过程。

一、临床实验室管理定义

临床实验室管理就是对临床实验室的人力、财力、物力等各种资源进行合理有效的整合,持续改进医学检验服务质量,保障实验室安全,提高实验室运行效率,为临床提供及时、准确、可靠的实验室依据,为医疗、教学、科研和社会公共健康服务。

二、临床实验室管理的内容

临床实验室管理包括组织管理、质量管理、人力资源管理、实验室安全管理、信息管理、财务管理、仪器和试剂的管理、环境管理等内容。

1. **组织管理**　临床实验室具有组织的全部特征。临床实验室的目标十分明确,就是准确、及时地提供检验信息,为医疗、科研和教学服务。因此,临床实验室的组织管理旨在建立合理的组织机构和良好的组织运行制度,确定阶段目标和长期目标,根据目标对人员进行合理分工,明确相互间的关系,然后赋予相应的权利和责任,同时根据环境的变化随时进行调整。

2. **质量管理**　指的是确定质量方针、目标和职责,并在质量体系中通过诸如质量策划、质量控制、质量保证和质量改进使其得到实施的管理活动。具体内容主要包含方法的选择和评价、试验的性能评价、统计质量控制、检验前和检验后的质量保证等。质量管理的好坏直接关系到出具的检验报告的可信度,可以反映出临床实验室水平的高低,是临床实验室管理的重要内容。我国的《医疗机构临床实验室管理办法》针对质量管理从标准操作规程、检测系统、校准、室内质量控制、室间质量评价和质量管理记录六个方面制订了详细的规定。

3. **人力资源管理**　就是指运用现代化的科学方法,对与一定物力相结合的人力进行合理的规划、组织、培训和调配,使人力、物力保持最佳比例,同时对人的思想、心理和行为进行恰当的引导、控制和协调,保证组织目标的实现。临床实验室管理者必须建立人力管理制度,明确分工和岗位职责,并以量化的形式对人员的业务水平、工作能力及工作态度等进行评价,以此作为晋升、奖惩和接受培训等的有效依据。

4. **实验室安全管理**　临床实验室因接触可能含有致病微生物的标本,属于二级生物安全防护实验室,所以特别要加强实验室生物安全管理。《病原微生物实验室生物安全管理条例》《医学实验室-安全要求》《医疗机构临床实验室管理办法》《医疗卫生机构医疗废物管理办法》等对此也制定了相关的条例。实验室应当在风险评估的基础上建立并严格遵守生物安全管理制度与安全操作规程,定期举办生物安全防护知识培训,加强人员的生物安全意识,同时配备必要的安全设备和个人防护用品,妥善处理医疗废物;按照有关规定进行标本的采集、运输、储存以及菌种的管理;制订生物安全事故和危险品、危险设施等发生意外事故的预防措施和应急预案。此外,临床实验室还应加强化学品、消防安全等的管理。

5. **信息管理**　是指在整个管理过程中,人们收集、加工和输入、输出信息的总称。实验室信息系统已经成为临床实验室的重要组成部分,它对临床实验室信息的检验申请、标本接收和识别、标本检测、结果报告、质量控制等各个方面的数据进行管理,可大大地简化流程,减少人为的差错,不仅可以提高工作效率和质量,而且促进了实验室的科学化、规范化和标准化管理。

6. **财务管理**　除独立实验室外,我国大部分的临床实验室并非独立核算单位,实验室是个能产生较大效益的部门,进行财务管理有着重要的意义。因此,应从成本-效益角度出发,通过做好成本核算、保持实验室收入和支出的平衡,达到节约成本、提高效益的目的。

7. 仪器和试剂的管理　检验仪器设备和试剂是临床实验室正常开展检验工作的重要资源,直接影响检验工作的结果和质量,也关系到临床实验室的成本核算和效益。因此,仪器设备的规范采购和严格管理也是临床实验室质量控制的重要组成部分。

8. 环境管理　临床实验室的环境应适合其所从事的工作,重点是保证环境对标本、设备、操作者和检测结果没有影响。同时也要保证病人的标本不污染环境。因此,应对能源、光照、通风、供水、废弃物、微生物、灰尘、电磁干扰、辐射、湿度、电力供应、温度、声音和振动水平等环境因素进行有效管理,使其处于在控状态。

此外,随着临床实验室新模式、新思维的发展,即时检验和循证医学等的应用和管理也逐渐纳入到临床实验室管理的范畴。

三、国际上临床实验室的管理

为了保证实验室的质量,1967 年美国国会通过了专门针对实验室管理的法律——《临床实验室改进法案》(*Clinical Laboratory Improvement Act* 1967,CLIA '67)。这项法规在人员资格、质控标准、室间质评以及进行现场检查等方面作出规定,主要针对的是独立的、商业性的大实验室。1988 年通过了CLIA '67 的修正案《临床实验室改进法案修正案》(*Clinical Laboratory Improvement Amendment* 1988,CLIA'88),1992 年正式实施,它对实验室的各个方面都作出了详细的要求和规定,管理的对象扩大到所有的临床实验室。CLIA'88 是政府颁布的法律,具有强制性,着重政府职能部门对临床实验室质量的外部监控,是对临床实验室的最低要求。法国政府也于 1999 年 11 月发布了 NOR:MESP9923609A《关于正确实施医学生物分析实验的决议》。德国、日本等国家也都制定了临床实验室管理的相关法规。2003 年 2 月国际标准化组织颁布了 ISO 15189:2003(E)《医学实验室质量和能力的专用要求》,此标准在管理和技术两方面作出了具体要求。管理要求涉及组织和管理、质量管理体系、文件控制、咨询服务、纠正措施、质量和技术记录、内部审核和管理评审等 15 个方面。技术要求涉及人员、设施和环境条件、实验室设备、检验前程序、检验程序、检验程序的质量保证、检验后程序和结果报告 8 个方面。此标准强调的是实验室认可制度是自愿行为,是实验室质量保证的较高标准。此外,临床实验室的质量管理体系模式还有美国病理学家学会(College of American Pathologists,CAP)计划和美国医疗机构评审联合委员会(Joint Commission International,JCI)临床实验室认可国际标准等。CAP 计划是指由CAP 向实验室提供的质量改进计划,它也是国际医学领域的一种权威评价模式。与 ISO 15189 质量体系相比,CAP 注重实际操作的过程和检测质量的可靠性,而 ISO 15189 质量体系注重完整的文件体系和组织管理架构。JCI 临床实验室认可国际标准,遵循 ISO 9001:2000 标准的大纲和流程,按照质量管理体系、临床实验室质量控制和实验优质服务质量的基本原则。我国已有临床实验室通过了 CAP 认可,也有医院通过 JCI 认可,其临床实验室是 JCI 认可的一部分。这些认可体系的建立为推动全球一体化、克服技术壁垒、实现"一个标准,一次检测,全球承认"的目标起到重要作用。

四、我国临床实验室的管理

我国从二十世纪八十年代后相继成立了相关机构来负责和指导全国的临床检验工作,包括实验室管理、业务水平的提高和与检验相关的科学研究,在提高临床检验的整体水平方面起了重要作用。这些机构主要包括各级临床检验中心、中华医院管理学会临床检验管理专业委员会、全国卫生标准技术委员会临床检验标准化委员会和中华医学会检验医学分会,其中与各级实验室最密切相关的是国家卫生健康委员会和各省、市的临床检验中心。

国家卫生健康委员会临床检验中心于 1982 年 1 月 20 日经原卫生部正式批准成立,主要的职责是:负责制订临床检验操作标准和管理规范,负责全国临床检验质量的评价和业务指导,开展临床检验方法学研究,推广新技术,并向国家卫生健康委员会建议淘汰落后的技术和方法;负责全国临床检验人员的培训,组织国内外学术和信息交流,对开展国家卫生健康委员会规定的高新检验技术的上岗人员实行岗前培训和资格认定;评估国内外体外临床诊断试剂及分析仪器的质量,监督检查临床检验实验室使用试剂和仪器的情况。临床检验中心成立早期开展了全国临床检验室间质量评价(external quality assessment,EQA),EQA 是临床实验室全面质量管理的重要组成部分,也是实验室认可的重要依据。涉及临床检验的各个专业,参加室间质评的有 8 000 多家医疗机构实验室,覆盖了全国各省市主要的三级医院和部分二级医院的临床实验室。通过对各医疗机构实验室的检验结果质量进行监测和评价,临床检验中心发现问题并提出有效的建议和整顿方案,取得了很好的效果,使参加者各专业的检验质量有了显著提高。此外,国家卫生健康委员会临床检验标准化委员会修订了多个临床检验行业标准,使临床实验室工作有标准可依,奠定了我国临床实验室管理标准化的建设。

中国合格评定国家认可委员会(CNAS)于 2003 年 12 月将 ISO 15189:2003《医学实验室质量和能力的要求》转化为国家标准,之后建立了医学实验室认可体系和制度,并受理医学实验室 ISO 15189 的认可申请。2012 年正式发布了 CNAS/CL02:2012《医学实验室质量和能力认可准则》,其内容等同于采用了 ISO 15189:2012。十多年来,获得 CNAS 认可的医学实验室已有 400 多家,基本覆盖了我国所有省、自治区和直辖市,从大型综合性三甲医院到专科医院及基层医院的医学实验室认可,CNAS 在推动检验结果互认中将发挥更大作用,对于提高我国医学检验结果质量、提升临床实验室质量管理水平发挥着积极作用。

本章小结

临床实验室指的是以为诊断、预防、治疗人体疾病或评估人体健康提供信息为目的,对取自人体的各种标本进行生物学、微生物学、免疫学、化学、血液免疫学、血液学、生物物理学、细胞学、病理学或其他检验的实验室,临床实验室还可以提供其检测范围内咨询服务,包括结果解释和为进一步检查提供建议。

临床实验室管理是对临床实验室的人力、财力、物力等各种资源进行合理有效的整合,确保实验室工作正常有序地进行,为临床提供及时、准确、可靠的实验室依据,为医疗、教学、科研和社会公共健康服务。临床实验室管理主要包含组织管理、质量管理、人力资源管理、实验室安全管理、信息管理、财务管理、仪器和试剂的管理以及环境管理等几个方面的内容,其中质量管理是临床实验室管理的核心。

(李　艳)

扫一扫,测一测

思考题

1. 临床实验室的定义和主要功能是什么?
2. 临床实验室分类及工作范围是什么?
3. 临床实验室管理的定义及主要内容是什么?

第二章　临床实验室人员管理

学习目标

1. 掌握:临床实验室人员的类型,临床实验室人员应履行的职责。
2. 熟悉:临床实验室人员资质要求,人员培训的相关内容。
3. 了解:临床实验室岗位描述要点,人员能力的评估及授权。
4. 学会实验室人力资源管理的基本方法。
5. 具有临床实验室的人员资质、岗位职责、教育培训、考核评估等管理的能力。

　　临床实验室能否高效运作和快速发展,人才与团队起着核心作用,人力资源管理是实验室质量和安全管理的关键要素之一。如何加强人员的资质、职责、培训、考核、授权等管理,是实验室管理者面临的重要挑战。

第一节　临床实验室岗位概述

　　岗位是指机构给予员工的任务、责任和权限的统一体。临床实验室岗位描述要点包括以下方面:

　　1. **岗位名称和标识**　指岗位所从事的工作,如实验室主任、质量主管、组长、技术员、采血员;工作概述、所属部门、岗位编号等。

　　2. **岗位所需职位人数**　临床实验室管理者根据实际工作需要定岗定员。

　　3. **岗位职责与工作任务描述**　包括工作职责及工作任务、完成工作所需要的资源。

　　4. **任职条件与工作要求**　岗位所需学历,技术职称,专业经历背景,工作年限,任职者必备的知识、经验和技能等,从业资格和特殊岗位要求。

　　5. **职业条件**　说明了工作的各方面特点,如工作时间安排、绩效考核(奖励与处罚)、培训需求(进修和提高培训)。

　　6. **岗位与相关部门的联系**　本岗位与本专业组、其他专业组岗位的关联性(需密切联系和配合的岗位或部门)。

　　7. **岗位授权的要求**　根据员工的能力评估和岗位需求对员工授权并进行相应管理。

　　临床实验室岗位通常可分为以下几大类:①专业技术职称岗位,包括技师和医师系列。②临床实验室管理岗位,可以专职或兼职,如科主任、专业组长、质量和技术主管、科教秘书等。③专业组检验技术岗位,如生化检验、免疫检验、微生物检验、分子生物学检验岗位。④检验辅助岗位,如标本采集、高压灭菌消毒等岗位。

第二节　临床实验室人员的资质要求

临床实验室人员的组成是实验室顺利开展各项工作的前提,具有相应资质的各类人员认真履行好自己的本职工作,临床实验室才能按质按量地完成好各项临床实验工作。

一、临床实验室人员的类型

临床实验室人员是指具有一定学历、技术职称或某一方面专长且能从事并胜任临床实验室工作的技术人员、管理人员和工勤人员。各级临床实验室开展的工作多种多样,根据工作性质的不同,可分为以下几大类:

1. **检验技师系列**　这是临床实验室中从事检验工作的主体,也是临床实验室员工组成的主体,其任务主要为完成日常检验工作,保证检验结果及时准确回报,解决检验工作中遇到的技术问题。检验技师从职称上分为技士、技师、主管技师、副主任技师、主任技师,其中副主任技师、主任技师为高级检验技术人员。

2. **检验医师系列**　即具有医师执业证书并在临床实验室工作的医师。掌握相关检验专业知识并熟悉某一检验专业的工作,能将检验医学与临床医学相结合。

3. **实验室管理系列**　第三方医学实验室是独立法人单位,有较完善的管理机构,设有专门的管理人员。在医疗机构内临床实验室的管理工作主要由临床实验室负责人或其他授权的人员承担,也可由某些技术人员承担某一管理工作。

4. **工勤及其他服务人员**　如标本的接收,检验报告的发送,检验器具的清洗、高压消毒、卫生清洁等工作,可由工勤人员承担。

5. **其他系列**　某些实验室还会设置信息、试剂、设备等管理人员来保证工作的正常运行。大学附属医院承担教学、科研任务,还可设置教学系列人员(教授、副教授、讲师等)和科研系列人员(研究员、副研究员等)。

二、临床实验室人员的资质

1. **实验室主任资质要求**　可根据当地卫生行政主管部门要求,结合临床实验室开展的业务量和复杂情况而定。如一般实验室只需有医学、检验专业背景,或检验相关专业背景,经过培训,熟悉实验室检验技术和质量管理人员担任即可,一般需要临床实验室相关专业高级技术职称。

2. **专业实验室负责人(组长或部门主管)资质**　一般要求中级技术职称,医学检验专业背景或相关专业背景,经过医学检验培训,生化检验、免疫检验专业实验室负责人需 2 年以上工作经历,血液、体液、微生物、分子诊断专业实验室负责人需 3 年以上工作经历,从事特殊检验项目的实验室还应符合相关规范的要求。

3. **实验室技术人员的资质要求**　依据所承担岗位情况而定,不同岗位应有相应的资质要求,岗位人员除应满足国家法律法规通用要求内容外,还应满足具体岗位和工作内容的特殊要求,医疗机构和临床实验室可根据各自实际情况,对具体岗位和实施条件制订不同的资质要求。

(1) 质量负责人资质要求:有医学或检验相关专业背景,经过医学检验专业培训;专业理论扎实,工作经验丰富,且熟悉本实验室质量体系。

(2) 技术负责人资质要求:有医学或检验相关专业背景,经过医学检验专业培训;有丰富的专业理论知识,熟悉本实验室质量体系,有能力对本实验室专业技术进行指导和培训。

(3) 专业岗位技术人员资质要求

1) 临床实验室技术人员通用资质要求:有医学或检验相关专业背景,取得检验专业技术职称证书和/或医师执业证书的任职资质,经专业岗位培训考核合格并有授权。

2) 临床实验室特殊岗位资质要求:除临床实验室专业技术人员通用资质要求外,临床分子生物学检测、HIV 检测、产前筛查、新生儿疾病筛查等技术人员应取得管理部门指定培训机构颁发的上岗合格证。涉及血液学、体液学、微生物学、组织病理学、骨髓形态学、免疫荧光镜检等读片专业岗位人员应视觉辨色正常。出具诊断性检验报告人员,应有执业医师资格证。乡、镇医疗机构临床实验室的诊断性检验报告可由执业助理医师出具。特种设备操作人员,如高压压力容器操作人员,应有专门机构培训合格证书和医疗机构或实验室授权操作文件。

三、临床实验室人员的职责

每个临床实验室应根据自身的规模和工作特点,建立相应的组织结构,在组织内部设立相应的部门和岗位,进行分工和合作,赋予每个部门和个人相应的权利和责任。

1. **实验室主任**　为了实现组织目标,实验室主任要树立正确的领导观念,发动和激励员工,调动员工的积极性,根据内外环境的变化及时调整领导战略和方法,使实验室按质、按量地运行。实验室主任的主要职责应包括专业、学术、顾问或咨询、组织、管理及教育事务,这些事务应与该实验室所提供的服务相关。实验室负责人或某项工作的指定负责人宜有适当的培训及背景,以便能履行以下责任:

(1) 对临床提供试验选择、实验室服务的应用及实验数据解释等咨询服务。

(2) 制订、实施并监控临床实验室的工作和质量管理体系,保证检验结果的准确。

(3) 确保实验室具有足够、有资质、有相关培训经历的人员,以满足实验室工作的要求。

(4) 制订计划,设定目标,对实验室的医疗工作实行科学管理,依据职能范围,负责财政管理中的预算安排控制及人员调配。

(5) 为本实验室相关人员提供教育培训计划,并进行能力评估、授权工作。

(6) 规划并指导适合本实验室的建设与发展工作,做好人才培养。

(7) 建立健全的规章制度,保障实验室安全有序地开展工作。

(8) 处理好相关的投诉、要求或意见。

2. **技术主管**　全面负责技术运作,工作职责是:确保本部门员工能按质量标准在规定时间内完成检验任务,制订并改进实验室的制度和程序并报经主任批准执行,保证本部门工作遵守相关法令法规,安排本部门员工的培训并评价员工的工作等。

3. **检验医师**　主要职责除参加相关检验工作外,还包括临床沟通,参与确定项目的开展和组合,对结果进行专业判断和解释,诊断性报告的签发,参与临床会诊。

4. **实验室技术人员**　依据所承担岗位情况而定,其主要工作是以实验技术为主,主要职责是对各类检验标本的准确检验、检验报告的发出等。

5. **其他人员**　如护士可从事静脉采血、标本收集和报告查询,工人可参与标本的运送、实验室的洗涤与清洁工作。

第三节　临床实验室人员的培训

针对不同层次人员进行培训是保证检验质量和安全的有效方法,其中对新进人员的培训是最重要的内容之一。

一、新员工岗前培训

1. **医院组织的培训**　由医院人事、医务部门等组织,内容包括:医院院史、医院基本情况、医院文化、规章制度、相关法律法规、医德医风等内容,培训结束后由医院人事部门负责考核记录。

2. **临床实验室的培训**　由科室组织,内容包括:实验室安全知识、科室相关规章制度及质量管理体系的培训,临床实验室的组织管理、各部门、员工、设施等介绍,健康教育等。

3. **各专业组的技能岗前培训**　按科室培训总计划要求,由各专业组长制订本专业各岗位的培训计划,内容主要包括:专业组工作介绍、岗位职责、生物安全风险和防护、安全意外应急处理流程、各岗位涉及的检测项目作业指导书和设备作业指导书、岗位相关检验技术知识、专业组质量等。

二、新员工安全培训

1. **制订具体培训内容**　主要包括与实验室安全有关的管理制度、知识和操作;消防知识及消防设备的使用、化学和放射安全、生物因子危害、传染病的预防、实验室安全意外事故识别与处置措施等。

2. 培训方式　专题讲座、示范练习、模拟演练、影像宣传、宣传手册等。

3. 分岗位培训　可按员工的不同岗位,侧重某个领域的内容,确保掌握本岗位的相关知识。

4. 特殊岗位需专项培训　如高压灭菌器操作人员需由当地质量技术监督部门培训,持证上岗。

5. 新进人员安全培训效果评估方式　定期检查、考核培训内容执行情况;评估培训对象在工作中的行为变化;考核培训对象处理实验室相关紧急事件的能力。

6. 新进人员实验室的准入　①新进人员需完成科室和专业组安全培训计划,并考核合格。②新进人员需持有上岗前体检报告。

三、新员工专业岗位培训

1. 制订具体培训内容　包括岗位职责、基本知识、基本技能和操作规范、科室质量管理体系文件、全程质量控制、岗位检测项目和仪器标准操作程序、检验结果复检、危急值报告管理等。

2. 培训方式　自学、专题讲座、示范练习和专业组讨论;重点岗位或急需岗位培训时,可采取一对一带教培训,使培训者能快速完成岗位培训考核授权。

3. 特殊岗位上岗资格培训　此类培训由相关管理部门指定机构进行培训,经考核合格后颁发上岗证书。如分子生物学、大型仪器操作、HIV 检测、产前筛查、新生儿疾病筛查等检验技术人员。

4. 实验室新上岗人员专业岗位培训效果评估方式　专业组长、质量主管或其他授权人,不定期检查培训内容执行情况;评估检验报告合格率;统计分析发生质量缺陷投诉的情况。

5. 专业岗位准入　①完成医院、科室和专业组岗前教育及安全培训,并考核合格。②经临床实验室专业岗位培训,并考核合格。③上岗前持有岗位要求相关的体检合格报告。④特殊岗位技术人员应取得指定机构培训上岗证。

四、在职人员培训和继续教育

1. 在职人员培训　培训的内容至少包括以下几个方面:

（1）质量管理体系:准则要求、应用说明、体系文件、表格记录的培训等。

（2）所分派的工作过程和程序:本岗位的职责、实验室的专业领域（包括标本处理）、仪器操作与维护、室内质控、室间质评、检测系统性能验证、结果审核与批准、危急值报告等。

（3）信息系统操作的能力:系统新增功能、培训内容（应根据授权人员的权限进行）。培训合格后授予其操作权限。

（4）健康与安全:人员健康、消防安全、实验室安全、生物安全、职业暴露等内容,以及员工防止或控制不良事件的影响。

（5）伦理:国家、地区的法律法规及实验室伦理要求等。

2. 继续教育　根据科室发展的需要,制订出在岗员工继续教育计划。

（1）安排人员参加国家、省、市医学会等单位组织的专题讲座或学术报告。

（2）向医院申请并安排人员外出进行专业技术学习、进修培训。

（3）向医院申请并安排人员外出参加各类专业学术交流会、研讨会。

（4）业余时间参加与专业有关的培训学习班或继续教育。

（5）科内定期举行专题讲座、专项培训、病案分析会、标准和规程应用研讨会等业务学习活动,互传互授相关知识和技术。

第四节　临床实验室人员能力评估和授权

对临床实验室人员的能力进行综合评估分析,根据评估结果,进行人员岗位授权,将最适合的人员放在相应的工作岗位上,才能充分发挥员工的积极性和创造性。

一、临床实验室人员能力评估

临床实验室人员能力评估内容包括:相关制度、流程、方法、频次和评估标准等。

　　1. 能力评估的计划、授权实施评估的人员　①科室和专业组根据岗位和人员清单分别制订考核与评估计划,说明评估时间、评估的频次等,计划应覆盖所有人员和岗位。②由实验室主任授权实施考核评估的人员。

　　2. 确定能力评估内容　①专业资质证:专业学历、学位证书;专业技术职称证书;特殊岗位培训上岗证。②岗位培训情况:人员培训计划中要求培训的所有记录,如新员工岗前培训中要求的医院和科室层面培训、专业组岗位培训等;老员工质量安全管理体系文件培训、专业组质量控制培训、外出培训等。③岗位经历:从事被评估岗位的工作年限、工作变动情况等。④岗位职责熟悉和履行情况。⑤基本知识:专业岗位涉及的理论知识考核情况。⑥基本操作:岗位中的项目检测、仪器设备操作与维护、质控检测等。⑦检测结果的准确性:盲样标本比对、留样标本再测、室间质评标本检测、形态学考核等结果情况。⑧检验报告质量:岗位人员报告质量检查评价结果。⑨质量缺陷或投诉情况。

　　3. 建立能力评估的方法　①评估人根据能力评估表中内容逐项进行确认或验证。②查看验证文件:人员相关证书、公共培训计划考核情况。③理论考试:包括岗位相关检验基本知识、岗位操作规程及职责等。④专业岗位培训考核情况:观察常规操作技能及操作正确率;检查日常工作执行情况;检测结果准确性的考核;解决疑难问题的能力,如模拟岗位中相关案例考核。⑤按评估说明给出评估结论或建议,评估人和被评估人签字确认。⑥能力评估结果进入员工个人档案。

　　4. 能力评估的频次与时机　实验室可根据自己实际情况制订能力评估的频次与时机。①老员工通常每年接受一次能力评估。②新员工在最初 6 个月内应接受 2 次能力评估。③职责变更时,或离岗 6 个月以上再上岗,程序、技术有变更时,应接受再培训和再评估。④能力评估未达岗位要求时的再培训和再评估。

　　5. 能力评估结果判断标准　实验室管理层应针对岗位的每项评估内容需达到的要求制订相应标准,在最终结论的标准中,可依据项目的重要性给出权重系数或等级,可规定一票否决的项目。

　　6. 人员综合能力评估　除岗位能力评估外,实验室管理层可对员工的综合能力进行评估。可从医德医风、岗位履职能力、个人素质、教学能力、科研能力、进修经历等多方面进行评价。对综合能力评估强的员工,管理层要注意把握这些员工的发展意向,并将这些人员作为各个层面后备梯队进行重点培养,为他们搭建一个良好的发展平台。

二、临床实验室人员的工作授权

　　1. 临床实验室人员授权的方法

　　(1) 合理规划设置岗位:临床实验室人员授权的基础是岗位,实验室主任或管理层应充分讨论实验室岗位设置、管理岗位的职权范围等。

　　(2) 针对岗位选择合适的人员进行授权:临床实验室人员授权的依据是人员能力评估的结果,人员能力评估通常是按岗位要求进行的,因此人员授权首先是岗位导向,将最合适的人安排到最合适的岗位。

　　(3) 明确授权的权限和时间:人员授权的范围和权限通常按岗位进行,但特殊岗位或特殊阶段时可对授权范围进行限制,如室内质控岗位,对于新上岗人员只授权其做质控品检测,不能做失控处理和失控后检验报告是否发出的决定。授权的时间要求:老员工经评估后一般每年授权一次,而新员工授权时间应根据考评时间要求进行授权。

　　(4) 授权的方式:老员工经考核评估后分岗位统一时间进行授权;新员工在每个岗位完成培训考核合格后,由本人申请,部门负责人审核签字,明确授权岗位和授权时间段后由主任签字授权;一个人可授权多个岗位,一个岗位可有多人获得授权;特殊紧急情况下可采取临时口头授权。

　　(5) 关键岗位代理人授权:授权时需考虑人员对岗位的适宜性,还应考虑完成岗位职责的充分性;保证每个岗位随时有人充分履行职责,特别是一些关键岗位,须有代理授权人(B 角),保证当上述授权人不在岗时有人能履行岗位职责。

　　(6) 特殊岗位的授权:需符合国家或地区行政管理部门要求,有指定部门颁发的培训合格证,并具备一定的工作经验方可授权。

2. 临床实验室人员授权的管理

（1）授权的动态管理：当实验室人员岗位发生改变时应及时给予相应的考核评估后再授权；当员工在授权时间段内考核评估不合格时，应取消授权；离开岗位6个月以上时应重新考核后授权。

（2）实行限制性授权管理：单项授权是为解决某项临时任务进行的授权，问题解决后，授权即取消；条件授权是指在某一特定条件下才履行授权职责，条件改变了，权限也应随之取消，如B角代理A角的授权，只有当A角不在岗位时B角才有权履行其职责，当A角回到岗位其授权自动取消。

（3）被授权人岗位履职情况监管：管理岗位由实验室主任或管理层定期进行抽查考评；专业岗位由管理层不定期进行检查考核，对未履职情况给予及时纠正或惩罚；对履职好的人员给予肯定和奖励。

本章小结

　　人力资源是实验室管理的关键要素之一。实验室岗位描述包括岗位名称、职责与工作任务描述、任职条件和工作要求等。上述内容也是员工考核评价的重要依据。实验室人员类型分为技师、医师、管理、勤杂等系列，有相应的专业教育、技术职称、岗位专业培训等资质要求，并承担相应的工作职责。实验室应制订新员工和在职员工的培训教育计划，包括专业技能、质量管理体系、学科发展等不同层次和方式的培训内容，来持续保持员工的岗位能力要求。实验室应定期对员工进行能力评估，包括观察日常操作、检查工作记录、评估解决问题能力、留样再测、审核诊断报告准确性和规范性。依据员工的能力评估结果，结合人员资质、专业技能进行岗位授权，让员工人尽其才地适合岗位工作。

（周文彪）

扫一扫，测一测

思考题

1. 临床实验室岗位描述的要点是什么？
2. 实验室技术主管的工作职责是什么？
3. 临床实验室新进人员安全培训计划具体内容有哪些？
4. 临床实验室专业岗位培训的具体内容有哪些？
5. 临床实验室人员能力评估内容是什么？

第三章 临床实验室设计

学习目标

1. 掌握：临床实验室总体布局的原则；实验室的分区；微生物实验室和 PCR 实验室的设计要求。
2. 熟悉：临床实验室用水、用电、通风排风系统及临床实验室工作环境等基础设施的设计要求。
3. 了解：标本采集室和无菌实验室的建立。
4. 学会实验室用水的制备方法与原理，根据不同的实验性质应用用水标准。
5. 具有临床实验室总体布局的意识，对临床实验室基础设施的设计和特殊实验室的设计有充分的了解。
6. 能够绘出临床 PCR 实验室设计图。

临床实验室设计应按照《临床实验室设计总则》《医疗机构临床实验室管理办法》《生物安全实验室建筑技术规范》等国家标准实施。要充分考虑：临床、病人与实验室的联系，实验室各专业的特殊性，兼顾急诊的快速检测需求，合理规划人流、物流、废弃物的流向，避免交叉污染，建设规范化、标准化的临床实验室。

第一节 临床实验室基础设施

在临床实验室的建设中，实验室的基础设施和基本条件应满足相应的规范，本节着重介绍临床实验室用水、用电、通风排风系统、工作环境等基础设施。

一、临床实验室用水

临床实验室的日常工作如仪器的运行、试剂的配制、样本的稀释、冻干品的复溶等都需要用到水。临床实验室用水的质量与检验工作质量密切相关。因此在实验室设计时，应充分考虑水的因素。

1. **临床实验室用水** 实验室应根据临床检验的工作量选用相应产水量的单机纯水系统，大型临床实验室可考虑选用中央纯水系统，选用中央纯水系统应单独设置纯水机房，并有防渗漏措施，纯水管路的设计应合理、有序、方便定期清洗检查。

2008 年国家技术监督局修订了我国《分析实验室用水规格和试验方法》(GB6682—2008)，规范了我国分析实验室用水，并将其分为 3 个等级，见表 3-1。

表 3-1 分析实验室用水规格（GB6682—2008）

名称	一级水	二级水	三级水
pH 范围（25℃）	–	–	5.0~7.5
电导率（25℃,ms/m）	≤0.01	≤0.10	≤0.50
可氧化物质含量（以 O 计,mg/L）	–	≤0.08	≤0.40
吸光度（254nm,1cm 光程）	≤0.001	≤0.01	–
蒸发残渣含量（105℃±2℃,mg/L）	–	≤1.0	≤2.0
可溶性硅（以 SiO_2 计,mg/L）	≤0.01	≤0.02	–

临床实验室一般实验试剂配制、校准品和质控品复溶等所用纯化水,必须符合中华人民共和国卫生行业标准《临床实验室试剂用纯化水》,见表3-2。

表 3-2 试剂用纯化水的要求（WS/T 574—2018）

名称	要求
电导率（25℃,μS/cm）	≤0.1
或电阻率（MΩ·cm）	≥10
总有机碳（ppb,ng/g）	<500
微生物总数（CFU/ml）	<10
微粒数（直径 0.22μm 以上,个）	<1（不可检出）

实验室定期监测电导率和微生物含量,其中电导率每个工作日均需监测,微生物总量每月监测一次。

2. **实验室给水、排水设计** 在设计和建设实验室给水系统的时候,除了考虑实验和日常的基本用水以外,还要考虑和配置相应的消防设备的给水系统,水量、水质和水压都要保证足够。排出的废液符合国家标准《综合医院建筑设计规范》《综合污水排放标准》《医院污水处理设计规范》等规定及其有关的排放要求。微生物检验实验室给水、排水的设计和建设要严格遵循国家规范《病原微生物实验室生物安全通用准则》。

二、临床实验室用电

临床实验室的用电设计要科学计算用电负载并有足够的预留,以便满足今后数年的用电量增长。总的原则是:要有合理的用电回路,要设置电源安全保护,要配备应急电源系统,要有防雷及接地系统。

1. **电源布局** 保证足够的电源插座的数量,所有插座必须是有地线的双联插座。根据各仪器设备所需电压（220V 或 380V）及电量要求,使用不同负载的电线,实验室电线设计中还应考虑到地线安全,还要有额外的容量适应仪器的增加和移动。

2. **不间断电源系统（uninterruptible power system,UPS）** 是一种含有储电装置,以逆变器为主要组成部分的恒压恒频不间断电源,UPS 是保证临床实验室正常运行的必备应急电源系统,一般要求电力供应至少维持30分钟。

3. **特殊照明设备** 微生物检验和分子生物学检验的实验室需要固定安装消毒设备,定期进行实验室内仪器、地面或台面消毒。紫外线灯（254nm）是最常用的消毒设备,其数量应根据实验室空间决定。

三、通风排风系统

临床实验室通风排气措施可保证有害气体、蒸汽和各种有气味的物质不进入医院其他建筑内。实验室的通风方式有全室通风和局部排风两种。最好保证每小时至少 12~16 次空气交换。

1. 全室通风　临床实验室保护性通风设施要达到如下要求:实验室四周相对区域应该是微正压空气,流向规则是空气从清洁区流向非清洁区。排出的空气直接到户外,来自实验室的空气不能在设备里再循环。

2. 局部排风　是以较少的风量排走大量的有害物质。通风柜是实验室中最常用的局部排风设备。微生物实验室、PCR实验室及高危实验室等应有独立的通风系统,避免交叉污染。

四、临床实验室工作环境

临床实验室的环境必须符合国家相关规范要求,保证环境对样本、设备、操作者和检测结果不产生影响。

1. 实验室空间　应该合理化分配,设计时应该既让工作人员感到舒适,又不产生浪费,因此应综合考虑工作人员的数量、分析方法和仪器的大小等因素。同时,应从长远发展角度确定实验室空间大小,以便在今后数年时间内能容纳新添置的仪器和设备,保证安全有效地完成临床工作。

2. 实验室温度和湿度　实验室内温度、湿度、气流速度等微小变化,均会影响仪器设备的正常运行。可根据仪器或试验对温湿度的要求,采用有效方法进行控制。

3. 实验室电磁屏蔽　临床实验室部分仪器对外来的电磁干扰特别敏感。为了保证检测仪器的正常工作,一定要避免电磁辐射。

4. 实验室洁净度　临床实验室含尘量不能过高,如果灰尘过多,会影响仪器设备内元器件的散热,甚至造成短路。因此,保持实验室的洁净是非常重要的。

第二节　临床实验室设计

临床实验室建设是一项系统工程,要组建一个符合现代化医院医疗规范的临床实验室,要融合现代检验医学、现代医疗管理、经济学管理、信息化管理、人力资源管理及人文知识的内涵等。

一、临床实验室总体布局

现代化的临床实验室,在有效划分功能区、满足各种基础设施和基本条件的基础上,合理布局,体现安全、高效、舒适的理想实验环境和"以人为本"的宗旨,是完善临床实验室的工作流程和提高工作效率的保证。

（一）临床实验室总体布局的原则

1. 安全性应放在首位　①消防安全:临床实验室的防火和安全通道设置应符合国家的消防规定和要求,实验室应设置火灾自动报警装置和应急照明系统。疏散出口都应有消防疏散指示标志和消防应急措施。必要时,应事先征询消防主管部门的建议。②生物安全:详见第四章临床实验室安全管理。

2. 适应性　在制订空间分配计划前,应对仪器设备的数量和工作原理、家具的数量、工作人员数量、工作量、实验方法以及实验室的供给和流向等因素做全面分析和评估。分配实验室区域时,还应考虑工作人员和病人流动以及样本的转运。

3. 灵活性　可使用灵活性强的工作台,以便减低开支和适应未来的发展;应考虑实验设备及其相应附属设施的维修和重建等。

4. 可拓展性　应从发展眼光确定实验室空间大小,以便在较长时间内能容纳新添置的仪器和设备,适应未来工作量增长的需要。

5. 优化流程,提高工作效率,改善服务　实验室设计布局时不仅要进行有效的功能分区和合理的资源配置,还要减少工作步骤,使内部工作流程合理、通畅、高效。窗口设计,要有利于病人样本的采集、送检、等候、报告、咨询和投诉等,还应有利于保持实验室与病人和医护人员的沟通。

6. 促进文化建设,提高凝聚力　实验室的设计除了保证工作的有效进行外,还应注重色彩、感官等人文因素,并能促进员工之间的沟通协作,营造舒适、温暖的氛围,充分体现团队精神,提高凝聚力。

（二）实验室的分区

临床实验室应将有效的空间做到"三区三流"划分：三区为清洁区（办公室、休息室、学习室）、半污染区（更衣室、缓冲区、卫生通道）、污染区（工作区、洗涤区、标本储存区），见图3-1；三流为人流（病人和工作人员）、污物流和信息流。人流和污物流必须设置独立通道，做到不交叉感染。实验室设门禁管理系统。

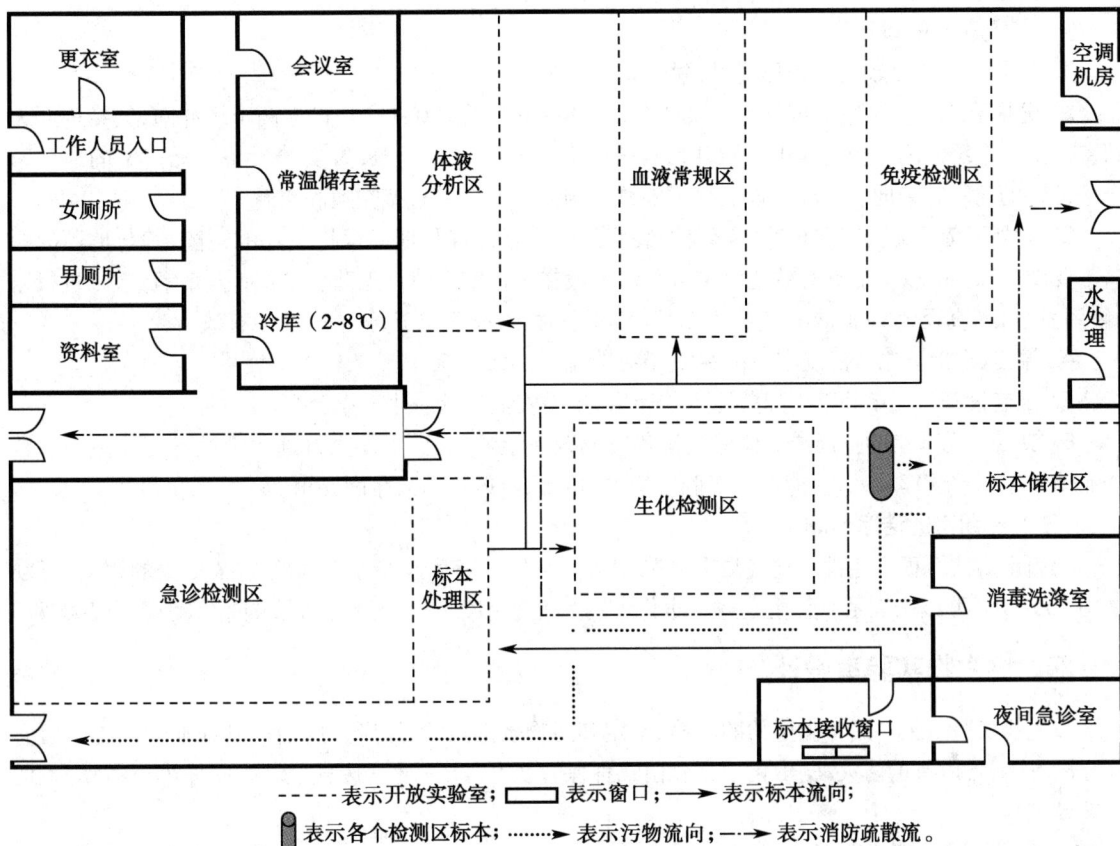

图 3-1 某临床实验室的平面布局图

二、血液标本采集室设计

血液标本采集室设计时要选择一个独立、干净、安静和专用的环境，能满足标本采集流程工作和功能分区的需要，同时要考虑到病人的舒适性和安全性。

1. **布局和设施** 标本采集室应有足够的空间和不同的区域，一般通过玻璃挡板把工作人员和病人分隔在不同的房间。应有足够的采血窗口，窗口之间最好相互隔开，以避免窗口之间的相互干扰和保护病人的隐私。标本采集室门口应配备有凝胶类或液体酒精、泡沫消毒液、洗手湿巾等标准洗涤剂产品，方便病人消毒。

2. **标本采集室和标本检测室的相对位置** 标本采集室一般设置在门诊，处于临床实验室的最外部，直接接触病人的标本。如果门诊和急诊紧靠在一起，可在两者的接合部安排实验室，同时服务于门诊和急诊。

3. **病人流向** 标本采集室外大厅中一般设置有成排的舒适坐椅，供病人及家属休息，为其等候抽血和取检验结果提供方便。

4. **标本流向** 标本放置的柜台空间应足够大，方便标本排序和分类。采集标本通过标本运输通道，由工作人员或其他自动化系统传输到标本处理室。

5. **采样人员流向** 标本采集室多为污染区或半污染区，采样人员完成当天工作后应用肥皂充分洗手，然后用2%煤酚皂液将手浸洗2分钟后才能进入洁净区。

6. **物品供应流向** 采血耗材从仓库领出后,限量存储于标本采集室。标本采集室存储区域应足够大,以利于进行补给。

三、无菌实验室设计

实验室的一些操作如染色体培养、细胞培养等需要在无菌环境下进行。无菌实验室设计的基本要求是结构合理、实用性强、光线充足、有利于消毒灭菌。

(一)无菌室的设计

1. **位置** 设在比较洁净的环境内,附近无污染源。

2. **分隔要求** 无菌室内可分为一至两个工作室;每个无菌室外一般设立两个缓冲间,其结构同无菌室。第一个缓冲间用于更换工作衣、帽、鞋等;第二个缓冲区用于放置实验设备。无菌室的门和两个缓冲区的门不宜朝同一方向开设。尽可能减少与外界空气的直接交换和接触。

3. **紫外灭菌** 无菌室和缓冲区都需安装紫外灯。紫外灯与地面保持一定的距离,其与地面的距离不要超过2.1m,以便能够有效地消毒灭菌。一般在工作室内消毒灭菌后,应对空气消毒效果进行监测,用血平板(直径为9cm)做空气的细菌培养48小时后,菌落少于5个,方视为有效。

4. **温度、湿度要求** 温度在20~24℃,湿度控制在45%~60%。

5. **配套设备** 无菌间至少配备标本传递窗、生物安全柜及净化工作台等。

6. **其他** 无菌室的空调或其他保温设备应放置在缓冲区,而不能直接通入无菌的工作室内。整个无菌室采用层流净化系统,能保证实验室恒温、恒湿、新风量和洁净度要求。

(二)无菌室的洁净标准

无菌室的洁净程度通常以空气洁净度来划分。空气洁净度是指空气中含尘量多少的程度,目前常用100~100万级来表示。无菌室空气净化级别为1万~10万级,操作台面的净化级别应为100级。

四、微生物实验室设计

微生物实验室主要用于微生物的培养、鉴定和药物敏感试验,原则上应当与其他非微生物实验室分开设置,具备应有的防火、剧毒化学品和菌毒种保管及符合"三废"(废气、废水、固体废弃物)处理的有效设施等。

(一)普通微生物实验室

微生物实验室主要由准备室、洗涤室、灭菌室、无菌室、恒温培养室和普通实验室组成。

1. **无菌室的设置要求** ①无菌室应有内、外两间,内间是无菌室,外间是缓冲室。②应设拉门,以减少空气的波动,门应设在离工作台最远的位置。③在分隔内间与外间的墙壁应有传递窗。④无菌室应设置通气窗。通气窗应设在内室进门处的顶棚上(即离工作台最远的位置)。⑤内室和外室各安装一个紫外灯(多为30W)。内室的紫外灯应安装在经常工作的座位正上方,离地面2m。

2. **恒温培养室的设置要求** ①房间容积不宜大,应有天花板,以利于空气灭菌,应有内、外两间,内室是培养室,外室是缓冲室。②分隔内室与外室的墙壁上部应设带空气过滤装置的通风口。③为满足微生物对温度的需要,需安装恒温恒湿机。④内外室都应在室中央安装紫外灯。⑤内室通常配备培养架和摇瓶机(摇床)。⑥小规模的培养可在恒温培养箱中进行。

(二)结核实验室

结核病实验室工作区包括涂片实验室、分离培养实验室。结核病实验工作人员应具有检验专业资质并获得培训证书。

1. **涂片实验室的基本要求** 独立房间,实验室门能自动关闭,具有生物安全柜、高压灭菌器、紫外灯、调节室内温度和湿度的设备(不能使用风扇),实验室出口处有洗手池。

2. **分离培养实验室的基本要求** 独立房间,实验室门能自动关闭,有上下水及电的供应,通风和照明良好,具有Ⅱ级生物安全柜、高压灭菌器、紫外灯和调节室内温度和湿度的设备(不得使用风扇),实验室出口处有洗手池。

3. **药敏试验、菌种鉴定实验室的基本要求** 独立进行药敏试验房间,有门禁系统,具有Ⅱ级生物安全柜、高压灭菌器、紫外灯、洗眼器、气流控制装置、调节室内温度和湿度的设备(不得使用风扇),以及局域网所需的计算机和相关设备(实验区与办公区进行数据传递)。

五、PCR 实验室设计

《医疗机构临床基因扩增检验实验室管理办法》对临床基因扩增检验实验室区域的设计原则、审核、质量管理和监督管理等作出了严格的要求,规定只有通过原卫生部(现称卫健委)或省级临检中心验收合格的实验室才能在有效期内开展相关检测,同时只有通过卫生部门认可的培训人员才能上岗。下面对临床基因扩增检验实验室的设计和配置作简要介绍。

(一) PCR 实验室的空间布局

临床基因扩增检验实验室应当设置试剂储存和准备区、标本制备区、扩增区、扩增产物分析区,见图 3-2。这些区域必须有明确的标记,在物理空间上必须是完全相互独立的,各工作区域应始终处于完全的分隔状态,不能有空气的直接相通。根据被使用仪器的功能,区域可适当合并。如:若采用实时荧光 PCR 仪,扩增区、扩增产物分析区可以合并;若采用标本处理、核酸提取及扩增检测为一体的自动化分析仪,则标本制备区、扩增区、扩增产物分析区可以合并。

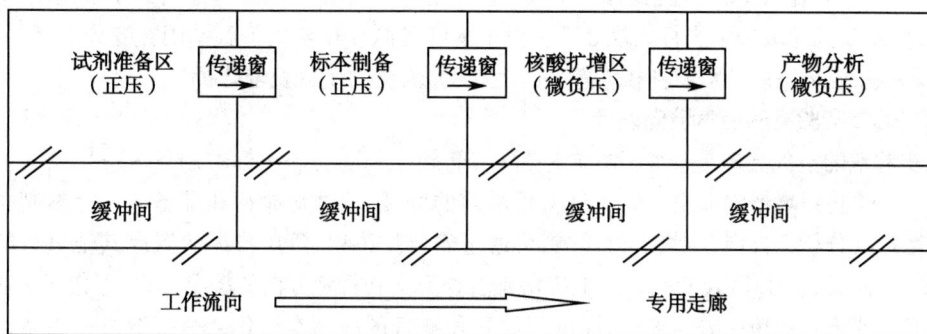

图 3-2 临床 PCR 实验室平面图

1. **试剂储存和准备区** 用于储存试剂的制备、试剂的分装和扩增反应混合液的准备,以及离心管、吸头等消耗品的储存和准备。此区应配备的基本仪器设备:2~8℃和-20℃冰箱、混匀器、微量加样器(0.2~1 000μl)、可移动紫外灯(近工作台面)、一次性手套、耐高压处理的离心管和加样器吸头、专用工作服、工作鞋(套)和专用办公用品等。

2. **标本制备区** 用于核酸(RNA、DNA)提取、储存及其加入至扩增反应管中。对于涉及临床标本的操作,应符合生物安全二级实验室防护设备、个人防护和操作规范的要求。此区应配备的基本仪器设备:2~8℃冰箱、-20℃或-80℃冰箱、高速离心机、混匀器、水浴箱或加热模块、微量加样器(0.2~1 000μl)、可移动紫外灯(近工作台面)、生物安全柜、一次性手套、耐高压处理的离心管和加样器吸头(带滤芯)、专用工作服、工作鞋(套)和专用办公用品,如需处理大分子 DNA,还应当具有超声波水浴仪。

3. **扩增区** 用于 cDNA 合成、DNA 扩增及检测。此区应配备的基本仪器设备:核酸扩增仪、微量加样器(0.2~1 000μl)、可移动紫外灯(近工作台面)、一次性手套、耐高压处理的离心管、加样器吸头(带滤芯)、专用工作服、工作鞋(套)和专用办公用品等。

4. **扩增产物分析区** 用于扩增片段的进一步分析测定,如杂交、酶切电泳、变性高效液相分析、测序等。本区应配备的基本仪器设备:微量加样器(0.2~1 000μl)、可移动紫外灯(近工作台面)、一次性手套、加样器吸头(带滤芯)、专用工作服、工作鞋(套)和专用办公用品等。根据工作需要还可配置酶标仪、洗板机、凝胶成像系统等用于核酸杂交定量分析的仪器设备。

(二) PCR 实验室的标本流程设计

按照实验室的安全工作制度或安全标准操作程序,所有操作符合《实验室生物安全通用要求》。PCR 实验室的标本进入各工作区域应当严格按照单一方向进行,流程如下:制备标本(标本制备区)→

PCR(核酸扩增区)→结果分析(产物分析区)。

1. **试剂储存和准备区**　用于储存试剂、消耗品和配制试剂的区域。

2. **标本制备区**　本区内应设立正压条件,避免从邻近区进入本区的气溶胶污染。为避免标本间的交叉污染,加入待测核酸后,必须盖好含有反应混合液的反应管。对具有潜在传染危险性的材料,必须在生物安全柜内开盖,并有明确的标本处理和灭活程序。用过的枪头、标本容器等立即放入盛有0.5%次氯酸钠溶液的废液缸中。生物安全柜、离心机、加样器等使用后都应使用0.5%次氯酸钠溶液消毒,消毒后再用蒸馏水或70%乙醇洗涤,去除残留的次氯酸钠。试剂盒中的阳性对照标本及质控品应当保存在标本制备区。

3. **核酸扩增区**　此区的主要功能是核酸扩增,即扩增目的DNA,此区容易产生扩增产物的污染源。为避免气溶胶所致的污染,应当尽量减少在本区内走动,应制订严格的防污染措施并严格执行。必须注意的是所有核酸扩增后的反应管不得在此区域打开。扩增孔可用棉签蘸取5%次氯酸钠进行孔内清洁消毒,再用棉签蘸取蒸馏水或70%乙醇清洁。

4. **产物分析区**　本区是最主要的扩增产物污染区域,尽可能地避免通过本区的物品及工作服将扩增产物带出。使用PCR-ELISA(酶联免疫吸附实验)方法检测扩增产物时,必须通过洗板机洗板,将废液收集至1mol/L盐酸中,并且在远离PCR实验室的地方弃掉。用过的枪头必须放至于1mol/L盐酸中浸泡,然后放到垃圾袋中进行焚烧处理。由于本区可能存在某些可致基因突变和有毒的物质,如溴化乙锭、甲醛、丙烯酰胺或放射性核素等,应注意实验人员的生物安全防护。

（三）PCR实验室的空气流向设计

PCR实验室的空气流向应按如下方向进行:试剂储存和准备区→标本制备区→扩增区→扩增产物分析区。为防止扩增产物顺空气气流进入扩增前的区域,从试剂储存和准备区→标本制备区→扩增区→扩增产物分析区方向,空气压力递减,可通过安装排风扇、负压排风装置或其他可行的方式实现,见图3-2。同时,临床PCR实验室门上应贴有生物安全和行走方向的警醒标识,工作人员进入各工作区域也必须严格按照单一方向进行,即试剂储存和准备区→标本制备区→扩增区→扩增产物分析区,不可逆向行走。

（四）PCR实验室的清洁流程

全部工作结束后,必须立即对PCR实验室工作区进行清洁处理,应当按试剂储存和准备区→标本制备区→扩增区→扩增产物分析区的方向进行清洁。不同的实验区域应当有其各自的清洁用具,以防止交叉污染。工作区的实验台面应当用次氯酸钠消毒清洁,然后再通过紫外照射处理。由于紫外照射的距离和能量对去污染的效果非常关键,因此可使用可移动紫外灯,在工作完成后调至实验台上60~90cm内照射。由于扩增产物仅几百或几十碱基对(bp),对紫外线损伤不敏感,最好是延长紫外照射时间或过夜照射以分解扩增片段。

本章小结

临床实验室为生物安全二级实验室,其设计应按照有关国家标准实施。实验室的基础设施如临床实验室用水、用电、通风排风系统,临床实验室工作环境等,应满足相应的规范。在此基础上,合理布局,体现安全性、适应性、灵活性、可拓展性,并达到优化流程、提高工作效率和改善服务、促进文化建设、提高凝聚力的目的。临床实验室应将有效的空间划分为清洁区、缓冲区、污染区。标本采集室设计时需满足标本采集流程工作和功能分区的需要。无菌实验室设计的基本要求是结构合理、实用性强、光线充足、有利于消毒灭菌。微生物实验室主要用于微生物的培养、鉴定和药物敏感试验,原则上应当与其他非微生物实验室分开设置,具备应有的防火、剧毒化学品和菌毒种保管及符合"三废"处理的有效设施等。临床基因扩增检验实验室的设计和配置需符合《医疗机构临床基因扩增检验实验室管理办法》标准。

笔记

案例导学

　　某院临床实验室设计新址的实验室,根据临床检验的工作量选用相应产水量的单机纯水系统,给水系统的水压按照当时所用的生化设备所需水量设计,下水管道的设计也是依据当时所用的生化设备。2年后,该生化设备报废,替换为检测速度更快的生化设备。安装新设备时,发现给水系统的水压不够,不能满足生化设备连续运转时的所需产水量。与水电科协商无法解决水压问题,先期只得停机,待产水量足够再运行机器,后期通过增加储水箱的数量解决问题。同时,由于新生化分析仪排废液多,原先设计的下水管道管径较细,废液排出不顺畅,经常反流,造成生物安全隐患。

　　问题与思考:

　　1. 该实验室最初设计供排水系统时没有考虑到哪方面?

　　2. 结合该案例,如何合理设计供排水系统?

案例导学分析

（金英玉）

扫一扫,测一测

思考题

　　1. 简述临床基因扩增实验室功能分区。

　　2. 简述微生物实验室功能分区。

　　3. 绘制5~7人的无菌实验室的设计平面图。

　　4. 简述临床实验室总体布局的原则。

笔记

04章 PPT

1. 掌握：临床实验室生物危害、安全防护及意外事故的应急处理。
2. 熟悉：实验室主要的安全防护设备；临床实验室废弃物处理。
3. 了解：临床实验室生物安全相关法律法规和标准。
4. 学会临床实验室废弃物处理的基本方法。
5. 具有临床实验室应急事故处理的能力和实际工作中生物危害防护的意识。

第一节　临床实验室生物安全概述

安全管理是临床实验室管理工作的核心内容之一，主要包括生物安全、化学品安全、用电安全和消防安全等管理。临床实验室需强化工作人员和管理人员的安全防护意识；建立规范化、法制化和常规化的管理体系；配备必要的安全防护设施、设备；加强安全防护培训，规范安全操作技术和方法，以保证人员及环境的安全。

一、临床实验室生物安全

生物安全管理是临床实验室安全管理的核心。临床实验室每天接收大量具有潜在生物危害的标本，是医疗机构病原微生物最为集中的场所，对实验室工作人员及环境具有一定潜在的危害，甚至可以引发疾病的流行。

（一）临床实验室主要的危害源

临床实验室主要的危害源有三类：生物危害源、化学危害源及物理危害源。

1. **生物危害源**　是指来自病人标本的病原微生物，主要有细菌、病毒、真菌及寄生虫等。实验室人员在直接或间接接触病原微生物的实验中，由于操作不规范或意外失误等原因而导致实验室相关感染的发生。实验室相关感染不仅存在于临床实验室，而且在涉及病原微生物操作的动物实验室、科研实验室等都有可能发生。

临床实验室病原微生物最常见的传播途径包括：

（1）空气传播：取下装有标本的试管塞子时、溶液洒落在坚硬物体表面时、离心未加塞子的试管或加热溶液（包括接种环内的溶液）时，潜在传染性的溶液可能形成气、烟、雾散布在空气中造成传播。

（2）皮肤穿刺：针刺、玻片划伤、动物咬伤或抓伤等均可通过接种引起传染。感染源也可通过被纸张轻微划伤的手、轻微的表皮擦伤等进入人体造成感染。

（3）黏膜接触：一些病原体,如肝炎病毒和人类免疫缺陷病毒等,可通过与黏膜(如眼结膜)的直接接触进入人体,所以在擦揉眼睛、更换隐形眼镜或使用化妆品前应彻底洗手。

2. 化学危害源　来自实验室所使用的危险性化学品,主要包括易燃易爆性化学品、强酸强碱性化学品、腐蚀性化学品及有毒性化学品。这些危险化学品可通过吸入、接触、食入、针刺、破损皮肤等方式侵入人体。化学危险品的毒性作用可累及呼吸、消化、泌尿、血液、神经等多个系统以及脏器和组织,造成局部或全身不同程度的损伤,有些化学药品还具有致癌性或致畸性。

3. 物理危害源　主要来自电离辐射、紫外线和激光照射、电磁场、噪声等。

（1）电离辐射的危害:暴露于电离辐射的人员,可能导致皮肤损伤、脱发、贫血、胃肠系统损伤、白内障等发生,严重的甚至可引起白血病、皮肤癌等恶性肿瘤的发生,可损害人类生殖系统,造成染色体损害或基因突变等影响人类遗传。

（2）紫外线及激光危害:实验室人员过度暴露于紫外线照射与激光光源下,可导致皮肤晒伤,出现红斑,严重的可诱发皮肤癌;损伤眼组织及眼角膜,导致白内障的发生以及对免疫组织的损害等。因此,在使用紫外线和激光光源时,应提供个人防护装备。

（3）用电及火灾的危害:临床实验室应对所有电气设备定期检查和测试,保证电气设备和线路符合国家电气安全的标准和规范。

（4）噪声的危害:噪声主要来自各种设备的运转,实验人员长期处在噪声中,可损伤听力,引起头晕、头痛、失眠、焦虑、烦躁等神经系统症状,也可引起心慌、胸闷、食欲缺乏、消化不良等其他系统的症状。存在过度噪声的实验室,应制订医学监测方案,确定噪声对工作人员的影响程度,建立听力保护措施。

（二）生物安全相关的法律法规和标准

1. 国际的法律法规和标准

（1）WHO《实验室生物安全手册》:世界卫生组织(World Health Organization,WHO)于1983年出版了《实验室生物安全手册》第1版,1993年组织编写了第2版,2004年修订并发布了第3版。该手册鼓励各国接受和执行生物安全的基本概念,建立防控实验室操作致病菌的国家条例;全面阐述了生物安全管理及保障问题,对实验室的硬件(如实验室设施、设备及个人防护)和软件(具体的标准操作规程)提出了具体而明确的要求。

（2）各国的法律法规和标准:1993年美国疾病控制与预防中心(Centers for Disease Control and Prevention,CDC)、美国国立卫生研究院(National Institutes of Health,NIH)发布了《微生物学和生物医学实验室的生物安全手册》,该手册提出了把病原微生物和实验室活动分为四级的概念,1999年发布了第4版,该手册目前被国际公认为“金标准”。欧洲经济共同体(EEC)委员会指令93/88,将对人有致病性的微生物危险等级分类,并对从事病原微生物研究人员的预防免疫作出了相应的规定。英国、比利时等国家都建立了相应的病原体分类标准以及实验室生物安全管理相关规定。

2. 我国有关实验室生物安全的法律法规和标准

（1）我国生物安全法律法规

1）《中华人民共和国传染病防治法》:1989年2月由国务院公布,同年9月1日正式实施,2004年8月修订,修订后增加了病原微生物实验室生物安全方面的内容,如防止传染性病原体的扩散、加强病原微生物菌(毒)种的管理及加强卫生监督等。

2）《医疗废物管理条例》:2003年6月16日由国务院公布施行,2011年1月8日做了修订,本条例规定了医疗废物从产生到处理全过程的管理。

3）《病原微生物实验室生物安全管理条例》:2004年11月12日由国务院颁布实施,2018年被修订。这是我国第一个具有法律效力的有关病原微生物安全方面的法规,对实验室生物安全提出了强制要求,是建立实验室生物安全管理体系所依据的主要法规。

（2）我国实验室生物安全标准和规范

1）中华人民共和国国家标准:《实验室生物安全通用要求》(GB19489—2008)是我国实验室生物安全强制执行标准;《医学实验室安全要求》(GB19781—2005/ISO15190)规定了医学实验室应遵守的安全要求;《生物安全实验室建设技术规范》(GB50346—2004)主要规定了生物安全实验室的设计、装修和结构的技术要求。

2）中华人民共和国卫生行业标准:《微生物和生物医学实验室生物安全通用准则》《人间传染的病原微生物名录》《可感染人类的高致病性病原微生物菌(毒)种或样本运输管理规定》。这些标准主要包括生物安全防护的基本原则,明确了实验活动所需的生物安全实验室级别以及可感染人类的高致病性病原微生物菌(毒)种或样本的运输管理。

3)国家环境保护总局:《病原微生物实验室生物安全环境管理办法》(第 32 号)规定了国内实验室从事实验活动的生物安全环境管理。

4)2012 年原卫生部正式发布了《医疗机构消毒技术规范》(2012 版),该规范对医疗机构及医务工作者的消毒、灭菌提出了详细的要求。

（三）生物安全管理组织

我国临床实验室生物安全管理组织由国家、地区、实验室所在单位的上级主管部门、实验室所在单位和实验室五个层面构成。

1. 国家病原微生物实验室生物安全专家委员会　主管与人体健康有关的实验室及其活动的生物安全监督工作,承担从事高致病性病原微生物相关实验活动的实验室设立与运行的生物安全评估和技术咨询、论证工作。

2. 地区病原微生物实验室生物安全专家委员会　在各自职责范围内负责实验室及其实验室活动的生物安全工作,承担本地区实验室的设立与运行的技术咨询工作。

3. 实验室所在单位上级主管部门管理委员会　负责咨询、评估、监督实验室的生物安全相关事宜;制定新的安全政策以及仲裁安全事件纠纷;加强对实验室生物安全活动的管理。

4. 实验室所在单位生物安全管理委员会　负责承担实验室感染控制工作,定期检查实验室的生物安全防护、病原微生物菌(毒)种和样本保存与使用、安全操作、实验室排放的废水和废气以及其他废物处置等规章制度的实施情况,并对涉及感染性因子、动物使用、重组 DNA 以及基因修饰物质等的实验方案进行审查和风险评估。

5. 临床实验室　实验室负责人是临床实验室安全管理的第一责任人,可任命一名具有资质及技术经验的生物安全管理人员协助负责安全事务。

（四）实验室安全标识

为使实验室工作人员避免受到实验室的污染与伤害,国际上对生物危害、化学危害、火的危害、放射危害等均有专门的警示标识,对消防的疏散通道、紧急出口也有相应的标志。

1. 生物危害警告标识　二级生物安全实验室或更高危险度级别的病原微生物实验室的入口处及在一些安全设备(如生物安全离心机等)外面均应贴有生物危害警告标识,见彩图 4-1。

2. 感染性物品标识　通常在保存、运输、操作含有感染性物品外包装上贴有感染性物品标识,见图 4-2。

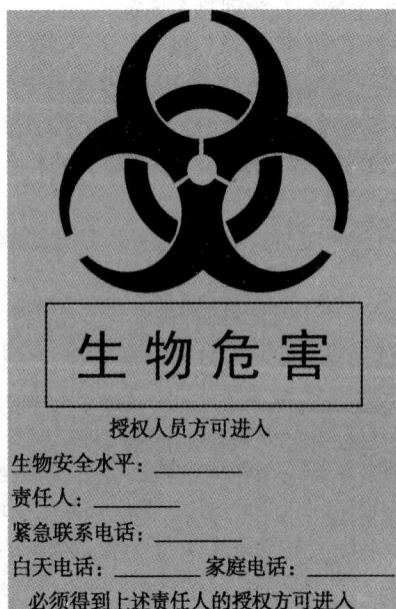

图 4-1　生物危害警告标识

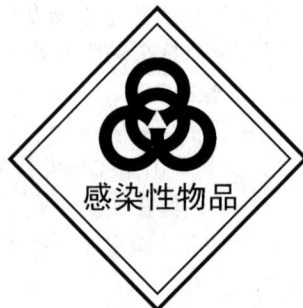

图 4-2　感染性物品标识

3. 实验室禁止标识　实验室常用的禁止标识主要有禁止吸烟、禁止明火、禁止存放食品等。

4. 危险化学品警示标识　包括爆炸品、易燃气体、不燃气体、有毒气体、易燃液体、氧化剂、腐蚀品等危险化学品标识。

二、生物安全风险识别

（一）实验室生物安全有关概念

1. 生物因子（biological agents）　是指可能引起感染、过敏或中毒的所有微小生物体，包括基因修饰的、细胞培养的和寄生于人体的一切微生物和其他相关的生物活性物质。

2. 生物危害（biohazard）　由生物因子对环境及生物体的健康所造成的危害。

3. 生物危险（bio-risk）　是生物因子将要或可能形成的危害，是伤害概率和严重性的综合，又叫风险。操作或研究病原微生物是有一定风险的，生物安全实验室能够降低这种风险。

4. 气溶胶（aerosols）　是指悬浮于气体介质中的一般直径为 $0.001 \sim 100\mu m$ 的固态或液态微小粒子所形成的相对稳定的分散体系。在开启、摇动、搅拌液体时，均可能产生气溶胶。

5. 实验室生物安全（laboratory bio-safety）　是指为了避免各种有害生物因子造成的实验室生物危害而采取的防护措施（硬件）和管理措施（软件）。国家标准《实验室生物安全通用要求》对生物安全的定义是避免危险生物因子造成实验室人员暴露、向实验室外扩散并导致危害的综合措施。

（二）生物因子风险分级

《实验室生物安全通用要求》（GB19489—2008）中，根据生物因子对个体和群体的危害程度将其分为四个危害等级：

1. Ⅰ级风险（低个体危害，低群体危害）　不会导致健康工作者和动物致病的细菌、真菌、病毒和寄生虫等生物因子。

2. Ⅱ级风险（中等个体危害，有限群体危害）　能够引起人或动物发病，但一般情况下对健康工作者、群体、家畜或环境不会引起严重危害的病原体。实验室感染不导致严重疾病，具备有效治疗和预防措施，并且传播风险有限。

3. Ⅲ级风险（高个体危害，低群体危害）　能够引起人或动物严重疾病，或造成严重经济损失，但通常不能因偶然接触而在个体间传播，或能用抗生素、抗寄生虫药治疗的病原体。

4. Ⅳ级风险（高个体危害，高群体危害）　能够引起人或动物非常严重的疾病，一般不能治愈，容易直接、间接或因偶然接触在人与人，或动物与人，或人与动物，或动物与动物之间传播的病原体。

（三）病原微生物危害程度分类

根据病原微生物的传染性、感染后对个体或者群体的危害程度，将病原微生物分为四类，见表4-1。

表 4-1　病原微生物危害程度分类

类别	危害程度	常见病原微生物
一	引起人类或者动物非常严重疾病的微生物，以及我国尚未发现或者已经宣布消灭的微生物	类天花病毒、天花病毒、东部马脑炎病毒、刚果热病毒、埃博拉病毒、委内瑞拉病毒、黄热病毒
二	引起人类或者动物严重疾病，比较容易直接或者间接在人与人、动物与人、动物与动物间传播的微生物	HIV、高致病性禽流感病毒、口蹄疫病毒、乙型脑炎病毒、脊髓灰质炎病毒、狂犬病病毒、SARS冠状病毒、结核分枝杆菌等
三	引起人类或者动物疾病，但一般情况下对人、动物或者环境不构成严重危害，传播风险有限，实验室感染后很少引起严重疾病，并且具备有效治疗和预防措施的微生物	甲、乙、丙、丁、戊型肝炎病毒、麻疹病毒、副流感病毒、轮状病毒、风疹病毒等
四	通常情况下不会引起人类或者动物疾病的微生物	豚鼠疹病毒、金黄地鼠白血病病毒、小鼠白血病病毒等

注：第一类、第二类病原微生物统称为高致病性病原微生物。

三、生物安全风险评估

按照《实验室生物安全通用要求》(GB19489—2008)规定,根据所操作的生物因子采取的防护措施,需要进行实验室生物安全风险评估。通过开展风险评估分析实验室风险的来源和程度,制订相应标准操作程序与管理规程,确定实验室生物安全防护水平(bio-safety level,BSL)、个人防护程度、应急预案等安全防范措施。

（一）风险评估

风险评估(risk assessment)是指评估风险的大小以及确定风险是否可接受的全过程。为降低风险而采取的综合措施称为风险控制(risk control)。

1. 风险评估范围　实验室风险评估范围主要包括七大类:①与病原微生物有关的风险评估。②与实验动物有关的风险评估。③与实验人员有关的风险评估。④与实验室实验活动有关的风险评估。⑤与实验室仪器设备有关的风险评估。⑥与实验室生物安全环境有关的风险评估。⑦实验室管理制度方面的风险评估等。

2. 风险评估内容　至少包括生物因子已知或未知的生物学特性,生物因子的种类、来源、传染性、传播途径、易感性、潜伏期、剂量-效应(反应)关系、致病性(包括急性与远期效应)、变异性、在环境中的稳定性、与其他生物和环境的交互作用、实验数据、流行病学资料、人员安全状况评估、预防和治疗方案等。

3. 风险评估时间　风险评估始于实验室设计建造之前,实施于实验活动之中,定期进行阶段性再评估。实验室因工作条件、人员变动等方面的变化而发生条件改变,风险的来源和程度会随之变化,应及时对实验室生物安全风险进行适时重新评估,保证风险评估报告的及时性,保证有关管理规程、标准操作程序的可行性。

4. 评估办法　具体评估办法应按照国家标准《实验室生物安全通用要求》(GB19489—2008)严格实行。

（二）实验室生物安全防护水平分级

1. 一级生物安全防护实验室(BSL-1)　可从事第四类病原微生物的实验操作,适用于教学的普通微生物实验室。实验室和建筑物中的一般行走区不用分开。按照标准的操作规程,在开放的实验台面上开展工作。一般不要求使用特殊的安全设备和设施。

2. 二级生物安全防护实验室(BSL-2)　可从事第三类病原微生物的实验操作。

实验人员均接受过致病因子处理方面的特殊培训,并由有资格的工作人员指导。进行实验时,限制人员进入实验室。BSL-2实验室必须配备生物安全柜和高温消毒灭菌装置。

3. 三级生物安全防护实验室(BSL-3)　可从事第二类病原微生物的实验操作,主要用于防护能通过呼吸途径使人传染上严重的,甚至可导致生命危害的致病微生物及其毒素(通常已有预防传染的疫苗)。一般在二级生物安全防护水平上增加特殊防护服、进入制度及定向气流。

4. 四级生物安全防护实验室(BSL-4)　可从事第一类病原微生物的实验操作。在三级生物安全防护水平上增加气锁入口、出口淋浴、污染物品的特殊处理。设施应在独立的建筑物内,或在建筑物的一个控制区内,但应和建筑物内的其他区域隔离;应制订、实施特殊设施操作手册。

一级防护水平最低,四级防护水平最高。过去我国生物安全实验室较多沿用美国国立卫生研究院的分级标准,即用P1、P2、P3、P4级实验室,分别对应目前的BSL-1、BSL-2、BSL-3、BSL-4实验室,"P"是physical containment的缩写,其含义是物理封闭水平。而"生物安全实验室"除物理封闭外,还包括一系列生物安全设备和安全操作规程,代表了生物安全水平,见表4-2。

表4-2　与风险等级、病原微生物类别相对应的生物安全水平、操作和设备选择

危害等级	病原微生物类别	生物安全水平	实验室类型	实验室操作	安全设施
I	四类	BSL-1	基础教学、研究	GMT	不需要;开放实验室
II	三类	BSL-2	初级卫生服务、诊所	GMT、防护服、微生物危害标识	开放实验室,同时需要BSC用于可能生成的气溶胶

危害等级	病原微生物类别	生物安全水平	实验室类型	实验室操作	安全设施
Ⅲ	二类	BSL-3	特殊的诊断、研究	在 BSL-2 上增加特殊防护服、进入制度、定向气流	BSC 和/或其他所有实验室工作所需的基本设备
Ⅳ	一类	BSL-4	危险病原体研究	在 BSL-3 上增加气锁入口、出口淋浴、污染物的特殊处理	Ⅱ级或Ⅲ级 BSC 并穿着正压服、双开门高压杀菌器(穿过墙体)、经过滤的空气

注:GMT(good microbiological techniques,微生物学操作技术规范);BSC(biological safety cabinets,生物安全柜)。

第二节　临床实验室生物安全防护

实验室生物安全防护(bio-safety protection for laboratories)是指在实验室环境下处理和保存生物危险因子的过程中采用一系列的防护措施,包括一级防护(隔离)和二级防护(屏障)。一级防护(primary barrier)主要采用规范的实验技术和适当的安全设备,用以保护实验室工作人员和室内环境免受感染性物质污染,主要包括安全设备和个体防护装备。二级防护(secondary barrier)包括实验室设施设计和严格规范的操作流程,用以保护实验室外环境不受感染性物质污染。因此,生物安全防护的三个要素就是实验室操作和技术、安全设备及实验室设施设计。

一、生物安全防护

(一)生物安全柜

生物安全柜(biological safety cabinet,BSC)是在操作具有感染性的实验材料时,为保护操作者、实验室环境以及实验材料,使其避免在操作过程中可能产生的感染性气溶胶和溅出物而设计的一种实验室安全防护设备。根据气流及隔离屏障结构分为Ⅰ、Ⅱ、Ⅲ三个等级。

1. Ⅰ级生物安全柜

(1)原理:室内空气从前面开口处以 0.38m/s 的低速度进入安全柜,空气经过工作台表面,并通过高效空气过滤器(high efficiency particulate air filter,HEPA)过滤后经排风管排出安全柜。定向流动的空气可以将工作台面上可能形成的气溶胶迅速带离实验室而被送入排风管内。安全柜的玻璃窗能

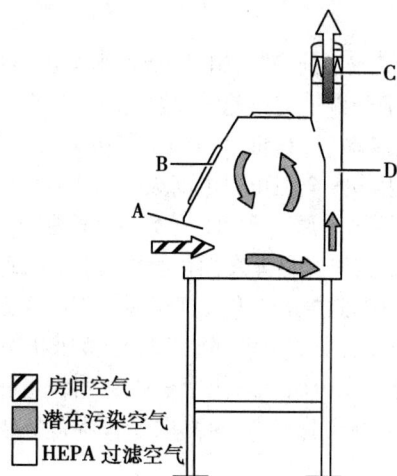

侧面图

房间空气

潜在污染空气

HEPA 过滤空气

A:前开口;B:可视窗;C:排风HEPA过滤器;D:压力排风系统。

图 4-3　Ⅰ级生物安全柜原理图

够完全抬起来,以便清洁台面或进行其他处理。

(2)排风方式:①排到实验室中,然后再通过实验室排风系统排到建筑物外面。②通过实验室排风系统排到建筑物外面。③直接排到建筑物外面。

(3)作用:Ⅰ级生物安全柜能够为操作者和环境提供保护,对实验对象不能保护,保证对危险等级Ⅰ级、Ⅱ级和Ⅲ级生物因子操作的生物安全,也可用于操作放射性核素和挥发性有毒化学品,见图4-3。

2.Ⅱ级生物安全柜　有四种类型,分别为A1型、A2型、B1型、B2型,其进风的方式只允许HEPA过滤过的(无菌的)空气流经工作台表面,能提供个体及环境保护,而且保护工作台面的物品不受房间空气的污染。

(1)Ⅱ级A1型生物安全柜:内置的风机通过前窗操作口吸入室内空气到达前面的进风网栅,气流在前窗操作口的流速至少应达到0.38m/s,供气先通过HEAP进风过滤器,再向下流向工作台。下降气流为安全柜的部分流入气流和部分下降气流的混合气体,经过高效过滤器过滤送至工作区。所有在工作台面上产生的气溶胶都立即被向下流的气流带走,带到前面或后面的排风网栅,70%的空气经过通风过滤器再循环回到工作区,30%的空气经排风过滤器进入房间或排到外面,见图4-4。

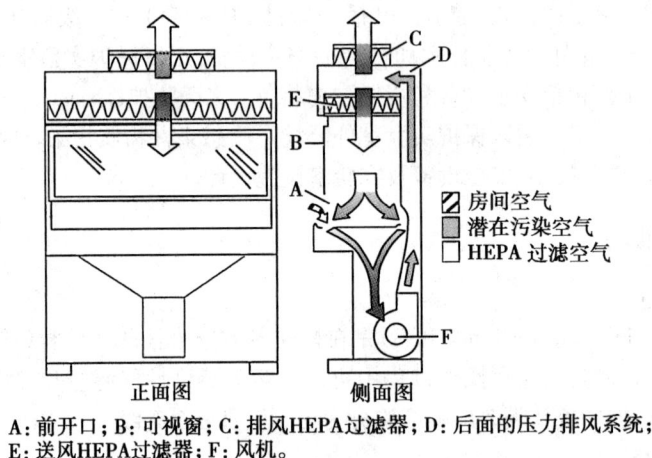

正面图　　　　侧面图

A:前开口;B:可视窗;C:排风HEPA过滤器;D:后面的压力排风系统;
E:送风HEPA过滤器;F:风机。

图4-4　Ⅱ级A1型生物安全柜原理图

图例:
- 斜线填充:房间空气
- 灰色填充:潜在污染空气
- 白色填充:HEPA过滤空气

(2)Ⅱ级A2型生物安全柜:结构与原理与A1型类似。区别在于A2型生物安全柜气流在前窗操作口的流速至少应达到0.50m/s,其回风道始终处于负压状态,生物防护级别更高,但不提供化学防护。

(3)Ⅱ级B1型生物安全柜:气流在前窗操作口的流速平均达到0.50m/s以上,没有正压污染区,循环风量减少到30%。操作时由于开口平均风速大,玻璃窗必须保持在规定的推拉高度,超过规定高度,安全柜会发出警报。当风机被启动后,它将室内的空气吸入安全柜内的进风网栅,在安全柜内形成一定的负压。因此,Ⅱ级B1型生物安全柜可提供高级别的生物防护,见图4-5。

(4)Ⅱ级B2型生物安全柜:结构与原理和B1型类似。区别在于B2型生物安全柜循环风量更小,基本减少到零,安全度更高。在操作有毒挥发性化学物质时,须使用Ⅱ级B2型生物安全柜。

3.Ⅲ级生物安全柜　所有接口都是"密封的",其送风经HEPA过滤,排风经过两个HEPA过滤。由一个外置的专门排风系统控制气流,安全柜内部始终处于负压状态(约124.5Pa),通过连接在安全柜上结实的橡胶手套,手才能伸到工作台面。适用于三级和四级生物安全防护实验室。Ⅲ级生物安全柜用于操作第一类病原类微生物的实验材料,对高效过滤器有更高的要求,可提供最高级别的个体防护,见图4-6。

(二)超净工作台

超净工作台与生物安全柜工作时的气流模式不同,超净工作台的气流是由外部经HEPA过滤后进入操作区,通过操作区后由超净工作台前、侧开口区流向操作者一侧而进入实验室。超净工作台只

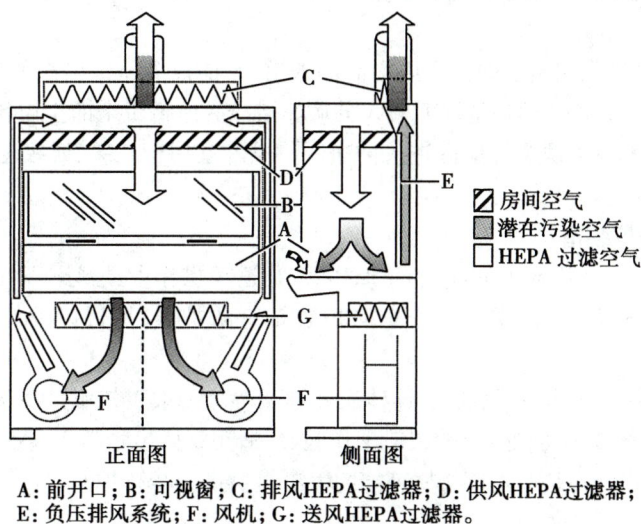

A：前开口；B：可视窗；C：排风HEPA过滤器；D：供风HEPA过滤器；
E：负压排风系统；F：风机；G：送风HEPA过滤器。

图 4-5　Ⅱ级 B1 型生物安全柜原理图

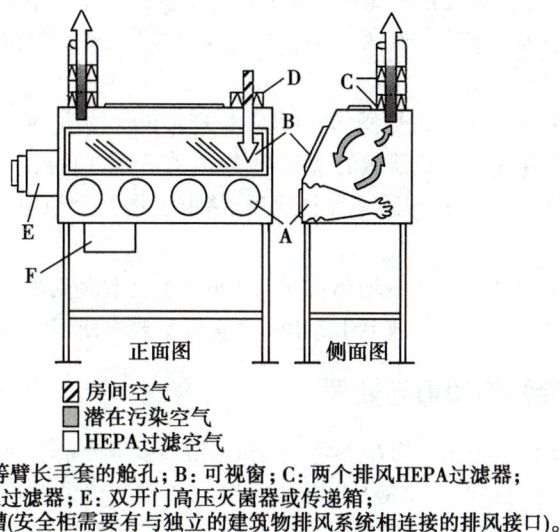

A：用于连接等臂长手套的舱孔；B：可视窗；C：两个排风HEPA过滤器；
D：送风HEPA过滤器；E：双开门高压灭菌器或传递箱；
F：化学浸泡槽(安全柜需要有与独立的建筑物排风系统相连接的排风接口)。

图 4-6　Ⅲ级生物安全柜（手套箱）示意图

能保护实验材料,不能保护操作人员及环境,因此只适用于无毒、无味、无刺激性挥发气体以及无感染性的实验材料操作。

（三）通风橱

在实验操作时往往会产生各种有毒、有害、有刺激性气味的气体以及易燃、易爆、腐蚀性物质,为了保护使用者的安全,防止有害气体外泄扩散,污染空气环境,在污染源附近安装使用排风设备,保障实验操作人员免受危害。尤其是当实验过程中出现操作失误,蒸汽和灰尘从使用器皿中大量泄出时,通风橱可以有效遏制毒性、刺激性或者易燃材料的危害。

（四）洗眼器

洗眼器是实验人员操作酸、碱、有机物等有毒、有腐蚀性的物质时所必备的应急、保护设施。当操作者的眼睛不慎接触到具有腐蚀性化学危险品时,可利用洗眼器紧急冲洗,以避免化学物质对人体造成进一步的伤害。

洗眼器的水压不低于 0.2MPa,一般不超过 0.7MPa,防止忽然打开洗眼器时短暂的高水压冲伤眼睛。水流速度应为 1.5L/min（0.4gal/min）。

（五）紧急喷淋装置

当操作者的身体暴露于有毒有害的化学物质或出现职业暴露时,可采用紧急喷淋进行冲淋,以减少损伤的发生。单独的紧急冲淋器水流速度应为 75.7L/min（20gal/min）。

（六）风淋室

风淋室是实验人员进入实验室的洁净区必需的通道，它能以 25m/s 以上的风速吹出经过高效过滤的高速洁净的气流，有效而迅速地清除实验人员从非洁净区所携带来的尘埃粒子和/或细菌等污染微粒，能有效地阻断或减少尘源及污染源进入洁净区。风淋室用于三级、四级生物安全防护实验室、细胞培养室及科研实验室。

（七）个人安全防护装备

个人防护装备（personal protective equipment，PPE）是避免操作人员暴露于气溶胶、喷溅物以及意外接种等危险的一个物理屏障。常用的安全防护装备有防护服、护目镜、面罩、防毒面具、手套和鞋等。

1. **防护服**　包括一般工作服、隔离衣、连体衣和围裙等。一般工作服是最基本的防护服。长袖、背面开口的隔离衣、连体衣的防护效果较一般工作服好，适用于微生物学实验室以及生物安全柜的操作。在针对化学溶液、血液或培养液等物质可能的溢出提供进一步防护时，应该在工作服或隔离衣外面穿上围裙。

2. **护目镜及面罩**　根据所进行的操作来选择相应的护目镜及面罩，以避免因飞溅物对眼睛和面部造成的伤害。护目镜应该戴在常规视力矫正眼镜或隐形眼镜的外面，以提供保护。

3. **口罩**　可以保护面部免受血液、体液、分泌物以及排泄物等喷溅物的污染，最常用的为医用外科口罩和 N95 系列口罩。

4. **手套**　在进行实验室一般性操作，以及在处理感染性物质、血液和体液时，应使用一次性手套；在进行尸体解剖等可能接触尖锐器械的情况下，应该戴不锈钢网孔手套，这样的手套只能防止切割损伤，而不能防止针刺损伤。在操作感染性物质后、结束生物安全柜中工作以及离开实验室之前，须摘除手套并彻底洗手。

5. **防护用鞋**　在从事可能出现液体材料漏出的实验工作时可穿一次性防水鞋套。在实验室的特殊区域（如有防静电要求的区域）或 BSL-3、BSL-4 实验室要求使用时使用一次性靴子或橡胶靴子。

二、感染性废物的消毒与处理

医疗废弃物是指医疗卫生机构在医疗、预防、保健以及其他相关活动中产生的具有直接或者间接感染性、毒性以及其他危害性的废物。医疗废弃物主要包括感染性废弃物、病理性废弃物、损伤性废物、药物性废物和化学性废弃物。感染性废物是指携带的病原微生物具有引发感染性疾病传播危险的医疗废弃物。

感染性废物处理的首要原则是必须在实验室内进行无害化处理，达到生物学安全水平。应使经过适当培训的人员采用适当的个人防护设备处理危险废弃物。

（一）感染性废弃物消毒与处理

1. **锐器的消毒与处理**　锐器（包括针头、小刀、玻璃或塑料碎片以及任何可以穿破聚乙烯包装袋的物品）应直接弃置于一次性锐器收集容器内，然后放入"感染性废弃物"的容器中，先进行高压灭菌后再运送至医疗废物集中处置单位处置。不得对废弃针头等锐器进行毁形、回套保护套等处理。

2. **真空管的消毒与处理**　真空管标本在处理时均应该视为感染性废物，放在防渗漏的容器（如可高压灭菌的黄色塑料袋）中高压灭菌或用含有效氯 2 000mg/L 的消毒液浸泡消毒至少 30 分钟后，放在运输容器中运送至医疗废物集中处置单位处置。

3. **实验室样本、菌（毒）种保存液的消毒与处理**　应放置在防渗漏的容器（如可高压灭菌黄色塑料袋）中高压灭菌或者用含有效氯 2 000mg/L 的消毒液浸泡消毒至少 30 分钟，然后运送至医疗废物点集中处置。

4. **废水的储存和处理**　污水、废液（包括放射性废液）未处理前应放置在防渗漏的容器内，经适当的无害化处理（可使用化学消毒方法）后排放或由医院统一做无害化处理。

5. **其他感染性实验废物的储存和处理**　病原体培养基、样品、手套和棉签等感染性实验废物丢弃前应放置在防渗漏的容器(如可高压灭菌的黄色塑料袋)中高压灭菌,或者用含有效氯 2 000mg/L 的消毒液浸泡消毒至少 30 分钟。然后放在运输容器中运送至医疗废物集中处置单位处置。

《医疗卫生机构医疗废物管理办法》要求盛装医疗废物的包装物或者容器中的废物不得超过 3/4 体积,并应当使用有效的封口方式,使包装物或容器的封口紧实、严密。如不能及时运走,可暂时储存,但不能超过 48 小时。

0404
"鹅颈式"封口方法图示(图片)

(二)临床实验室的消毒灭菌措施

临床实验室通常分为清洁区、半污染区、污染区。消毒灭菌应遵循及时消毒、彻底消毒、有效消毒的原则。各个区消毒灭菌的方法如下:

1. **清洁区**　包括休息室、办公室、会议室等。应每天开窗通风,自然换气,擦拭桌面、地面。定期(每周或每半月)用含氯消毒剂(有效氯浓度 500mg/L)或相当剂量的其他消毒剂擦拭桌面和地面。

2. **半污染区**　包括缓冲间、更衣室及卫生通道等区域,可能存在致病菌污染。通常采用紫外灯照射消毒、空气净化器消毒等进行空气消毒;门窗、桌面等物体表面用有效氯浓度 500mg/L 的消毒剂擦拭消毒;实验服每日用紫外灯照射消毒,每周由医院统一消毒处理。

3. **污染区**　包括实验室标本收集区、处理区、实验区和废弃物处理区域等。

(1)空气消毒:用紫外灯照射消毒、空气净化器消毒(安装数量一般平均 $1.5\mu W \cdot S/cm^2$,照射时间不少于 30 分钟)。

(2)手消毒:可用 0.3%~0.5% 的碘伏消毒液或专用手消毒剂(氯己定-乙醇、苯扎溴铵-乙醇、75% 乙醇等)涂擦手指、手掌或手背。

(3)门窗、桌面、贵重仪器设备等物体表面消毒:需用 500mg/L 含有效氯消毒剂擦拭。

(4)被样品污染的表面消毒:用 2 000mg/L 有效氯消毒不少于 30 分钟。被结核分枝杆菌污染表面消毒要用 2 000mg/L 有效氯消毒 60 分钟以上。

三、应急事故处理

在实际工作中,操作者因工作疏忽,有时会有意外差错和事故的发生,对实验人员及环境造成危害。因此妥善、及时处理这些意外差错和事故,对于保证实验室安全至关重要。

(一)感染性物质溢出时的处理

1. **感染性物质外溢于实验场所**　首先用布或纸巾覆盖,再向纸巾上倾倒 2 000mg/L 含氯消毒剂,使消毒液浸过污染物表面,覆盖周围区域,然后保持 30~60 分钟,再从溢出区的外围向中心进行擦拭处理。清理所用的布、纸巾和抹布等应当放在盛放污染性废弃物的容器中,所有操作过程应戴手套。

2. **感染性物质外溢于实验人员不同部位**　立即用流动的清水冲洗被污染部位;到急诊室就诊,根据造成污染的病原微生物或化学物质的不同性质用药;在 48 小时内向有关部门汇报,并报告本部门感染管理科。

(二)刺伤、割伤及擦伤时的处理

1. 用力捏住受伤部位,向离心方向尽量挤出伤口的血液,不可来回挤压,禁止进行伤口的局部挤压,并用流动水冲洗污染的皮肤 5~10 分钟。然后用 75% 的乙醇、0.2% 安尔碘或 0.5% 的碘伏消毒伤口,必要时进行包扎。若是暴露的黏膜损伤,应当反复用生理盐水冲洗干净。

2. 记录受伤原因和相关的微生物,于 48 小时内报告感染管理科,评估感染发生的严重程度,同时在 72 小时内进行 HBV、HCV、HIV 等传染病基础水平检查,追踪血清学病毒抗原、抗体检测。

(三)危害性气溶胶释放时的处理

1. 所有人员必须立即撤离相关区域,任何暴露人员应接受医学咨询。

2. 应当立即通知实验室负责人和生物安全员。

3. 为了使气溶胶排出和使较大的粒子沉降,在一定时间内(例如 1 小时内)严禁人员入内。如果实验室没有通风系统,则应推迟进入实验室(例如 24 小时)。

4. 门口应张贴"禁止进入"的标志,经过相应时间后,在生物安全员的指导下,按照操作规程清除污染。

5. 应穿戴适当的防护服和呼吸保护装备。

（四）装有潜在感染性物质的离心管破裂

1. 如离心管破裂,应关闭电源,离心机密闭 30 分钟,使气溶胶沉积。

2. 应当立即通知实验室生物安全员。所有操作过程应戴厚手套。

3. 清理碎片时使用镊子。破损离心管、碎片、离心桶、转子及机轴等都应放在无腐蚀性消毒剂内浸泡。

4. 如是封闭的离心桶(安全桶)中的试管破裂,应在生物安全柜内装卸。

案例导学

潜在感染性物质溢出案例

某医院临床实验室生化室,上午在进行标本(内有一批感染科病人标本)离心时,离心机发出巨响后停止,高度怀疑离心机故障,可能导致机器内血标本发生破裂,实验室工作人员应当如何处理?

第三节 临床实验室其他安全管理

一、化学试剂安全管理

（一）实验室化学品的储存与使用

1. **设置专门储存地点且标志清楚** 危险化学品应储存在专门指定的房间或建筑物内,根据危险品性能分区储存,并应遵循不相容化学品储存的原则,严禁氧化剂与易燃剂存放在一起,见表 4-3。

表 4-3 关于不相容化学品的一般原则

化学物质类别	不相容化学品
碱金属,如钠、钾、铯以及锂	二氧化碳、氯代烃、水
卤素	氨、乙炔、烃
醋酸、硫化氢、苯胺、烃、硫酸	氧化剂,如铬酸、硝酸、过氧化物、高锰酸盐

注:摘自《实验室安全手册》(WHO,第 3 版)。

2. 储存点严禁吸烟和使用明火,设置明显的标志并符合有关的规定。

3. 危险化学品应专人管理,并实行双人收发、双人保管制度。

（二）化学试剂中毒的处理

1. **误食时的应急处理** 可大量饮用牛奶、鸡蛋、面粉、淀粉及水等其中任何一种(有条件情况下,于 500ml 蒸馏水中,加入约 50g 活性炭,饮用前再添加 400ml 的蒸馏水),用手指或匙子的柄摩擦病人的喉头或舌根,催其呕吐。

2. **沾到皮肤时的应急处理** 用大量的自来水冲洗,再分别用弱酸或碱溶液洗涤,起到中和作用。

3. **进入眼睛时的应急处理** 用洗眼器冲洗 5 分钟。

（三）失效及废弃化学药品的处理

1. **失效的化学药品的处理** 对于失效的化学药品,应进行无害化处理,可交由环境保护主管部门认定的专业单位进行处理,或者交由有关危险化学品生产企业进行处理,并有相关记录。

2. **废弃化学药品的处理** 对实验室内所用化学制品的废弃和安全处置应有明确的书面程序,以保证完全符合要求。

二、用电安全管理

实验室的所有电器设备和线路均必须符合国家电器安全标准和规范。在实验室电路中要配置断路器和漏电保护器。断路器不能保护人,只是用来保护线路不发生电流超负荷从而避免火灾。漏电保护器用于保护人员避免触电。实验室的所有电器均应接地,最好采用三相插头。应建立安全用电档案,定期对所有电器设备进行检查和测试,包括接地系统。电线、电源插座、插头应完整无损。检查结果应记录在案。对所有电器设备进行维修与维护时要保持手干燥,取下所有的饰物(如手表和戒指等),然后谨慎操作。为保证高压设备(如高压电泳仪等)的安全,要制订具体的详细操作规程。

三、消防安全管理

实验室的消防安全管理工作开始于实验室设计和建造之前。实验室的建设布局及消防设施布局应符合相关消防管理要求,这是做好消防安全管理的前提条件。

实验室应设立消防管理组织,制订并严格执行消防安全管理程序,定期对消防设备进行维护和使用培训。实验室应安装自动烟雾检测器和警报系统,消防器材放在门边,设置显著的消防通道标志,保持通道畅通;定期组织实验室人员进行消防演练。

临床实验室一旦发生火灾,实验室工作人员应在报告火警的同时,组织现场人员安全撤离,并且有义务告知消防人员房间潜在的感染性物质,并应就实验室建筑内和/或附近建筑物的潜在危险向紧急救助人员提出警告。

本章小结

临床实验室安全主要包括生物安全、化学品安全、用电安全以及消防安全等,生物安全管理是临床实验室安全管理工作的核心。健全的安全管理制度、高度的防范意识和规范化的操作,能够有效地避免或降低实验人员自身感染或环境污染。本章介绍了临床实验室生物安全相关的制度和设施、废弃物的处理、应急预案以及化学品安全管理、用电和消防等安全管理内容,其目的在于让学生能够了解实验室危害的来源及合理的实验室防护,在实际工作中面对医源性损伤、污染品处理、化学品使用和储藏等实际问题,提高防范意识,规范操作流程,将实验室生物安全的风险降至最低,以保护实验室人员及环境的安全。

(苏晓杰)

04章 扫一扫 测一测

扫一扫,测一测

思考题

1. 引起临床实验室人员获得性感染的途径有哪些?
2. 临床实验室的生物安全水平分为几级? 其适用范围是什么?
3. 生物安全柜有何作用? 一般分为几级?
4. 临床微生物实验室没有生物安全柜配置,可否用超净工作台进行结核分枝杆菌培养物转种操作? 为什么?
5. 当装有乙肝病毒阳性血液的试管发生破碎及溅洒的情况时如何处理? 试述应采取的措施及处理流程。

学习目标

1. 掌握:质量管理体系的概念、基本结构以及质量管理体系的建立流程。
2. 熟悉:质量管理体系文件的分类、文件的基本格式。
3. 了解:质量管理的基本要素和临床实验室检验工作的基本流程及质量管理的关键环节。
4. 学会临床实验室程序文件、作业指导书、各种记录表格的基本编写方法。
5. 具备临床实验室质量管理的基本知识,能够编写基础的质量管理体系文件,能够在实际质量管理中应用质量管理工具,推进临床实验室质量管理的持续改进。

第一节　临床实验室质量管理体系概论

现代临床实验室质量管理体系是实验室管理中十分重要的组成部分。为了保证临床实验室有效运作和检验质量,实验室应根据相应的国际标准、国家标准或国家和地方的法律法规,建立并不断完善适合实验室自身特点和现状的质量管理体系。

一、质量管理体系的构成

1. **质量管理体系的概念**　临床实验室质量管理体系是指挥和控制实验室建立质量方针和质量目标并实现质量目标的相互关联或相互作用的一组要素。对于临床实验室而言,质量管理体系的基本含义是在质量方针的指导下,确立质量目标,通过设置组织机构,分析进行的各项质量活动(过程),制订程序,制订出各项质量活动的工作方法,充分利用各种资源(人、财、物),使各项活动(过程)能经济、有效、协调地进行,从而将质量管理体系的最终成果不仅表现在准确、及时的检测报告上,还表现在提供相关的解释和咨询服务上。

2. **质量管理体系的构成**　质量管理体系由组织结构、程序、过程和资源四部分组成。

(1) 组织结构:组织的管理学是指由诸多要素按照一定方式相互联系起来的系统。管理的职责就是设置正式的组织结构的作业系统,并借助于组织文化和职能业务活动来达到组织和管理者个人的目标。因此,组织结构其本质是实验室员工的分工协作及其关系,目的是实现组织质量方针、目标。组织结构体现了实验室所有对质量有影响的人员的责任、权限的关系,明确了管理层次和管理幅度,从整体的角度正确处理实验室上下级和同级之间的职权关系,把职权合理分配到各个层次及部门,建立起集中统一、步调一致、协调配合的管理结构。

(2) 程序:为进行某项活动或过程所规定的途径称之为程序。程序是将过程及其相关资源和方法用书面文字规定下来,确保过程的规范并符合标准。

质量管理体系程序通常都要求形成文件。凡是形成文件的程序,称之为"书面程序"或"文件化程序"。程序性文件是实验室人员工作的行为规范和准则,它明确规定开展某一工作应由谁去做,怎样做,时间要求以及什么情况下去做。程序性文件作为客观工作的反映,对实验室所有人员均有约束力,任何涉及某一工作领域的人员均不能违反相应的程序,使各项质量管理活动(过程)规范、标准。因此,程序性文件的制订、批准、发布以及修订都应有一定的规范的要求,并使实验室全体人员明白和了解,对涉及不同领域的人员要进行与其工作相关程序文件的学习和培训。同时程序需要定期的审核,如修改和变更后应给予及时的通知和培训,以确保程序地正确执行和使用。

(3)过程:是利用输入(具体要求)实现预期结果的相互关联或相互作用的一组活动。任何一个过程都有输入和输出,输入是实施过程的前提和条件,输出是过程完成的结果,完成过程必须投入适当的资源和活动。根据过程的大小不同,一个过程可能包含多个纵向(直接)过程,也可能涉及多个横向(间接)过程,在相关资源的支持下,逐步或同时完成这些过程才能完成一个全过程。上一过程质量控制完成后即作为下一过程的输入,下一过程得到上一过程的输入结果,经过质量控制再将结果输入给它的下一过程。如此传递,并涉及过程相关的横向过程,从而形成并完成全过程。

在临床实验室中,通常将过程分为3个阶段,即检验前、检验中和检验后的三个过程,见图5-1。

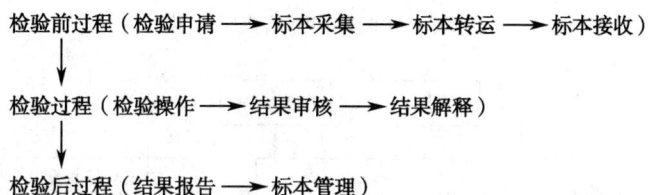

检验前过程（检验申请 ⟶ 标本采集 ⟶ 标本转运 ⟶ 标本接收）

检验过程（检验操作 ⟶ 结果审核 ⟶ 结果解释）

检验后过程（结果报告 ⟶ 标本管理）

图 5-1 临床实验室检验流程图

在临床实验室中,每一个过程都需要精确的质量控制,才能最终保证检测结果的准确可靠。

(4)资源:实验室资源包括人员、设备、设施、资金、技术和方法等。衡量一个实验室的资源保障,主要反映在是否具有满足检验工作所需,这是保证具有高质量检验报告的必要条件。

3. **质量管理体系要素的内在联系** 构成质量管理体系的组织结构、程序、过程和资源3个方面存在彼此间相互独立又相互作用的内在关系。组织结构是实验室按照目标、分解职能并确定管理层次和管理幅度,以实现科学合理的分权和授权的具体和相对固定的组织框架。组织结构的建立为实验室的工作提供了组织上的保障。程序是组织结构的继续和细化,也是职权的进一步补充,可使组织结构更加规范,起到巩固和稳定组织结构的作用。程序和过程密切相关,有了质量保证的各种程序性的文件和规范的实验操作手册,才能保证检验过程高质量完成。质量管理是通过对过程的管理来实现,过程的质量又取决于所投入的资源与活动,而活动的质量则是通过实施该项活动所采用的方法(或途径)予以确保,控制活动的有效途径和方法是制订书面或文件化的程序。

二、质量管理体系组织结构和资源配置

1. 组织结构的确定

(1)内部结构:首先必须明确临床实验室或所在机构是经国家许可并有明确法律地位的,其次必须明确实验室内各组成部分(部门/专业组)、各组成部分(部门/专业组)隶属及管理关系。实验室由若干个专业实验室(如临床化学实验室、临床血液体液实验室、临床微生物实验室、分子诊断实验室等)构成,专业实验室负责各专业领域的检验,专业实验室又可设计成若干工作小组,从事专门的工作。实验室内的组织结构可用结构图并辅以文字描述,组织结构没有固定模式,目的是利于工作和提高质量,见图5-2。

(2)外部结构:实验室与外部的组织机构有纵向或横向的联系。实验室与院内的机构发生联系,如所在组织(医院)内其他实验室的关系;接受所在组织(医院)人事、财务、器材等部门的管理。实验室还可能与院外机构发生联系,如国家或当地政府的临床检验中心、计量校准部门等,若实验室与这些机构发生关系,就应对这种关系予以明确,见图5-3。

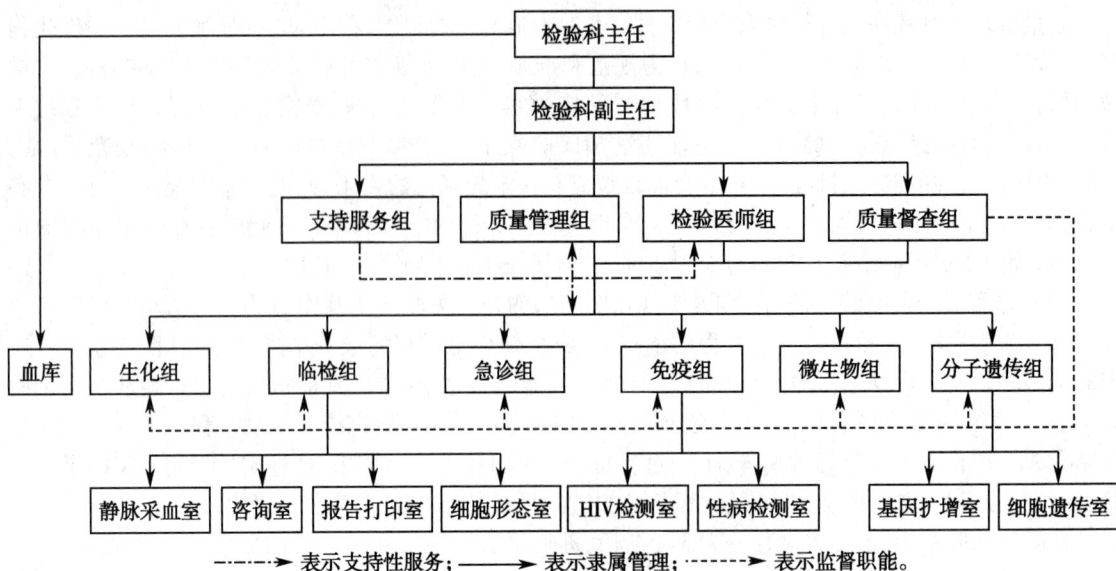

图 5-2 实验室内部结构图示例

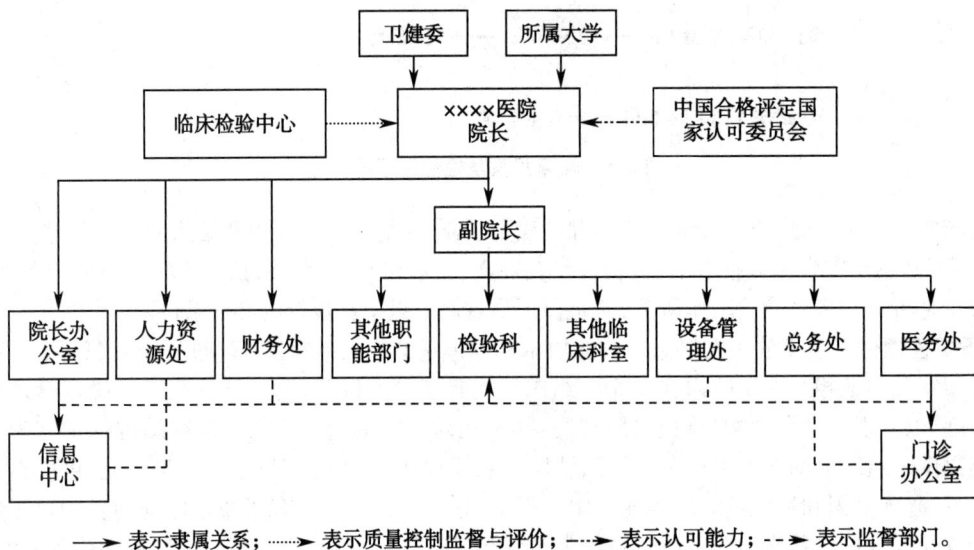

图 5-3 实验室外部结构图示例

（3）组织结构的层次性：实验室的组织结构要有效运行，必须建立统一的管理层次，明确不同层级的管理职责。实验室的管理层次基本上分为三个水平：实验室管理层、专业组长以及一线操作人员。实验室管理层包括实验室主任、技术负责人和质量负责人组成的团队。实验室负责人是实验室的最高负责人，是实验室管理层的核心，负责实验室的工作计划、发展目标的制订，与医疗机构其他部门的协调沟通，对检验工作进行授权和决策。技术负责人对实验室的运作和发展进行技术指导，对资源进行规划设计，保证完成检验所需要的资源保障。质量负责人负责质量管理体系文件的起草和建立，监督质量管理体系运行的有效性。技术和质量负责人直接对实验室主任负责，有明确的职责和权力。第二层次的专业组长，对完成日常检验工作负责，监督和指导一线工作人员完成工作。

（4）组织结构的管理与授权：实验室应在组织结构的基础上对内部所有岗位职责进行描述，并对组织结构的各种职能进行授权。实验室应根据实际运行需求，对技术和质量负责人、专业组长进行授权，明确职责范围。职责范围之内的决定权、指挥权、监督权应能得到保证，各级员工应根据职责授权统一行动，服从管理，体系才能有效运行。

2. **资源配置** 完成实验室工作的资源包括人员、设备、设施、资金、技术和方法等。资源是实验室建立质量管理体系的物质基础和必要条件,资源配置应本着经济、高效、协调并满足要求,适当留有发展空间和避免重复浪费的原则进行,其配置是否合理将对实验室产生重大影响。如实验室要建立临床化学检验的质量管理体系,就应该配备有相应资质和能力进行临床化学检验的人员及相应的设备,实验室还应该提供一定的设施和环境以保证临床化学检验工作的正常运行,同时实验室还相应提供一定的资金支持。此外,临床化学检验还必须有符合标准的技术和方法。

第二节 临床实验室质量管理体系的建立

临床实验室质量管理体系的建立要经过策划准备、文件编写、试运行和审核、评审四个阶段,每个阶段又分为若干具体步骤。体系的建立首先应立足于"自身条件"和"发展需求",再依据相应的国际标准、国家标准、国家和地方政府法律法规,制订切实可行的质量方针和质量目标,然后精心策划与准备,建立符合实验室现状的质量管理体系。

一、质量管理体系建立的依据及基本要求

1. 质量管理体系建立的依据

(1) ISO 15189:2007《医学实验室 质量和能力的专用要求》等同于 CNAS 的 CNAS-CL02:2008《医学实验室 质量和能力认可准则》,最新的标准是 ISO 15189:2012/CNAS-CL02:2012。对医学实验室的管理要求和技术要求作了详细的规定,医学实验室可以参照实施。

(2) ISO/IEC 17025:2005《检测和校准实验室能力的通用要求》等同于 CNAS 的 CNAS-CL01:2006《检测和校准实验室能力认可准则》,最新的标准是 ISO 17025:2017/CNAS-CL02:2018,为所有实验室的通用要求,对所有实验室的管理要求和技术要求作了详细的规定,医学实验室可以参照实施。

(3) ISO 9001:2000《质量管理体系要求》等同于 GB/T 19001:200《质量管理体系要求》,最新标准是 ISO 9001:2015。对质量管理体系的建立有八项原则性要求:领导的作用、全员参与、过程管理、管理的系统方法、基于事实的决策、持续改进、与供方互利关系、以顾客为关注焦点。

(4) 国家的法律法规或学术团体标准:国家及地方的法律法规是临床实验室所必须遵守的要求。原卫生部颁布的《医疗机构临床实验室管理办法》,是国家对临床实验室质量管理的最基本的准入要求。2016 年 11 月原国家卫计委颁布的《医疗质量管理办法》,也对涉及临床实验室服务的质量提出了要求,亦是实验室必须遵守的质量要求。此外,一些国家和地区的质量管理要求和标准,也可以作为临床实验室建立质量管理体系的参考,如美国 1988 年颁布的《临床实验室改进法案修正案》(CLIA'88)、美国病理家学会(CAP)的实验室认可计划(LAP)、美国临床和实验室标准协会(Clinical and Laboratory Standards Institute, CLSI)的 GP26-3A《实验室服务的质量管理体系模式的应用》等。

2. **临床实验室质量管理体系的特征** 质量管理系统由一组质量管理要素组成,建立质量管理体系的过程就是结合组织的特征,有机地组织和规范各质量管理要素与组织过程的适用性。依据 CLSI QMS01-A4《实验室服务质量管理系统模型批准指南》(第 4 版)文件的划分,实验室的服务涉及 12 个基本质量管理要素(quality system essentials, QSEs),即组织、客户关系、设施与安全、人员、采购和库存、设备、过程管理、文件和记录、信息管理、不符合事件管理、质量评估与持续改进。临床实验室的工作流程是涉及检验前、检验中、检验后的复杂工作流程,因此质量体系的建设必须考虑将实验室的工作流程与基本质量管理要素相结合,才能建立适合自身工作流程的质量管理体系。临床实验室工作流程和质量管理体系要素之间的关系见图 5-4。

3. **临床实验室质量管理体系建立的要点**

(1) 注重质量策划:有效的质量管理体系需要经过精心的策划和周密的计划安排,并在实践中不断积累修正,才能逐步完善。实验室在制订了质量方针和质量目标后,根据这个目的设定重要的要素和过程环节,配置资源,确定职责,明确分工,制订详细的计划,并落实对计划实施情况的检查,待进行周密的运筹帷幄之后再实施。

笔记

临床	实验室工作流程路径							
检验	检验前				检验中		检验后	
学科	检验申请	标本采集	标本转运	接受处理	标本检验	复核解释	报告发布	标本管理

11 质量评估	质量管理体系		12 持续改进
8 文件和记录	9 信息管理		10 不符合事件管理
4 人员	5 采购和库存	6 设备	7 过程管理
1 组织	2 客户关注		3 设施和安全
国际、国家、地区、组织的要求			

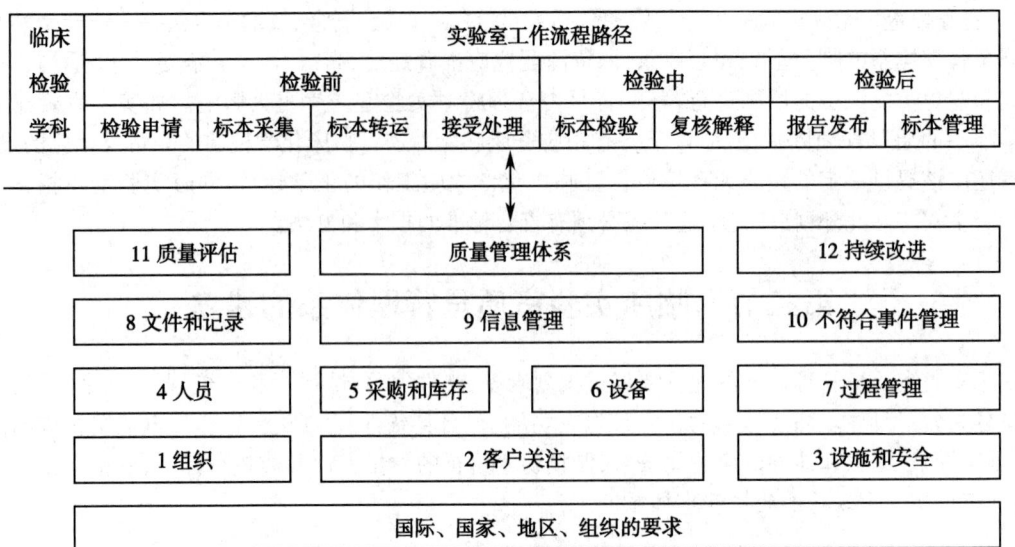

图 5-4 临床实验室工作流程和质量管理体系要素关系

（2）注重整体优化：质量管理体系是一个系统，是相互关联或相互作用的一组要素组成的整体。实验室在建立、运行和改进质量管理体系的各个阶段，包括质量管理体系的策划、质量管理体系文件的编制、质量控制、质量改进、协调各部门和各要素质量活动间的接口等，都必须树立系统化的思想并整体优化。

（3）强调风险意识：质量体系的建设要强调风险意识，贯彻预防为主，就是将质量管理的重点从管理"结果"向管理"因素"转移，不是等出现"不符合"才去采取措施，而是恰当地使用来自各方面的信息，分析潜在的不符合因素，将"不符合"消灭在形成过程中，做到防患于未然，强化预防措施，可以有效地降低工作失误的风险及其所带来的损失。

（4）强调持续的质量改进：质量管理是个动态过程，为了保证质量管理体系的有效性和实用性，实验室管理者应根据国家或国际标准，结合实验室的实际持续改进质量管理体系，持续改进也是实验室生存、发展的内在要求。

（5）强调全员参与：全体员工是临床实验室工作的基础。实验室的质量管理不仅需要管理者的正确领导，还有赖于全员的参与。在质量管理体系中，要特别强调团队精神。

二、质量管理体系的策划

质量管理体系的策划与准备是成功建立质量管理体系的关键。质量管理体系策划的目的是通过预防性策划/计划（预案）使组织过程持续改进，满足临床需求。

1. **实验室现状分析** 不同的临床实验室在建立质量管理体系的过程中，要立足于自身的条件和状况，建立符合实验室的质量管理体系。实验室管理者必须对本实验室现状进行深入的调查和分析，如实验室的管理水平、人员素质、管理机构的设置、实验室现有资源和即将获得的资源、基础工作等。

2. **制订质量方针和质量目标**

（1）质量方针（quality policy）：由组织的最高管理者正式发布的该组织总的质量宗旨和方向。它标志了一个组织在质量方面所奉行的宗旨，阐明了该组织工作中的总要求。质量方针的基本要求应包括供方的组织目标以及顾客的期望和需求，也是供方质量行为的准则。质量方针通常是纲领性文件，表述较为抽象，使用便于宣传、易于记忆的词汇表述，如准确、公正、科学、及时、创新、规范等。某实验室的质量方针为"行为公正、方法科学、测量准确、服务优质"，再如"数据准确可靠、结论科学公正、管理严格规范、服务优质高效"。

（2）质量目标（quality objective）：在质量方针和实验室战略策划的框架下，所追求的质量方面的目的，其特点是可实现、可量化、可考核。实验室制订的质量目标既要满足规范要求，又要切实可行，应结合实验室的现状制订长期和近期目标。通常长期目标应包括：①对检测报告的要求，如检测报告的主要数据和结论的准确率预期达100%，其他差错率小于1%。②对室间质评项目的要求，如参加省/直辖市室间质评,能力验证(proficiency test,PT)的成绩 100% 合格,成绩达到 100% 的项目大于 95%。③对室内质量控制的要求,如室内质控变异系数小于 1/4 TEa(允许总误差)。④对医患满意度要求,如医护满意度预期达到 98%,病人达到 95% 等。近期目标应包括:①医患满意度,如医护满意度达到 95%,病人满意度达到 90%。②对室间质评项目的要求,如参加省/直辖市室间质评,PT 的成绩 100% 合格,成绩达到 100% 的项目大于 90%。③对室内质量控制的要求,如室内质控变异系数 100% 项目小于国家标准,90% 项目小于 1/2TEa。④对检验报告的要求,如危急值报告率 100%,急诊检验报告周转时间(turnaround time,TAT)符合率达 98%,平诊 TAT 符合率达 95%。⑤对设备管理要求,如设备管理良好(验证、校准、维护、保养等),设备(指仪器设备一览表中的设备)完好率达 95% 以上。⑥对差错事故的要求,如全年无严重缺陷和重大差错事故等。

3. **质量职能的合理分配** 实验室管理者应根据实验室的现状设立不同的职能科室和专业实验室。必要时设立质量管理层和技术管理层。质量职能分配到部门、人员并进行质量责任描述,如管理者、质量主管、技术主管、档案管理员、仪器管理员、内审员、质量监督员、授权签字人、检查/校准人员等的质量责任,实现岗位到人、责任到人,以利于明确岗位责任。

4. **过程分析与过程管理** 实验室的所有工作都是由若干过程构成,这些过程之间的相互作用即"过程方法";识别过程中各个环节即"过程分析",是质量管理的一种基本思路,也是过程管理的前提。

临床实验室的生产过程就是检验报告的形成和发布过程,最终的产品体现为检验报告单。通常将这一过程分为检验前过程、检验中过程、检验后过程。

ISO9000 对以过程为基础的质量管理体系模式反映了在按规定要求输入时,顾客起到了重要的作用。因此,能否不断提供满足或超过顾客需求的产品或服务始终是实验室追求的目标,见图 5-5。

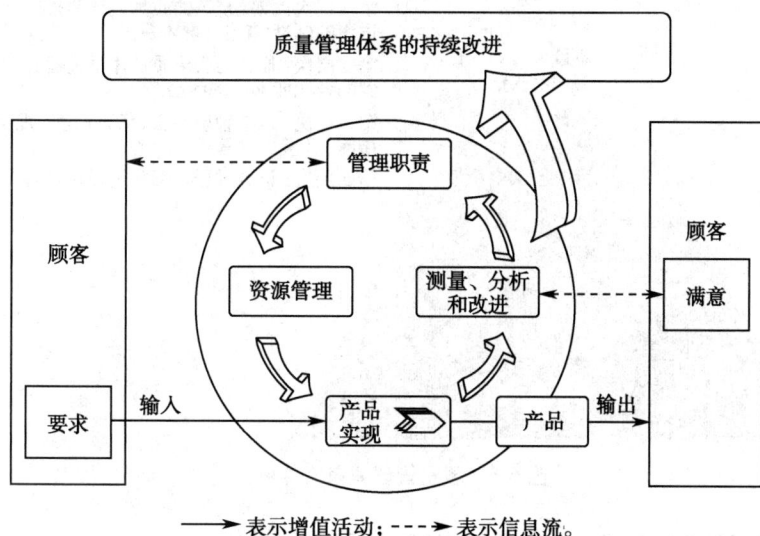

图 5-5 ISO9000 对以过程为基础的质量管理体系模式

三、组织结构的确定

依据临床实验室的过程特征,合理的构建组织结构是质量体系建立的基础。临床实验室首先应明确自己的法律地位、与上级或母体机构及其相关部门的关系。其次,要确定内部各部门的关系,设置相关的职能岗位,确定管理层、技术和质量负责人,构建完成检验的专业分工,同时设置设备管理、人员培训等相关支持部门,并明确各个岗位所需的资源和应该承担的职责,才能在合理构架的基础上完成质量管理体系的建立。

四、质量管理体系文件系统的建立

质量管理体系文件是质量管理体系存在的基础和依据,也是体系培训、运行、评价和持续改进的基础。质量体系文件的建立是在根据实验室实际运行条件的评估、结合了法律法规要求以及实验室绩效结合的资源配置的基础上,将过程分析和过程管理的流程进行文件化的过程,只有结合了实验室自身实际情况的质量管理体系文件,才能正确地完成日常质量管理,促进实验室的支持和改进。因此,质量管理体系文件的建立,应该写你所做的,做你所写的,并结合标准的要求,来完成实验室质量体系的建立。

第三节　质量管理体系文件

质量管理体系文件是质量管理体系存在的基础和证明,也是体系评价、改进、持续发展的依据。文件形成过程也是质量管理体系改进和完善的过程。

一、质量管理体系文件概述

质量管理体系文件一般分为三个层次:质量手册、程序性文件、作业性文件;或四个层次:质量手册、程序性文件、作业指导书、质量记录。质量手册是组织的纲领性文件,通常与期望适用的国际标准保持一致;质量管理体系的程序文件是指为实施质量管理体系要素所涉及的各职能部门的活动和实施过程的描述;作业性文件则是具体的操作指导以及相关的记录表格。体系文件的上下层应相互衔接,不能自相矛盾,上一层次文件列出与其有关的下一层文件目录,下一层文件说明所依据的上一层文件名称,并按上一层文件规定的原则加以具体描述,见图5-6。

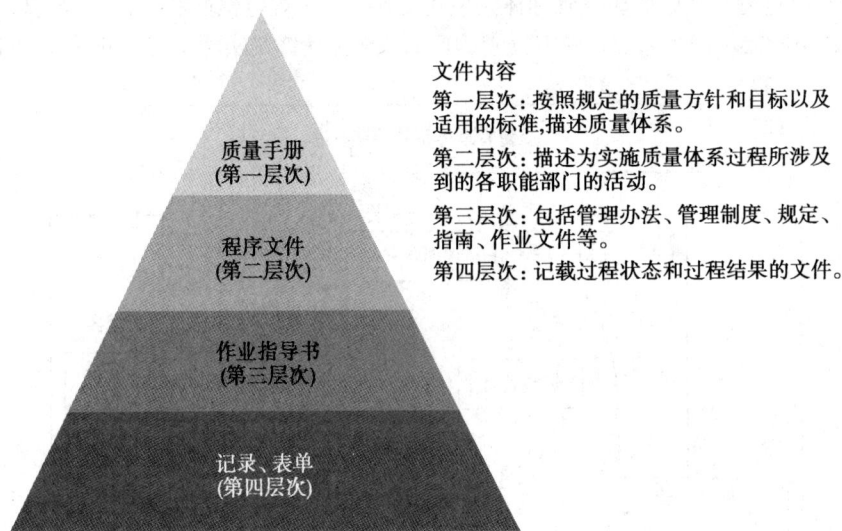

文件内容
第一层次:按照规定的质量方针和目标以及适用的标准,描述质量体系。
第二层次:描述为实施质量体系过程所涉及到的各职能部门的活动。
第三层次:包括管理办法、管理制度、规定、指南、作业文件等。
第四层次:记载过程状态和过程结果的文件。

（金字塔层次）
质量手册(第一层次)
程序文件(第二层次)
作业指导书(第三层次)
记录、表单(第四层次)

图 5-6　质量管理体系文件层次

（一）质量管理体系文件的编制过程中应注意以下问题

1. **文件应具有系统性、规范性**　质量管理体系文件应反映一个实验室质量管理体系的系统特征,全面且符合规范和标准,各层次文件要相互衔接,各种文件之间应相互协调。

2. **文件应具有法规性**　文件经最高管理者批准后发布实施,对实验室的每个成员而言,它是必须执行的法规文件。

3. **文件应具唯一性**　一个组织机构内只有唯一的质量管理体系,一项质量活动只能规定唯一的程序,决不允许有相互矛盾的不同文件同时使用。

4. **文件应具有见证性**　质量管理体系文件应作为实验室质量管理体系有效运行的客观证据,记录下了实验室的各项活动并使这些活动具有了可追溯性。

5. **文件应具有适应性**　质量管理体系决定文件,而不是文件决定质量管理体系。质量管理体系发生变化,文件也应作相应变化。

（二）质量管理体系文件的管理

1. **文件审核、批准、发布**　文件编写后应由专业主管或授权人员进行审核,审核内容除了内容外还应包括文件的编号、版本号、修订次数等。科室主任批准质量管理体系文件并声明生效时间。科室主任授权对文件进行发布,从而确保使用中的质量管理体系文件现行有效,通过使用序列号等确保文件正确分发和控制。

2. **文件变更、废止、回收**　文件再版或更改应执行与原文件相同的审核和批准程序。对于废止或无效文件应立即在使用场所增加明确的作废标志,确保不被误用。同时按要求回收和保存。

3. **受控文件和非受控文件**　在管理质量管理体系文件时,首先明确受控文件和非受控文件。受控文件指按照发放范围登记、分发或独立存档管控,并能保证收回的文件。受控文件具体指能够产生多个修改状态或多个版本的文件,也就是存在修改和换版的文件。对于受控文件应加盖受控标志,确保使用版本现行有效,作废文件及时回收,防止误用。

4. **文件备份、保存**　所有受控文件均应备份。实验室内部文件可以纸张方式保存,也可以电子文档的形式保存。通常质量手册、程序性文件、作业指导书皆须较长时间保存,当然其间会有修改;仪器档案、员工培训及考核记录亦须较长时间保存;而检验申请单、一般检验结果记录、室内质控记录、室间质评记录、室间比对记录、仪器使用保养记录等至少应保存两年。

5. **文件评审**　应通过内部审核和管理评审定期对质量管理体系文件进行评审,确保质量管理体系文件满足实验室运行的需要,并持续改进。

二、质量手册

质量手册是对质量体系作概括表述、阐述及指导质量体系实践的主要文件,是组织质量管理和质量保证活动应长期遵循的纲领性文件。质量手册主要有三方面作用:在组织内部,它是由组织最高领导人批准发布的、有权威的、实施各项质量管理活动的基本法规和行动准则;对外部实行质量保证时,它是证明组织质量体系存在,并具有质量保证能力的文字表征和书面证据,是取得服务对象信任的手段;质量手册为协调质量体系有效运行提供了有效手段,也为质量体系的评价和审核提供了依据。质量手册的核心是质量方针、目标、组织机构及质量管理体系组成要素的描述,明确其引用的质量管理体系标准,且与该标准相适应,结构应与该标准保持一致。

1. **质量手册通常包括**　①标题、引言和范围:应明确本手册适用的范围和应用的领域,未涉及的专业要在适用范围内加以说明。②目录:列出手册章、节题目和页码。③评审、批准和修订:质量手册的文件控制信息。④组织、职责和权限:质量手册应包括组织结构的描述,实验室或其所在组织应是能为其活动承担法律责任的实体,其法人授权实验室负责人对实验室进行管理。⑤实验室简介:介绍实验室及其所在组织的资源和任务。⑥实验室公正性声明:保证员工的活动公正、诚实的声明以及应遵守相关标准、准则的声明。⑦质量方针和质量目标。⑧质量管理体系管理要求描述:如ISO15189中管理要求有15个要素,需要分别予以阐明。⑨质量管理体系技术要求描述:如ISO15189中技术要求有10个要素,需要分别予以阐明。⑩附录:支持性文件附录、程序文件汇总、作业文件汇总表、检验项目汇总表、记录汇总表等。

2. **质量手册主要包括**　①封面和标题页:名称、发布日期、版次、现行修订日期和修订编号、页号。②发布人及发布令。③目录。④定义。⑤正文。⑥各种附录。⑦修正页。

三、质量管理体系的程序文件

程序文件是为进行某项活动或过程而规定的途径形成的文件,是各职能部门为落实质量要求而规定的具体工作程序细则。实验室有许多的活动,涉及质量管理体系要求的各项活动都应该形成文件,以便连续、有效地进行控制。

程序文件的格式和结构应当由组织通过文字内容、流程图、表格以及上述形式的组合,或组织所需要的任何其他适宜的方式作出规定。程序文件应当包含必要的信息且应当具有唯一性的标识。

程序文件对影响质量的活动进行全面的策划和管理,不涉及纯技术性的细节,这些细节应在作业指导书中加以规定。可以理解为程序文件通常是跨职能的描述,而作业指导书则通常适用于某一职能内的活动。

1. 程序文件编写的一般要求

（1）每份程序文件对完成某项活动的方法应作出规定,对每一要素或一组相互关联的要素要进行描述。

（2）每份程序文件应说明该项活动各环节输入、转换、输出所需的文件、物资、人员、记录以及它们与其他有关活动的接口关系。

（3）规定开展各环节活动在物资、人员、信息、环境等方面应具备的条件。

（4）明确各环节转换过程中各项要素的要求。如谁来做,何时做,什么地方做,如何做,达到什么要求,如何控制,形成什么记录和报告,需什么审批手续等。

（5）输入、转换、输出过程中需注意的事项及特殊情况的处理措施。

2. 程序文件的结构和内容

（1）封面内容包括以下几点:①实验室名称。②文件名称。③文件编号。④拟订人。⑤审核人。⑥批准人、批准日期。⑦发布及生效日期。⑧有效版本。⑨受控号和保密等级。⑩共多少页。⑪发文登记号。⑫序号。⑬修改记录。

（2）目的:说明文件所控活动的目的。

（3）适用范围:即程序所涉及的活动、部门及有关人员。

（4）定义:对那些不同于所引用标准的定义的简称符号需进行说明。

（5）职责:规定负责及实施该项活动相关部门及有关人员的职责权限。

（6）工作程序:可概括为"5W 和 1H"原则。

Why(目的):执行程序文件要达到的目的。

What(做何事):程序文件的内容,执行程序文件要做什么事。

Who(何人做):规定哪些人为程序的执行者。

When(何时做):规定执行程序的时间或时间顺序。

Where(何地做):规定执行程序的地点或空间顺序。

How(如何做):规定程序的具体执行过程。

（7）引用文件与质量记录:程序文件记录的详细程度取决于该项活动的复杂程度、所采用的方法及人员素质。程序文件必须以质量手册为依据,必须符合质量手册的规定和要求;同时它具有承上启下功能,即上接质量手册,下接作业指导书,把质量手册的刚性规定具体落实到作业指导书中,从而为实现对报告、证书的有效控制创造条件。

四、作业指导书

作业指导书主要指从事某一检验方法、校准方法、仪器设备操作和维护工作时的规程、规范类的指导书。它是规定具体作业活动方法的文件,直接指导操作人员进行各种质量控制活动,是执行性文件。

作业指导书一般应包括作业内容、实施步骤及方法、操作要点、质量控制要求等。编写作业指导书时应把实施该项活动的经验、要领及技巧总结进去,成为纯技术性的细节。

作业指导书大致可分为四类:方法类、设备类、样品类、数据类。在临床实验室主要有用于检验、校准、设备操作与维护的操作规程或规范,其中各种检验项目的标准操作规程及主要检测仪器的标准操作规程是最重要的。广义地说,那些用于指导具体管理工作的各种规定、工作细则、导则、计划、方案、规章制度等也包括在内。

五、记录

1. 记录的分类及作用　记录是客观反映实验室操作过程的最有力的证据。记录最常见的方式为纸质记录,近来逐渐以计算机系统记录为主要方式。记录应该科学适用、规范、明确;记录应完整,避免缺项;记录应随做随记,不可追记;记录修改应杠改,不可涂改。记录有两种,即质量记录及活动记录。质量活动记录最常见是检验过程或校准过程所获得的数据和信息,包括申请单、登记簿、控制图表、检验报告的副本(如骨髓象检验报告单)、工作笔记、仪器校准及验收记录等与质量活动有关的记录。记录可以是数据、文字,也可以是图表或计算机存储的数据和存储于其他存储介质上的材料。

2. **临床管理中应有的记录** 临床实验室日常质量管理中的记录材料主要包括:①检测仪器申购、认证、审批、采购的文件及合同。②检测仪器生产厂方提供的仪器性能材料、说明书等文件以及验收材料。③检测仪器使用、保养、校准、维修记录。④强制性年检的检定证书。⑤检测试剂的申购、采购、保管、验收、使用的材料及记录。⑥检验耗材的申购、采购、保管、验收、使用的材料及记录。⑦送检标本接收时质量验收情况记录。⑧标本储存及处理记录。⑨每日检验结果记录。⑩开展新项目的申请、审批记录。⑪外送标本委托实验室资质认定、合同或协议。⑫检验结果、报告发放记录。⑬员工培训及考核记录。⑭室内质控记录。⑮室内质控失控时的处理记录。⑯室间质评记录。⑰室间质评不满意项目的处理记录。⑱定期质量分析会议记录。⑲定期或不定期和临床科室联席会议记录。⑳病人投诉及处理记录。㉑差错事故登记及处理记录。㉒其他。

3. **记录的保存** 临床实验室应保存上列所有记录,有些材料可能其他部门(主要职能科室)也需保存留档,如检测仪器的申购、认证、审批、采购文件及合同,检测仪器生产厂方提供的仪器性能材料、说明书等文件以及验收材料可能保存在设备管理部门,临床实验室应保存副本。

六、其他质量文件

其他质量文件包括外来文件、质量计划等,这些文件也是质量管理体系文件的重要组成部分。外来文件主要包括制订质量管理体系文件时引用的法律法规,上级文件,国际、国家、地区性的标准、指南等,一定时期内这些文件也必须保存。

第四节 临床检验操作规程

操作规程或作业指导书是程序文件的下一级文件,主要规定从事某一具体操作时的规程、规范类的程序文件,也就是临床实验室使用的操作手册。它是规定具体作业活动方法的文件,直接指导操作人员进行各种质量控制活动,是执行性文件。

一、临床实验室操作规程的意义与分类

(一)操作规程的作用与意义

1. **定义** 操作规程(operation procedure)也称为操作程序。操作规程指规定从事某一检验方法、校准方法、仪器设备操作和维护工作等具体操作时的途径,是质量保证的基础性文件。在临床实验室内部,用文件的形式对质量活动用规定的方法进行连续而恰当的控制,这个文件就是标准操作规程(standard operating procedure,SOP),也称为SOP文件。实验室应根据实际情况制订满足要求和规范的适合本实验室的SOP文件。SOP文件只能在本实验室有效,其他实验室只能借鉴。通常操作规程应包括作业内容、实施步骤及方法、操作要点、质量控制要求等。

2. **作用与意义** 操作规程是对具体作业流程的文件化,可以规范检验作业流程,遵守操作规程是在时间和空间上产生同质化检测结果的基础,文件化的作业程序也是培训的基础,可以使实验室具体工作得以固化,规范地完成日常检测工作。制订正确的、规范的、可实操的标准操作规程是保证检测质量的基础。

(二)操作规程的分类

目前我国临床实验室普遍认同的是依据ISO15189标准编写的操作规程,分为管理类操作规程和技术类操作规程两类,涵盖了临床实验室的检验前、检验中及检验后过程的所有质量活动。

1. **检验前标准化操作规程** 主要是关于标本标准化操作流程,如标本采集、标本处理、标本保存、标本运送、标本签收等的标准化操作流程。临床实验室通常以标本采集手册的形式予以规范并标准化,供临床标本采集人员及相关人员使用。

2. **检验中标准化操作规程** 主要是分析项目的标准操作规程和分析仪器的标准操作规程。

3. **检验后标准化操作规程** 包括结果复核及临床样品的储存、保留和处置,对于结果复核可以在项目SOP中描述,关于样品的保留与处置可以单独形成文件,有利于实验室样品(医疗垃圾)的规范

处置。

二、操作规程的编写与要求

（一）操作规程的编写

1. 操作规程编写总则

（1）操作规程是检测系统的组成部分,是临床检验的技术档案,是保证检验结果准确可靠的必备内容。

（2）操作规程应是指导检验人员正确操作的依据。

（3）操作规程必须含有质量管理的内容,明确质量控制、质控规则及纠正等内容。

（4）操作规程由科室主任组织,技术主管或专业组长负责编写,其内容含义必须清楚、明确、完整、无歧义。确保每个使用 SOP 的检验人员能够理解并严格按照操作规程的精确说明进行操作。

2. 操作规程编写应符合的其他要求

（1）操作规程应是本实验室"最好、最实际"的操作程序,应满足"5W+1H"原则。

（2）尽可能使用图表、表格形式呈现,有编号系统便于查阅。也可以制作简易操作卡、流程图等方便操作者使用。

（3）对于直接引用厂家说明书作为操作规程必须严格按照厂家的要求,使用指定品牌和型号的仪器、指定的试剂、指定的校准品以及操作步骤,并定期对仪器进行保养和校准。如实验室对厂家的要求进行变动和修改,产品说明书不能直接作为实验室的操作规程。

（4）临床实验室必须保存开始和停止使用操作规程的副本,直至停止使用 2 年后方能销毁。

（5）临床实验室操作规程必须由科主任批准、签字并注明日期,方能生效并开始使用。科主任更换需由新主任批准、签字并注明日期。操作规程任何变动都必须由现任科主任批准、签字并注明日期。

（6）操作规程的修改:严格按照文件管理程序进行修改。

（二）操作规程编写的一般格式

临床实验室内的操作规程,都应规定统一的格式,可根据 ISO15189 以及中华人民共和国卫生行业标准 WS/T 227—2002《临床检验操作规程编写要求》。

三、操作规程编写的内容

操作规程编写的内容一般包括:检验目的;检验项目的原理和方法;性能特征(实验方法的性能指标,如测量正确度、测量准确度、测量精密度)、测量不确定度、分析特异性(含干扰物)、分析灵敏度、检出限和定量限、测量区间、诊断特异性和诊断灵敏度;样品类型;病人准备;容器和添加剂类型;所需的仪器和试剂;环境和安全控制;校准程序(计量学溯源);程序性步骤;质量控制程序(质控品、质控频率、质控规则、质控批等);干扰(如脂血、溶血、黄疸、药物)和交叉反应;结果计算程序的原理,包括被测量值的测量不确定度;生物参考区间或临床决定值;检验结果的可报告区间;当结果超出测量区间时,对如何确定定量结果的说明;警示或危急值;实验室临床解释;变异的潜在来源;参考文献等。

第五节 质量管理体系的运行和持续改进

质量管理体系的运行是体系建立的重要环节。体系有效运行的标志是:各项质量活动均处于受控状态,体系具有自我完善、不断发展的能力,质量问题逐渐减少,临床医护和病人等客户的满意度不断提高,一旦出现问题,有迅速报警和纠错能力。

一、质量管理体系的运行

质量管理体系文件能够有效地运行还要做好以下工作:

1. 体系文件的宣贯 体系文件是质量管理体系运行的依据,所有实验室工作人员必须熟悉并准确理解所有体系文件,包括质量手册、程序文件、标准操作规程、记录等。因此,质量管理体系的有效运行首先需要科室管理层对实验室所有工作人员进行体系文件的宣传、学习、培训,使所有人员明确自身在管理体系的位置、自身的职责以及在体系的要求下完成各项作业活动。

2. 体系文件的落实 所有的文件必须经审批后方能发布及执行。文件一旦发布,实验室负责人应设法使所有实验室工作人员在深刻理解质量体系文件的基础上,严格按照体系文件规定的内容规范地开展质量活动,认真履行岗位职责,避免差错的发生。各类人员应该使用的文件应随时可以获得。

3. 体系文件执行监督 对于质量管理体系运行的落实还需要建立内、外部监督机制。监督检查一方面是检查某项活动的完成情况;另一方面通过检查其效果,以验证此文件的有效性。监督检查必须有记录,通过记录追溯实验室的技术和质量活动,验证与体系要求是否一致。在质量管理体系的实施过程中必须记住这样三句话"关系质量管理体系要求的活动必须有文件""文件必须得到切实执行""执行情况及结果必须有记录"。"文件、执行、记录"就是实施质量管理体系的六字诀。通过监督检查发现问题时及时纠正,不断提高临床医护和病人的满意度。

二、影响质量管理体系运行的因素

1. 外部因素 整个医疗市场和医院环境,具体包括医疗环境和病人的预期、医院领导及行政部门和外部机构等。随着医疗改革的不断深入,市场化的医疗环境导致竞争加剧,新闻媒体的高度关注,社会维权意识的增强,病人的需求和期望增高,实验室面临巨大的压力和挑战,领导和各级行政职能部门以及有关机构的支持成为体系有效运行的关键。实验室负责人应积极化解各种矛盾,为体系的有效运行创造良好的外部环境。

2. 内部因素 主要包括人员、组织结构、设备、设施和环境等。应在实验室内建立良好的管理团队,充分调动实验室所有员工的积极性,发挥各种资源的最大效益。内部因素中要特别强调人的作用,培养员工养成良好的职业道德和爱岗敬业精神,是质量管理体系有效运行的坚实保障。

三、质量管理体系的持续改进

1. 持续改进的定义 提高绩效的循环活动,是改进制订目标和寻找机会的过程,通过内外部反馈、审核结论、管理评审或其他方法实现,以达到最终采取纠正措施或预防措施的目的。管理者应不断主动寻求对组织过程的有效性和效率的改进,而不是等出现了问题才去寻找改进的机会。改进的范围可以从渐进的、日常的持续改进,直至战略突破性改进项目,组织应建立一个过程来识别和管理改进活动。这一过程就是一个 PDCA 循环。P(plan)计划:包括方针和目标的确定以及活动计划的制订。D(do)执行:具体运作,实现计划中的内容。C(check)检查:总结执行计划的结果,明确效果,找出问题。A(action)处理:对检查的结果进行处理,对成功的经验加以肯定,并予以标准化;对于失败的教训也要总结,引起重视。对于没有解决的问题,应提交给下一个 PDCA 循环去解决,见图 5-7。

2. 持续改进的意义 持续改进质量管理体系是组织自身生存和发展的客观需要,它可以提升组织的整体业绩,不断提高服务质量,提高质量管理体系及过程的有效性和效率,满足顾客和其他相关方日益增长和不断变化的需求与期望,持续改进也是实验室证实自身能力的一种体现。

3. 临床实验室内部的质量改进 临床实验室内部质量改进的主要途径是定期对所有运行程序进行系统评审。实验室的系统评审活动主要有两种形式,即内部审核和管理评审。

(1) 内部审核:审核是为获得客观证据并对其进行客观评价,以确定满足审核准则的程度所进行的系统的、独立的并形成文件的过程。临床实验室的内部审核要求实验室应按计划定期(通常每年 1 次)由经过培训的人员实施内部审核,以确定质量管理体系的所有活动(包括检验前、检验中和检验后过程)是否符合质量管理体系的要求,是否有效地实施和保持质量管理体系的运行。检验前要特别关注标本采集等;检验中要特别关注检验程序及检验程序的质量保证等;检验后要特别关注标本的保存和处理等。审核过程主要包括:审核策划;审核准备和实施;纠正、预防和改进;跟踪审核。内部审核应由与正在被审核的活动无相关责任的人员进行,以验证独立性。内部审核需要制订内审计划,规定每次内审的范围和审核准则,及时地采取纠正措施,并保留成文信息,作为实施审核方案以及审核结果的证据。

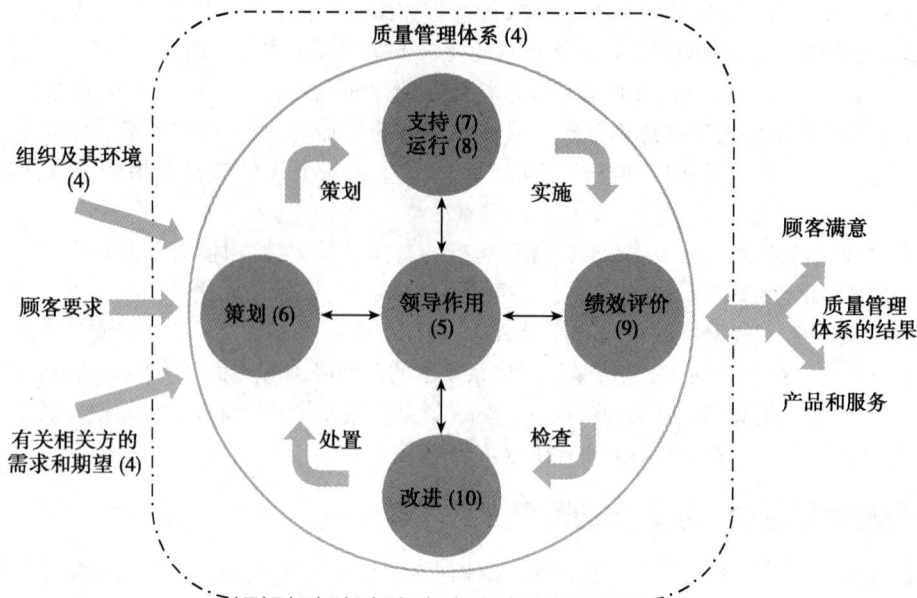

图 5-7　质量管理体系在 PDCA 循环中的展示

（2）管理评审：是实验室的最高管理者按照策划的时间间隔，定期对组织的质量管理体系进行评审，以确保质量管理体系具有持续的适宜性、充分性和有效性，并与组织的战略方向保持一致。管理评审要求实验室管理层应至少每 12 个月进行一次质量管理体系的管理评审。管理评审主要包括：评审依据、评审频次、评审输入、管理评审会议和管理评审输出。管理评审的输入包括：以往评审所采取的措施的实施情况，与质量管理体系相关的内外部因素变化，有关质量管理体系绩效和有效性的信息（临床满意度、质量目标实现程度、内审报告、供应商评价等），资源的充分性，以及应对风险和基于所采取措施的有效性和持续改进的机会。管理评审的输出包括：改进机会、质量管理体系所需要的变更和资源需求。

4. **外部对临床实验室质量改进的监测与评价**　持续改进的最终目标是满足病人、临床医护及相关的需求。因此，来自实验室外部的反馈对临床实验室质量改进的检测与评价是十分重要的。外部反馈主要包括：临床意见的反馈、病人意见的反馈、上级医疗机构的检查、能力验证（proficiency testing，PT）和实验室间比对、医院领导和职能部门的检查或批评、医疗保健中心或保险公司的意见、设备和试剂供应商的信息反馈等。

（1）临床意见的反馈：临床实验室直接为病人、临床医护人员服务。临床实验室应该有专门针对临床医护人员反馈信息的处理程序。

（2）病人意见的反馈：病人也是临床实验室服务的直接对象，他们的意见或建议是质量持续改进的直接动因。实验室应增强服务意识，查找问题根源，最终使抱怨获得解决。

（3）能力验证（PT）和实验室间比对：实验室和检查机构等可以通过利用能力验证这种外部质量保证（EQA）工具，找出与同行机构之间的差异，补充其内部质量控制技术，为自身的持续改进和质量管理提供信息。

（4）其他方面的反馈：主要涉及与收费有关的医疗保健中心和或保险公司的意见。实验室应按照国家有关规定合理收费。实验室还应该重视从供应商获得新产品、新技术以及改善质量方面的相关信息，从供应商处获得仪器、试剂的使用经验和技术支持，持续改进质量管理体系。

5. **持续改进活动中分析不符合项原因的方法**

（1）质量指标（quality indicators，QI）：是一组内在特征满足要求的程度的度量。质量指标是一项能够评估医疗卫生关键领域的度量，可以被用来监测临床检验质量的变化，有效地分析出整个检测过程中的不符合项，从而能够保证及时的质量持续改进。

（2）鱼骨图：又名因果图，一种挖掘问题的"根本原因"的分析方法，特点是简洁实用、深入直观。绘图过程中，问题或不符合项位于"鱼头"以外，鱼骨上长出鱼刺，鱼刺上列出产生问题所有可能原因，通过鱼骨图来分析各个原因之间的相互关系。在临床实验室管理中,可通过此方式分析不符合项,并进一步分析不符合项产生原因之间的相互关系,见图5-8。

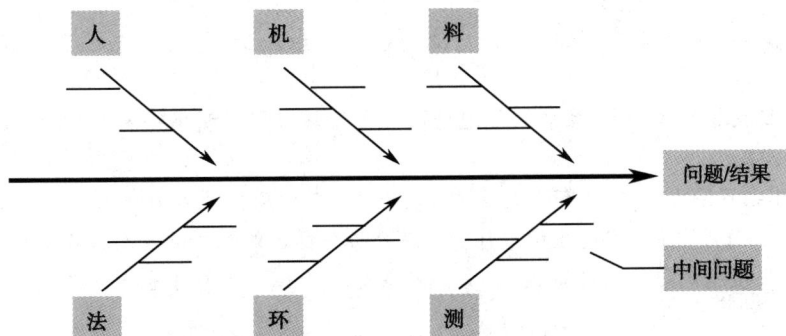

图5-8　临床实验室不符合项分析鱼骨图

（3）深度分析法:即对一个问题点连续问5个"为什么",以追究其根本原因。此方法使用时并不限定5个"为什么",可大于5个也可小于5个。在临床实验室管理中,使用深度分析法的关键在于,从不符合项着手,依据因果关系逐层分析,直至找出不符合项的根本原因所在,见图5-9。

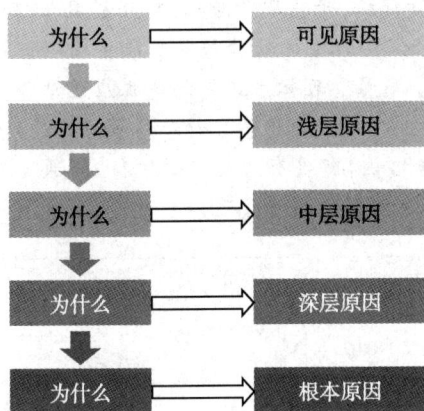

图5-9　深度分析过程图

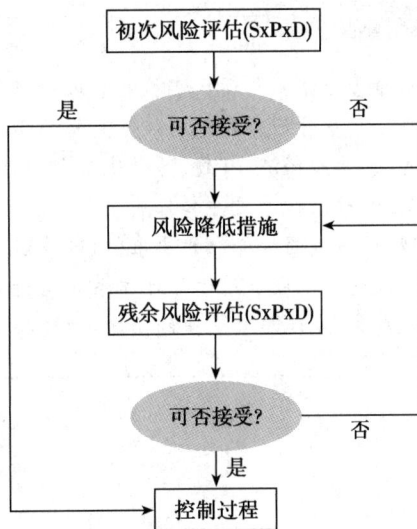

图5-10　风险控制流程图

6. 风险评估在持续改进中的作用　风险包含两层含义,即不良事件的危害程度及其发生概率。随着医学实验室的发展,医学实验室风险管理逐渐被越来越多的实验室人员所关注,且越来越多的医学实验室开始将风险管理的理念运用于医学实验室流程管理。ISO/TS 22367:2008《医学实验室通过风险管理和持续改进减少失误》提供了通过风险管理和持续改进以减少医学实验室差错的方法。

风险评估一般可以分为3个步骤:①医学实验室应根据具体工作流程,识别出本实验室流程中存在的风险,CLSI的EP18-A2《使用风险管理技术识别和控制实验室错误来源》提供了识别和控制医学实验室差错来源的风险管理技巧。②应对实验室识别出的流程的风险进行分级评估。③实验室针对评估出的高风险流程,对执行步骤中的细节加以讨论,提供相应的纠正措施和预防措施,以消除实验室的风险;并对纠正措施和预防措施的效果进行跟踪、评价,促使实验室质量持续改进,见图5-10。

总之,持续改进是每一个组织永恒的追求。持续改进不但为病人、临床医护人员和相关机构提供更高质量的服务,也为实验室质量管理体系的既定质量目标提供了有力的保障。同时,持续改进也保证了质量管理体系的不断完善、发展以及更加有效和适用。

45

案例分析

某检验科编制了质量手册、程序文件、作业指导书和表格记录等文件并运行,通过外部检查发现以下问题:

1. 对于项目抗核抗体检测,实验人员现场操作步骤与试剂说明书一致,但与作业指导书中的操作步骤不一致。

2. 某月 HBsAg(ELISA)项目有 3 次质控失控记录,失控原因为人员加样步骤错误,但未制订改进措施,不符合程序文件"室内质控每月需总结分析并提出纠正措施及改进措施"的要求。

3. 实验室某年度未组织内部审核,不符合程序文件中"每 12 个月进行一次内部审核活动"的要求。

问题:

1. 结合本案例,该检验科应如何建立和执行质量管理体系?

2. 结合本案例,作业指导书编写内容有哪些需遵循的原则?

3. 结合本案例,程序文件的运行应当关注哪些内容?

本章小结

质量管理体系是现代实验室管理的重要组成部分,为保证实验室有效运作和检验质量起到重要作用。质量管理体系是在质量方针的指导下,确立质量目标,开展质量活动,充分利用人、财、物等资源,使其能经济、有效、协调地进行,从而在制度上保证实验室的检验质量。质量管理体系文件由质量手册、程序文件和作业指导书以及记录所构成。质量管理体系文件的建立应该结合实验室的现状,遵循国际标准的要求,通过策划与准备、组织结构的确立、质量方针和质量目标的建立,有计划地逐步完成。质量管理体系的运行需要全员参与培训,需要有力的监督执行,并通过内审和管理评审,发现质量管理的问题,通过持续改进的方式不断促进质量管理体系的提升。

(廖　璞)

扫一扫,测一测

思考题

1. 什么是质量方针和质量目标? 二者在质量管理体系中的作用是什么?

2. 质量管理由哪些文件组成? 质量管理体系文件编写有哪些注意事项?

3. 何谓 SOP? 简述其作用与意义。

4. 简述临床实验室内部审核的意义。

5. 什么是风险管理? 风险管理的基本步骤是什么?

笔记

06章PPT

1. 掌握:实验方法、参考物质的分级和误差的分类;实验方法选择的流程。
2. 熟悉:量值溯源与测量不确定度的概念。
3. 了解:方法学的评价方法;检测系统的性能验证和确认的内容及临床应用。
4. 初步具有对方法学进行选择和评价的能力。

新的检验技术和方法学不断涌现,对于同一种检验项目有时会有两种或两种以上不同的方法学可供选择。实验室应对所选用的方法进行严格、系统的性能评价或对其技术性能进行验证,以明确该方法是否满足临床需求。检测系统的选择及性能评价就是方法学选择和评价的具体实施。

第一节　实验方法的选择

临床实验室在建立一个新的方法或引进新的方法时都应对该方法的技术性能作出评价,不同的实验室条件以及不同的分析目的对方法的性能要求不同。

一、实验方法的分级

实验方法是保证分析结果准确性的关键因素之一。国际临床化学和检验医学联合会(International Federation of Clinical Chemistry and Laboratory Medicine,IFCC)将临床检验的诸多方法根据其正确度与精密度的不同分为决定性方法、参考方法和常规方法三级。

1. **决定性方法(definitive method)**　是正确度最高、系统误差最小、经过研究证明尚未发现其不正确或不精密的方法,其测定结果与"真值"最为接近,因此具有权威性。主要方法有重量分析法、中子活化法、同位素稀释-质谱分析法(ID-MS)等。该类方法技术要求太高,费用昂贵,主要用于评价参考方法和对一级参考物质定值,不直接用于常规鉴定。

2. **参考方法(reference method)**　是指正确度与精密度已经被充分证实,且经公认的权威机构(国家主管部门、相关学术团体和国际性组织等)颁布的方法。这类方法干扰因素少,系统误差与重复测定中的随机误差相比可以忽略不计,有适当的检出能力和特异性、较宽的分析范围并且线性良好。一个标准的参考方法必须有确切的试验条件和试验过程,最好能直接与决定性方法作比较,证明其结果的可靠性。参考方法分为以下三级:

A级:已经用决定性方法和一级参考物质验证的参考方法。

B级:分析原理和实验条件满足参考方法要求,但未完全经决定性方法和一级标准品验证。

C级:满足参考方法的分析原理和条件,但由于分析物自身成分复杂,没有相应的决定性方法能作比对验证。

参考方法可以在生产厂家和临床实验室使用,条件许可的临床实验室也可用参考方法进行常规分析。参考方法主要用于鉴定常规方法,评价其误差大小、干扰因素并决定其是否可被接受;也用于二级参考物质和质控血清定值,以及对商品试剂盒的质量评价等。

3. **常规方法(routine method)**　指性能指标符合临床需要,有足够的精密度、正确度、特异性和适当的分析范围,且经济实用的临床常规检验方法。目前临床实验室使用的检测技术大多属于常规方法。常规方法在作出评定以后,经有关学术组织认可后可作为推荐方法(recommended method)。

图 6-1　临床实验方法关系图

从常规方法、参考方法到决定性方法,三者的正确度和精密度依次增加,而应用范围依次降低(图6-1)。

临床生化检验部分项目的决定性方法、参考方法和常规方法见表6-1。

表 6-1　临床生化检验部分项目的决定性方法、参考方法和常规方法

项目	决定性方法	参考方法	常规方法
钾	ID-MS,中子活化法	火焰光度法	离子选择电极法,火焰光度法
钠	中子活化法	火焰光度法	离子选择电极法,火焰光度法
氯	ID-MS,中子活化法	电流滴定法	硫氰酸汞法,选择性电极法
镁	ID-MS	原子吸收分光光度法	MTB 法
钙	ID-MS	原子吸收分光光度法	邻甲酚酞络合酮法,MTB 法
总蛋白	–	凯氏定氮法	双缩脲法
白蛋白	–	免疫化学法	溴甲酚绿法
尿素	ID-MS	尿素酶法	二乙酰一肟法,酶法
肌酐	ID-MS	离子交换层析法	苦味酸比色法,酶法
尿酸	ID-MS	尿素酶法(紫外)	磷钨酸比色法,酶法
葡萄糖	ID-MS	己糖激酶法	葡萄糖氧化酶法
胆红素	–	重氮反应法	J-G 法,钒酸盐氧化法
胆固醇	ID-MS	Abell-Kendall 法	酶法
三酰甘油	ID-MS	变色酸显色法	酶法

注:MTB 法为甲基麝香草酚蓝法。

二、参考物质的分级

参考物质也称标准品或标准物质,国际标准化委员会将其定义为:一种或几种物理或化学成分已经充分确定,可用于校准仪器、评价测定方法或给其他物质定值的物质。附有"参考物质证书"的参考物质称为有证参考物质(certified reference material,CRM),其定值由建立了溯源性的测量程序确定,每个参考物质都附有给定置信水平的不确定度,即标准值±总不确定度。

1. **一级参考物质(primary reference material)**　是含量确定的稳定而均一的物质,采用决定性方法或由高度准确、可靠的若干方法定值,可用于校准决定性方法,评价及校准参考方法,以及为二级参考物质定值。一级参考物质均有证书。

2. **二级参考物质(secondary reference material)**　可以是纯溶液(水或有机溶剂)或某些特殊基质的纯溶液。这类参考物质可由实验室自己配制或为商品,其物质的量由参考方法定值或与一级参

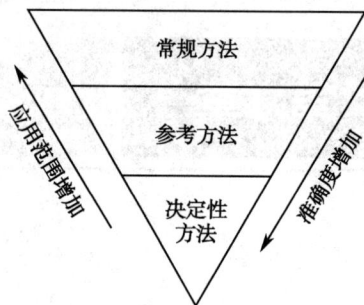

考物质比较确定,主要用于常规方法的标准化或为校准品、质控品定值。

3. **校准品(calibrator)**　又称校准物,用于对常规方法和仪器的校准。在临床检测中,为克服纯标准品和病人标本间基质差异,用具有与病人标本基质效应相似的校准品替代标准品,用于日常工作。校准品可以用一级或二级参考物质以及参考方法定值。需注意的是,由于校准品是由指定某公司型号仪器、方法试剂和检测程序组成的检测系统定值,因此,校准品只能为此检测系统服务起校准作用,不能对其他检测系统作校准,否则会导致检测结果不可靠。

4. **质控品(control material)**　又称控制物,是用于质量控制目的的标本或溶液。其成分及基质与检测的标本相同或相似,且均匀、稳定。质控品用于常规质量控制,主要用于监控病人标本测量误差。在使用质控品时,要求质控品和病人标本同步检测,通过将质控品的测试结果与控制限比较,监控临床实验室内测量是否存在系统误差,并推定分析同批病人样本检测结果的可靠性。常规质控品有定值和未定值两种,定性分析有阴性和阳性对照质控品。质控品与校准品作用不同,不能用于标定仪器和方法。

各级实验方法和参考物质的相互关系见图6-2。

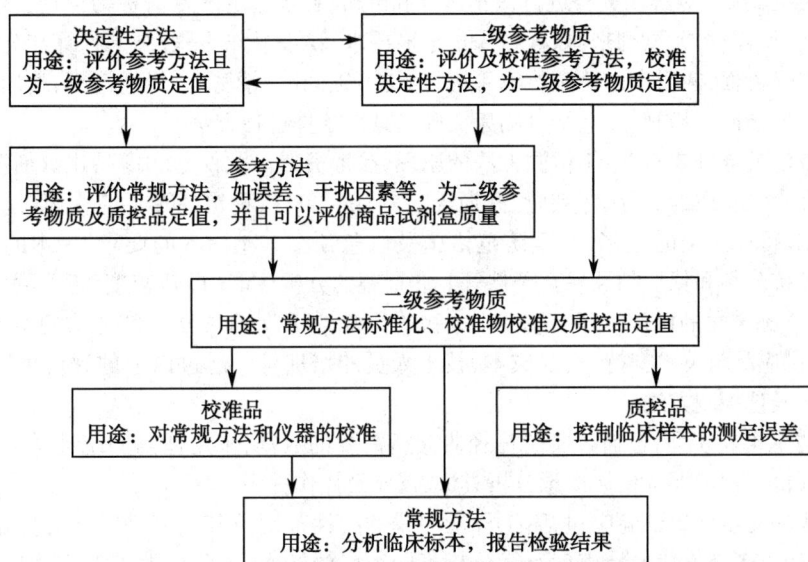

图 6-2　各级实验方法和参考物质的相互关系

案例导学

某医院临床实验室在某项目的检测中,技术人员使用质控品代替校准品进行校准活动。
问题与思考:
该临床实验室技术人员的操作合理吗? 为什么?

三、实验方法选择的流程

临床实验室选择新的实验方法时,必须对其分析性能进行验证或评价,证实其能满足临床和实验室要求的性能后方可用于临床检测。方法学的选择是实验室的重要任务之一,也是质量保证的前提。

1. **实验方法选择原则**　实验方法的选择应根据临床需求及检测要求特点,结合实验室自身条件和现有检测系统来确定,选择最合适的方法。条件好的临床实验室可建立和选择参考方法,一般临床实验室主要选择常规分析方法和使用方便的参考方法。选择常规检测方法时,要结合临床实验室仪器设备、人员技术力量、实验成本等因素,尽量选用国内外通用方法或推荐方法,便于方法的规范化和质量控制,同时重点考虑实用性和可靠性,以及溯源性。

(1) 实用性:一般应具备①微量、快速、便于急诊,适合成套项目分析。②方法操作简便、试剂种类少、易于自动化、操作人员无须特殊培训。③安全可靠、试剂无毒、无须特殊防护措施。④试剂价格相对低廉，无须昂贵的仪器和设施。

（2）可靠性：应具有较高的精密度和正确度、特异性，以及较宽的检测范围。精密度常用变异系数（CV）表示，CV一般应小于5%。正确度是指测量均值与"真值"的符合程度，用不正确度反映正确度的高低，一般偏倚应小于5%。特异性是指只与分析物起化学反应，不与其他结构类似的化合物发生反应。检测能力一般用检测限度或检出限衡量，检出限是指能与适当的"空白"读数相区别的、检测系统可以检出的分析物的最小量。这些特性均在后面的评价试验中得以验证。

2. 实验方法选择基本步骤

（1）提出要求：为满足临床需要，实验室根据现有设备条件、人员技术水平等具体情况提出某项新的检测方法；或者为提高实验诊断准确度和灵敏度，对临床实验室的方法性能进行改进而提出检测方法要求的设想。

（2）收集资料：查阅相关文献，咨询同行，在专业性会议上获取信息和资料，可以要求相关试剂、仪器生产厂家提供技术资料，着重了解方法的实用性和可靠性。

（3）确定候选方法：对获取资料进行认真研究和分析，初步选定的方法称为候选方法。明确所选方法的检测原理、所需仪器、试剂来源、样本采集运输要求、详细操作步骤、结果计算和分析、生物参考区间及注意事项等方面，同时考虑所选检测系统特异性、正确度、精密度、线性范围、费用、临床价值及其他注意事项与安全防护措施等，并结合临床实验室具体条件选择方法。

考查候选方法的详细要素有：①检测方法的原理、参考资料以及仪器和商品化试剂符合国家有关规定。②试剂和参考物质的成分、包装量、开瓶前后的保存条件、稳定性及供应保障等。③是否符合生物安全的要求、可能产生的危害、安全防范措施及应急预案。④标本的要求，标本的类型、采集条件、标本量、所需抗凝剂和保护剂及保存条件等。⑤期望的分析性能（即精密度、正确度、准确度、灵敏度和特异性）。⑥标准化的操作程序。⑦产生废物的类型、量和处理方法。⑧方法的参考区间。⑨可以获得的服务、供应品与技术支持，实验成本，技术人员的培训等。通过以上的评价可以初步确定适合于本实验室的候选检测方法。

（4）候选方法的初步评价：通过实验途径收集所需要的数据，采用适当的统计学方法，对方法的性能指标进行评价。初步评价包括熟悉分析方法、仪器及操作程序。

对候选方法的初步评价试验应包括：①标准曲线的线性范围及其重复性。②质控血清和新鲜标本的重复试验，初步考查方法的精密度。③分析不同浓度的标本，与公认的参考方法比对，初步考查方法的正确度。④仪器和商品化试剂符合国家有关规定的证明。

（5）候选方法的方法学性能评价：初步评价的目的是使分析工作者熟悉有关技术，掌握各分析步骤要点，判断是否适合本实验室条件要求，确定是否有必要作进一步评价。进一步评价主要通过对检测系统的性能评价来实现。对于定量的方法学性能评价通常包括正确度、精密度、检出能力、线性范围、参考区间等指标。定性的方法学性能评价主要包括重复性研究和方法学比较。

四、循证检验医学

新开展的检验项目在临床应用时，除方法学的评价外，还需从临床应用价值进行评价，即根据循证医学的原则和方法对该检验项目在临床诊断和治疗决策中的效能进行评价，评价指标主要是检出能力、特异性、预测值、似然比、ROC曲线等。将循证医学理论应用于检验医学即为循证检验医学（evidence-based laboratory medicine，EBLM）。循证检验医学就是按照循证医学"以当前最好的证据为基础"的原则，用临床流行病学的方法学规范检验医学的研究设计和项目评价，用当前最好的检测技术和质量控制体系对检测结果进行严格的质量控制和评价，其任务是向临床医师提供病人真实情况的证据。

循证检验医学要应用于临床实践中须具备3个基本条件：①医学理论基础知识和检验医学专业技能扎实。②具有一定的临床流行病学基础，如诊断试验、病因学研究、前瞻性研究、回顾性分析等研究的科学设计、评价。③具有现代化的信息采集手段，熟悉当前最佳的相关研究证据。

第二节 量值溯源、误差与测量不确定度

临床实验室为保证检测结果的准确性和一致性,通常在检验过程中使用可溯源性校准品为其检测系统确定标准值,这是保证检验结果准确性的前提。检验结果的溯源性将成为体外诊断试剂生产和临床实验室检验中的重要质量指标。

一、量值溯源

（一）量值溯源的概念

测量结果或标准值通过一条具有规定不确定度的不间断的比较链,与一定的参考标准(通常是与国家标准或国际标准)联系起来,使测定结果的准确性得到技术保证和验证的特性,称为量值的溯源性(traceability)。

测定结果由测定程序获得,所以测定程序的建立者负责溯源性的建立。目前绝大多数临床实验室的常规检验程序(体现为仪器、试剂、参考物质、操作参数等)由生产厂家建立。故临床检验结果的溯源性主要由生产厂家负责。

（二）参考物质的量值溯源

1. 溯源链和校准层次　参考物质的量值溯源链见图6-3,箭头方向表示相互关系,在每一级水平,左边的参考物质用来校准右边的测定方法,后者可为下一级参考物质定值。一级参考测定方法是具有最高计量学特性的参考测量程序,一般在国际或国家计量机构及经认可的参考测量实验室内运行,目前仅限于同位素稀释-质谱分析、重量分析等决定性方法。一级参考物质一般是高度纯化的被测物质,可由一级参考测定方法直接定值。

二级参考测定方法是经充分证实其不确定度能满足特定要求,可用于低一级测定方法评价和参考物质鉴定的测量程序,可用一级参考物质对其校准,一般在国际或国家计量机构及经认可的参考测

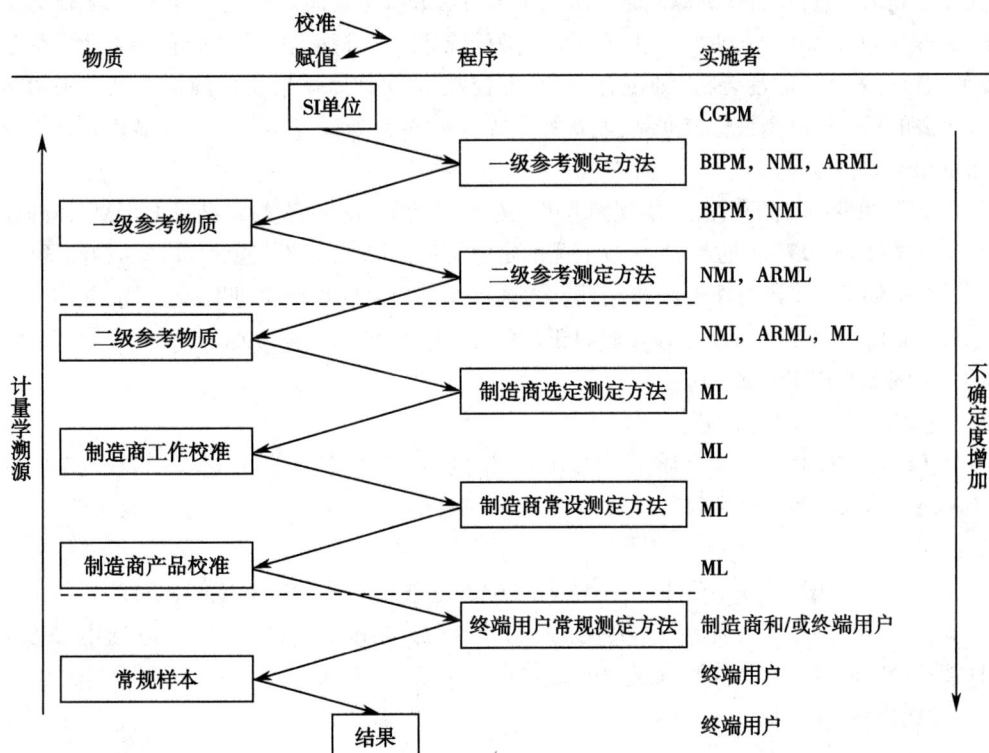

ARML：认可参考测量实验室；BIPM：国际计量局；CGPM：国际计量大会；ML：厂家实验室温 NMI：国际计量机构

图6-3　常用临床检验计量学溯源链

量实验室内建立和运行。二级参考物质用一种或多种二级参考测定方法定值,一般具有与实际样品相同或相似的基质。

生产厂家选定的测定方法由一种或多种可获得的一级或二级参考物质校准,可以是一个二级参考测定方法。生产厂家工作校准品用一种或多种生产厂家选定的测定方法定值。生产厂家常设测定方法由生产厂家工作校准品或更高级别的参考物质校准,可以是与终端用户相同原理的常规测定方法。生产厂家产品校准品用生产厂家常设测定方法定值,用于终端用户常规测定方法校准。溯源链自上而下各环节溯源性逐渐降低,不确定度逐渐增加。

2. 参考物质量值的传递方案

(1) SI 单位溯源链:具有一级参考测定方法和一级参考物质,计量上能溯源到 SI 单位。计量可追溯源链的理想终点是国际单位制(SI),SI 单位国际通用,是溯源链的最高级别。

(2) 其他参考物质的溯源:对没有 SI 单位的分析物,可溯源到"国际惯例"(IFCC,WHO)表示的参考物质和参考测定方法。国际惯例的参考物质和参考方法不等同于 SI 单位溯源链中的一级参考物质和一级参考方法,是国际惯例使用的替代品和替代方法。

对于不能溯源到 SI 单位的分析物一般分为 4 种情况:①具有国际约定参考测定方法(非一级)和国际约定参考物质的分析项目,如某些酶活性,由 IFCC 提供参考测定方法和参考物质。②具有国际约定参考测定方法(非一级)而没有国际约定参考物质的分析项目,如凝血因子测定,为世界卫生组织(WHO)所承认。③具有国际约定参考物质(非一级)而无国际约定参考测定方法的分析项目,如血浆蛋白类。④具有生产厂家选择的测定方法,无国际约定参考测定方法,又无国际约定参考物质的分析项目,如肿瘤标志物类。

目前常用临床检验项目有 400 余项,能溯源到 SI 单位只有约 30 项。如某些电解质、代谢产物和底物类、甾体激素、甲状腺激素等。

(3) 校准品在溯源中的作用:校准品是完成样品检测的检测系统的一个重要组成部分,校准品的校准值对标本测定结果起着十分关键的作用。根据临床实验室现有条件,多数检验项目的检测系统不可能完全达到标准,可以直接溯源到某一级的参考方法和参考物质。因此,用校准品来作为实现溯源的"桥梁"是最可取和可靠的办法。由于直接溯源的纯标准品和病人标本之间存在着明显的基质差异,因此使用源自人样品的混合物(如混合血清)即校准品,可以基本解决由纯标准品带来的基质差异。虽然人源的新鲜样品是最佳校准品,但新鲜样品不易保存,所以商品化的校准品都是以人样品为基础制备的稳定的物质。

(4) 实现溯源性的目的和评估:实现溯源性的根本目的是追求病人测定结果的可靠,体外诊断试剂生产厂家要按照 ISO 17511 的要求,对校准品的定值实现计量溯源,不仅要对其产品的溯源负责,还要为终端用户提供常规测定方法的溯源文件。为确保在任何时候量值可溯源,还要求有一套系统程序来评估参考物的后期性能和进行必要的纠正,室间质量评价(external quality assessment,EQA)是最易实现的量值溯源的长期评估方法。

(三)临床实验室的量值溯源

《CNAS-CL02:2012 医学实验室质量和能力认可准则》对临床实验室量值溯源的要求:实验室应设计并实施测量系统校准和正确度验证计划,以确保结果可溯源至 SI 单位,或可参比至自然常数/其他规定的参考标准。

如果上述方法无法实现或不适用,应选用其他方法:①参加适当的实验室间比对计划。②选用有证书说明其材料特性的参考物质。③用其他程序进行检验或校准。④比例测量。⑤选用已明确建立规定的性能已确定的被各方承认的协议标准或方法。⑥若由供应商或生产厂家提供溯源性,应有关于试剂、程序或检验系统溯源性的声明文件。

二、误差

误差是指测量结果与被测量的真值(或约定真值)之差。在日常临床检验工作中,检测值并不是检测对象的真值,只是近似结果。误差是客观存在的。根据误差的性质和产生原因可分为系统误差和随机误差两类。

(一)系统误差

1. 定义 系统误差(systematic error,SE)是指在重复性条件下,对同一被测量物进行多次测量所得结果的平均值与被测量的真值之差,又称为方法误差、固定误差。系统误差一般由恒定因素引起,并在一定条件下多次测定中重复出现。系统误差可以被认识并进行校准。

2. 来源 主要有:①方法误差。②仪器误差。③试剂误差。④操作误差。

(二)随机误差

1. 定义 随机误差(random error,RE)是指测量结果与在重复条件下、对同一被测量物的多次测量所得结果的平均值之差,又称偶然误差。随机误差一般受偶然因素的影响,对测试结果的影响变化不定,这种误差无法控制,无法校准。

2. 来源 随机误差反映了分析方法的不精密度,由不可避免的测定仪器、试剂、环境等实验条件的改变及分析人员习惯等因素的变化引起。严格按照标准化的操作规程进行试验及严格控制试验条件可减少随机误差。

(三)总误差

总误差(total error,TE)是检测方法与参考方法间浓度差异分布在指定比例(通常为90%、95%或99%)所包含的区间,是随机误差和系统误差的总和。所选用的检测方法的总误差必须在临床可接受的水平范围内,也就是允许总误差(allowable total error,TEa),这种检测方法才能用于临床常规检测。

三、测量不确定度

临床实验室就是对人体的各种标本进行测定,测量的结果直接影响临床决策的制订。国际上采用测量不确定度作为测量结果质量的量化指标,也是我国实验室认可的要求。

1. 定义 测量不确定度(measurement uncertainly,MU)是表征合理地赋予被测量值的分散性,与测量结果相联系的参数,是被测量客观值在某一量值范围内的一个评定。任何测量结果都有不确定性,测量不确定度可以真实、可靠地反映测量数据的分散性。不确定度越小,测量水平越高,测量结果的使用价值越高。

测量不确定度产生的主要原因是测量技术存在固有误差,不可能达到测量到真值的水平。临床检验的分析样品来源于人体,影响因素很多,典型的不确定度来源包括:取样、样品制备、存储条件、仪器、试剂、检验分析程序、操作人员的影响及随机影响等。临床实验室一般仅能近似估算不确定度。实验室的不确定度为包括用统计分析方法和非统计分析方法评定后的合成不确定度。

2. 测量不确定度的意义 测量不确定度的评估是参考实验室参加 ISO 17025:2003《检测和校准实验室的通用要求》和 ISO 15195:2005《医学参考测量实验室的要求》认可的强制要求,也是临床实验室获得《CNAS-CL02:2012 医学实验室质量和能力认可准则》认可的要求。

测量不确定度可以使临床医生更好地理解检验结果的变异界限,对同一病人不同时间段检验结果的差异有更为客观的考虑,即检验结果的变化更多的是由于病人病情的变化,还是因为测量过程的不确定度所导致的。

3. 测量不确定度与误差的区别 测量不确定度与误差均能反映测量值的质量。测量不确定度表示被测量的真值所处测量范围,常以一个区间的形式来表示,按某一置信区间概率给出真值可能落入的区间。误差是测量结果与被测量真值之差,是客观存在的一个确定值,由于绝大多数情况下,真值不可获得,所以真实误差也无法准确知道,只是特定条件下的近似值。在特定条件下,临床检验中用某方法在合适质量控制下检验某项目,测定结果的室间标准差或变异系数在很大程度上可代表测量不确定度,见表6-2。

表 6-2　测量不确定度与测量误差的主要区别

区别	不确定度	测量误差
评定目的	表明被测量值的分散性	表明测量结果偏离真值的程度
性质区分	测量不确定度分量评定时一般不必区分其性质,其分量本身无本质区别,而只是按评定的方法分为 A 类和 B 类两类	误差出现于测量结果中的规律可分为随机误差和系统误差两类
影响因素	当测量条件、方法、程序改变时测量不确定度必定改变而不论测量结果如何,分析时应充分考虑各种影响因素,并对不确定度的评定加以验证	误差是客观存在的,不受外界因素的影响,不以人的认识程度而改变,只要测量结果不变,误差不变
评定结果	用标准差、标准差的倍数或置信区间的半宽表示,可以通过 A 类或 B 类评定方法定量确定	误差为有正号或负号的量值,其值为测量结果减去被测量的真值,误差往往不能准确得到,只可得到其估计值
结果修正	不确定度本身隐含为一种可估计的值,它不是指具体确切的误差值,虽可估计,但却不能用以修正测量结果	系统误差的估计值如果已知则可以对测量结果修正,一个量值经过修正后,可能会更靠近真值

第三节　检测系统分析性能的确认与验证

一、检测系统概念及管理

1. **概念**　检测系统(measuring system)是指完成一个检验项目的测定所涉及的仪器、试剂、校准品、消耗品、操作程序、质量控制程序、设备维护保养程序等的组合。从更广义上来看检测系统也可以包括样品采集器具、检测用水等。如果是手工操作,还应包括具体的操作人员。

2. **管理要求**

(1) 检测系统的维护和运行环境:要保证检测系统的仪器硬件指标持续符合要求,需要对仪器定期进行维护,对相应性能指标依据标准进行定期检定(每年至少一次)。由临床实验室人员与生产厂家共同完成。同时接受国家计量部门依据相关规定进行的检定。临床实验室应保证相应运行环境持续符合要求,包括工作空间、实验用水、操作人员、各项程序文件等要素。

(2) 保证检测系统的完整性和有效性:检测系统中任何一个组合的改变都可能对检验结果产生影响,检测系统应用后,一般不应随意改变。检测系统在使用过程中,由于机械部件磨损、材料变质、检测系统的组成发生变化或检测系统的运行环境发生改变,各种性能也会随之发生变化,实验室应根据情况对其性能进行定期或不定期的确认或验证,特别是:新项目在应用于临床之前;仪器停用一段时间经过修复以后再次使用以前;仪器的关键参数或量值发生改变时;更换其他生产厂家试剂、原试剂生产厂家试剂盒的方法发生改变或其中的成分、浓度发生重要调整时。除此之外,为保证检测系统的完整性和有效性。检测系统即使在运行完全正常的情况下也要最少每年进行一次性能验证或确认。

二、检测系统分析性能的确认与验证

实验室在建立检测系统以后,无论是完全按照仪器生产厂家建立的国际或国内公认的检测系统,还是自建检测系统,经过参数设置、仪器校准和量值溯源检验后,在对临床标本检验以前都必须对其性能进行确认或验证。稳定的检测系统必须保证其检测误差在临床可接受范围之内,这是保障检验结果准确可靠的前提。

1. **检测系统分析性能的确认**

(1) 定义:确认(validation)即通过提供客观证据对特定的预期用途或应用要求已得到满足的认定。

（2）对象：实验室如果要自建检测系统或对厂商完整的检测系统中的任何一个组合作出改变（除非有充分证据证明这种改变对该分析系统的性能没有影响），都必须对该系统的性能进行全面确认。

（3）内容：包括正确度、精密度、检出限、可报告范围、生物参考区间等。

2. 检测系统分析性能的验证

（1）定义：验证（verification）即通过提供客观证据对规定要求已得到满足的认定。

（2）对象：如果实验室采用的分析系统具有溯源性，即除仪器外与仪器配套的试剂、校准品、消耗品等完全按照仪器生产厂商的要求建立，产品的分析性能已经过厂商详细的评价，所有分析性能资料已被原产国有关监督机构认可并获得生产许可，且已获得我国国家药品监督管理局（National Medical Products Administration，NMPA）的进口许可，实验室用该系统对病人的标本检测前，实验室只需对该检测系统已被认可的性能进行验证。

（3）内容：验证内容至少应包括正确度、精密度和可报告范围。

> **案例导学**
>
> 　　某临床实验室使用的生化分析仪因光源故障发出报警，在工程师更换光源，并对仪器进行保养后即投入常规工作。
>
> 　　问题与思考：
>
> 　　这样的操作存在什么问题？应该如何整改？

案例导学分析（文档）

第四节　方法学性能的评价

临床实验室应对使用的检验方法或在建立新的检验方法时对新方法进行基本的性能评价，明确该方法是否具有足够的性能来说明检测系统的可靠性及满足临床使用的要求。方法学评价的具体内容通常包括：准确度、精密度、检出能力、可报告范围和生物参考区间等。

一、精密度的评价

1. **概念**　精密度（precision）是指在规定的条件下，对同一样本进行连续多次测量时所得结果之间的接近程度。它表示测定结果中随机误差大小程度的指标。通常用标准差（standard deviation，*SD*）和/或变异系数（coefficient of variation，*CV*）的大小来描述不精密度，度量精密度的大小。标准差或变异系数越小，精密度越好，反之则差。

重复性试验是评价方法精密度常用的方法。精密度分为重复精密度、再现精密度和中间精密度。

（1）重复精密度（repeatability precision）：又称批内精密度，指在重复测量条件下（相同测量程序、相同操作者、相同测量系统、相同操作条件和相同地点，并在短时间内对同一或相类似被测对象重复测量的一组测量条件）的精密度。

（2）再现精密度（reproducibility precision）：又称实验室间精密度，指在再现性测量条件下（同一检测方法不同测量系统、不同地点、不同操作者，对同一被测量对象）的精密度。

（3）中间精密度（intermediate precision）：又称为期间精密度，指在期间精密度条件下（在重复性条件和再现性条件之间的条件）的精密度，包括"批间"和"日间"精密度。

> **案例导学**
>
> 　　某医院临床实验室由于质控品效期短，采用连续测定 20 次的方法来计算靶值及标准差，并设置室内质控的允许范围。
>
> 　　问题与思考：
>
> 　　该临床实验室的实验设计存在什么问题？应该如何设计方案才更合理？

案例导学分析（文档）

笔记

2. 实验方案 精密度的评价方案包括以下四种：①CLSI 的 EP5 评价方案；②CLSI 的 EP15 评价方案；③国家卫生行业标准；④稳定样本多次测量法。

二、正确度的评价

1. 概念

（1）正确度（trueness）：是大量测量的均值与被测量真值的接近程度。正确度通常用偏倚（bias）表示，测定均值与参考值（真值）的差异即为偏倚。正确度与系统误差反相关，与随机误差不相关。正确度不等同于准确度。

（2）准确度（accuracy）：是一次测定量的结果与被测量真值的接近程度。当一次测量提供较小测量误差时说明该测量是较准确的。准确度涵盖了正确度和精密度，既正确又精密的结果才是准确的，见图 6-4。

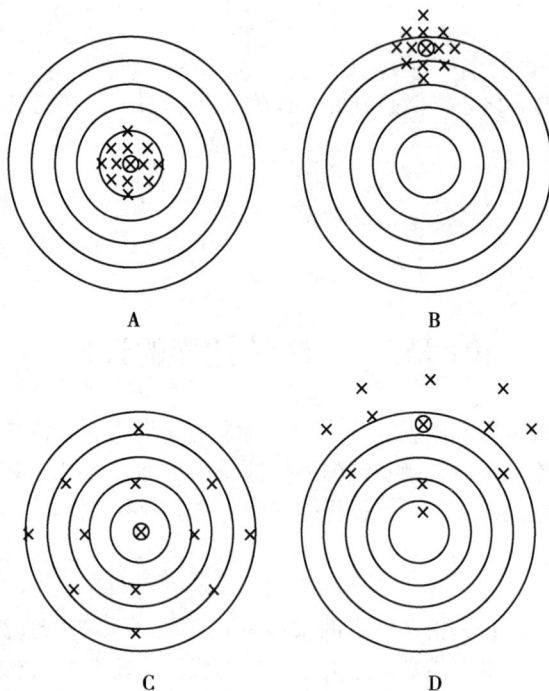

图 6-4 精密度、正确度、准确度相互关系
A. 既精密又正确，准确度好；B. 精密度好，正确度差；C. 精密度差，正确度好；D. 既不精密又不正确，准确度差。

准确度、正确度及精密度这三个概念不能用数字表示其优劣，可以用"良好""不足"等词汇描述。这三个概念可用数字表示其反义概念，如不正确度用"偏倚"（bias）（均值与真值之差）表示，不精密度用标准差（SD）或变异系数（CV）表示，不准确度用偏差（deviation）（单次测量值与真值之差）表示。

2. 实验方案 正确度常用评价方法有已赋值的参考物质验证、回收试验、干扰试验和方法比对试验等。

三、检出能力的评价

1. 概念

（1）空白限（limit of blank，LoB）：是指在给定的实验条件下，测量空白样本时可能观察到的最高测量结果。

（2）检出限（limit of detection，LoD）：也称为"检测低限"，"最小可检测浓度"，是检测系统可检测出分析物的最小值。此浓度限值对于要求准确定量体液中某些低浓度物质如毒物、肿瘤标志物等检测特别重要。

（3）定量限（limit of quantitation，LoQ）：是指满足声明的精密度和正确度，在声称的实验条件下能够可靠定量的分析物的最低浓度。

LoB、LoD、LoQ 三者之间的关系见图 6-5，通常情况下，LoB<LoD≤LoQ。

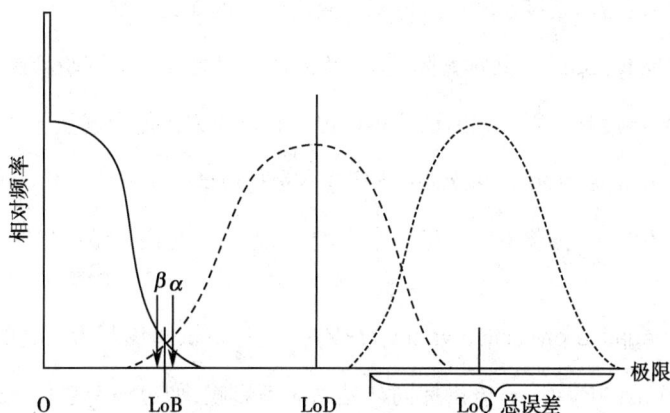

图 6-5　LoB、LoD、LoQ 示意图

2. 实验方案　CLSI EP17-A2 文件《确定检出限和定量检出限的方案》及 WS/T 514-2017《临床检验方法检出能力的确立和验证》，对如何建立及验证厂商声明的空白限、检出限及定量限提出了建议。此方案适合所有定量检测项目。

四、可报告范围的评价

1. 概念

（1）可报告范围（reportable range）：是测量方法可以报告的所有结果范围，即在这个检测范围内，由测量方法得到的结果是可靠的，可报告范围包括分析测量范围和临床可报告范围。

（2）分析测量范围（analytical measurement range，AMR）：是指病人样本没有进行任何预处理（稀释或浓缩等），检测方法能够直接测定出分析物的范围，也就是系统最终的输出值（活性或浓度）与分析物的活性或浓度呈线性比例的范围，它反映整个系统的输出特性。

（3）临床可报告范围（clinical reportable range，CRR）：是指对临床诊断、治疗有意义的分析物浓度范围。此范围如果超出了 AMR，可将样本通过稀释、浓缩等预处理使分析物浓度处于分析测量范围内，最后结果乘以稀释或浓缩倍数，CRR 是扩展的 AMR。

（4）线性范围（linear range）：是指覆盖检测系统可接受线性关系的范围。可报告范围、分析测量范围和线性范围是不同组织或专业团体对检测系统在一定范围内给出可靠检验结果能力的描述，表达方式不一，但其内在含义是相同的。一个比较好的实验方法或检测系统应该有一个较宽的分析范围，但由于任何方法的分析范围都是有限的，对一个检验项目而言，其分析范围起码应该覆盖本项目的医学决定水平和常见疾病的检测值。

2. 实验方案　可报告范围可通过平均斜率法及多项式回归法进行评价。

可报告范围评价方案（文档）

五、定性试验方法学的评价

定性试验是检验医学的重要部分，仅给出阳性或阴性（是或非）的实验结果，特点是使用简便，操作过程能满足使用者的特殊要求，在各种疾病的筛查、诊断和治疗中起着重要作用。在临床应用中，定性实验同样需要进行方法学评价，以确认方法能否满足临床需要。定性检测性能评价主要通过重复性研究和方法学比较来进行。

（一）概念

1. 定性试验　只提供两种结果的检测方法（阴性或阳性，是与否，正常或异常）。

2. 临界值（cut off）　指实验结果处于（阴、阳性）分界点时的样品中分析物浓度值，在此浓度值下，同一样品重复实验测定，将产生 50% 的阳性结果和 50% 的阴性结果。

3. 临界值的 95% 区间　在样品浓度高于临界值并重复实验产生 95% 阳性结果和浓度低于临界

值产生95%阴性结果之间的样品浓度范围。

4. 敏感度(sensitivity,Sen) 又称真阳性率,是指真正病人中被试验诊断为有病的比例,其计算公式是:$Sen = \dfrac{a}{a+c}$,敏感度越高则该诊断试验辨别出真正病人的能力越强。

5. 特异度(specificity,Spe) 又称真阴性率,是指真正健康人中被试验诊断为无病的比例,其计算公式是:$Spe = \dfrac{d}{b+d}$,特异度越高则该诊断试验辨别出真正健康人的能力越强。

6. 阳性预测值(positive predictive value,PPV) 是指被试验诊断为有病的病例中实际是病人的比例,其计算公式是:$PPV = \dfrac{a}{a+b}$,该指标受患病率影响,如患病率越高,诊断试验阳性时该就诊者患病可能越大。

7. 阴性预测值(negative predictive value,NPV) 是指被试验诊断为无病的病例中实际是健康人的比例,其计算公式是:$NPV = \dfrac{d}{c+d}$,该指标同样受患病率影响,如患病率越低,诊断试验阴性时该就诊者不患病可能越大。

8. 似然比(likelihood ratio,LR) 是指患病者中得出某一筛查结果的概率与未患病者得出这一概率的比值。它反映诊断试验真实性的参数,综合了敏感度和特异度两项指标,不受患病率影响。似然比包括阳性似然比(positive likelihood ratio,+LR)和阴性似然比(negative likelihood ratio,-LR)。阳性似然比是真阳性率与假阳性率之比;阴性似然比是假阴性率与真阴性率之比。其计算公式是:

$$阳性似然比:+LR = \dfrac{a}{a+c} \div \dfrac{b}{b+d} = \dfrac{Sen}{1-Spe}$$

$$阴性似然比:-LR = \dfrac{c}{a+c} \div \dfrac{d}{b+d} = \dfrac{1-Sen}{Spe}$$

(二)检验项目效能评价指标

检验项目效能可以简单理解为检验项目对疾病诊疗的贡献度、有效性。检验项目效能评价的核心指标是敏感度和特异度。理解这些指标含义需要通过金标准把人群分为病人和健康人两类,再通过诊断试验诊断为有病和无病,然后通过四格表计算该检验项目的各项效能指标,见表6-3。

表6-3 检验项目效能评价指标

		金标准		合计
		病人	健康人	
诊断试验	有病	真阳性(a)	假阳性(b)	a+b
	无病	假阴性(c)	真阴性(d)	c+d
	合计	a+c	b+d	a+b+c+d

注:
a:真阳性,是指该诊断试验诊断为有病,且确实是病人的病例;
b:假阳性,是指该诊断试验诊断为有病,但实际是健康人的病例;
c:假阴性,是指该诊断试验诊断为无病,但实际是病人的病例;
d:真阴性,是指该诊断试验诊断为无病,且确实是健康人的病例。

(三)重复性试验

重复性试验是评估检测方法分析物在临界值浓度附近检测精密度,而远低于或高于临界值浓度样本,因分析物浓度已大大超过医学决定值水平,就不需要再进行重复性试验。定性试验方法的重复性评价目的是确立被评价方法的临界值,进一步确立临界值±20%的样本浓度范围是否在该方法临界值95%区间内。重复性评价试验步骤如下:

1. 确立方法的临界值 参考试剂说明书或用阳性样品进行稀释,直至重复试验给出的阳性和阴性结果各占50%,此时的样品浓度即为实验方法的临界值。

2. 样本准备 在临界值基础上准备-20%浓度的样品和+20%浓度的样品。

3. 样本测定与结果记录 对以上样本分别测定20次,记录阴性及阳性结果数。

4. **结果分析** 当实验结果表明"临界值"样品的阴性结果和阳性结果不是各占50%时,原因可能是被评估的临界值浓度不准确、结果数据不充足、方法学剂量反应曲线在临界值处是非线性的。实验结果表明+20%浓度的样本产生阳性结果数≥95%,同时,−20%浓度的样本产生阴性结果数≥95%,说明临界值±20%浓度范围等于或超出临界值的95%区间,对于分析物浓度在临界值±20%浓度范围以外的样本,实验方法将给出稳定的结果。当阳性和/或阴性结果数<95%时,应另外准备不同浓度的实验样本,重新进行评价。

(四)方法学比较

定性实验方法比较时作为对比的方法可以是另一种定性方法(如使用者目前正在使用的方法)、"金标准"方法、某种定量方法或临床诊断。一般来说,方法学比较采用同一组样品,经两种或两种以上方法同时检测,并对测定结果进行比较。

1. **样本种类和数量** 进行方法比较的样本最好使用常规病人的新鲜样本,样本量应保证评价实验方法和对比方法测定的需要,样本中分析物应稳定,应尽可能用评价实验方法和对比方法同时完成测定。作为最低要求,用对比方法测定的阴性和阳性样本,应分别在50例以上。常规检测时,为保证阳性样本达到50例,阴性样本可能已大大超过50例,为了保证正确评价阳性样本中可能出现的假阴性问题,必须保证有足够的样本量。

2. **实验过程** 使用临床样本进行方法学比较研究应在10~20天内完成,一方面保证足够的样本量,另一方面也确保对实验方法的评价在常规实验条件下进行。全部实验样本都应妥善保存,以备再次检测用。

3. **收集数据并核查** 每次实验应立即记录所有原始检测数据并复核,以早期发现分析系统及人为误差的来源。一旦发现某些结果是由可解释的误差引起的,则应将其记录下来,同时这些结果不能用于数据分析。

4. **不一致结果的处理** 如果比较方法不是100%准确,可以用"金标准""参考方法"来检测在实验方法和比较方法间产生差异的样本。

5. **结果分析**

(1)已知诊断结果:当样本诊断结果明确时,定性实验性能的评价指标通常有灵敏度、特异性、阳性预测值、阴性预测值和符合率等,表6-4列举了两种方法间比较的结果计算。

表6-4 已知样本临床诊断结果判断定性实验性能指标

实验方法	临床诊断结果		
	阳性	阴性	总数
阳性	A	B	A+B
阴性	C	D	C+D
总数	A+C	B+D	N(A+B+C+D)

各项性能指标如下:

灵敏度=[A/(A+C)]×100%; 特异性=[D/(B+D)]×100%;
阳性预测值=[A/(A+B)]×100%; 阴性预测值=[D/(C+D)]×100%。

(2)未知诊断结果:许多情况下标本的临床诊断结果是未知的,实验方法只能与比较方法进行比较,由于比较方法不是100%准确,不能简单使用灵敏度和特异性来描述方法学性能,应使用"符合率"对实验方法结果与比对方法结果的一致性进行描述,表6-5说明了其计算结果。

表6-5 实验方法与比对方法间比较的结果计算

实验方法	比对方法		
	阳性	阴性	总数
阳性	57	2	59
阴性	4	39	43
总数	61	41	102

符合率的性能指标如下：

阳性符合率＝[A/（A+C）]×100%＝93.4%；阴性符合率＝[D/（B+D）]×100%＝95.1%；总符合率＝[（A+D）/N]×100%＝94.1%。

本章小结

实验方法按正确度和精密度不同，分为决定性方法、参考方法和常规方法。参考物质分为一级参考物质、二级参考物质、校准品和质控品。临床实验室在选用检验方法时应遵循实用性和可靠性的原则，并对候选方法进行性能评价，至少应包括正确度、精密度、检出能力、线性范围、参考区间五项指标。

量值的溯源性是指通过一条具有规定不确定度的不间断的比较链，使测量结果或标准值能够与规定的参考标准，通常是与国家标准或国际标准联系起来，使测定结果的准确性得到技术保证和验证的特性。临床实验室通过校准，为其检测系统确定标准值，实现溯源到国际或国家标准规定的量值上。误差是表明测量结果偏离真值的差值，分为系统误差和随机误差。测量不确定度表明赋予被测量的分散性，是对测量过程评定得出的一个区间。

检测系统的性能评价是方法学评价（验证或确认）的具体实施。应根据组成检测系统各要素的完整性对检测系统的性能作出验证或确认。验证内容应包括正确度、精密度和可报告范围；确认内容主要包括正确度、精密度、检出限、可报告范围、生物参考区间等。定性实验在使用前也应进行性能评价。

（龙腾镶）

扫一扫，测一测

思考题

1. 简述实验方法的分级和参考物质的分级。
2. 简述量值溯源与测量不确定度。
3. 定量实验的性能评价包括哪些？
4. 简述误差分类。

学习目标

1. 掌握：室内质量控制、室间质量评价、实验室间比对、临床检验质量规范的概念；室内质量控制的基本要素；Westgard 质控规则。
2. 熟悉：室内质控失控的纠正措施；室间质量评价活动方式。
3. 了解：室内质量控制的数据管理；室间质量评价的类型；实验室间比对的流程。
4. 具有 Levey-Jennings 质控图的绘制及应用能力。
5. 能正确应用常用质控规则进行分析判断并进行失控原因分析。

临床实验室就是为医生和病人的疾病诊断、治疗和预后提供测定数据，其数据的可靠性直接影响临床决断。质量控制是提高临床检验水平的重要途径。临床实验室质量控制的最重要内容是室内质量控制和室间质量评价。前者控制检测结果的精密度，后者则控制检测结果的准确度。

第一节　室内质量控制

实验室内部质量控制（internal quality control，IQC）简称室内质控，是指实验室人员按照一定的策略对稳定样本进行测定，对测定结果进行统计学分析，并且能够对同批检测结果的可靠性进行评价，以此推测同批次病人标本的检测质量是否在控的过程。室内质控是实验室全面质量管理的核心。

知识拓展
室内质量控制的发展简史（文档）

一、室内质量控制的意义

室内质量控制旨在控制临床实验室常规工作的精密度，并监测其正确度的改变，提高常规检测工作批内、批间标本结果的一致性。室内质量控制的目的是用来监测检验方法的分析性能，提示检验人员可能存在问题的一种方法。通过检测质控品并根据其统计量来判断检验结果的质量，是否需要做检测系统的纠正，检验结果是否可接受，病人的检验报告能否正常发放。开展室内质量控制工作可有效地预防和减少实验室的检测误差。

二、室内质量控制要素

质控品、质控图和质控规则是室内质量控制的基本要素。

（一）质控品

1. 定义　专门用于实验室质量控制目的的标本或溶液称为质控物或质控品（control material）。质控品不同于校准品，不能作为校准品用于检测仪器的校准。

2. 分类 质控品按形态分为液态、干粉、冻干等类型;按有无靶值分为定值和非定值;按血清基质的来源分为人源性、动物源性及人造基质的质控血清等。

3. 性能指标 质控品的成分应与检测病人样本的基质相似或相同。反映质控品性能的指标有:同源性、稳定性、瓶间差、定值和非定值、分析物水平、检测频率等。

(1)同源性:制备质控品所用的基础材料一般为人或动物血清,或其他体液,经过处理并添加了化学品、生物体提取物、基因制品及防腐剂等制备而成。对某一分析物进行检测时,样本中除待测分析物以外的所有成分称为基质(matrix)。这些成分的存在对分析物检测的影响称为基质效应(matrix effects)。理想的质控品应与病人标本具有相同的基质,但在实际应用中,很难达到。如染料结合法测定人血清白蛋白,溴甲酚绿与溴甲酚紫对人血清清蛋白有强烈的特异性,但与牛血清清蛋白结合较差,特别是使用溴甲酚紫测定法就不能选用牛血清为基质的质控品。

(2)稳定性:理想的质控品应在规定的保存条件下具有较长的稳定时间。实验室最好购买保质期长、同一批号的质控品,以免频繁更改质控品靶值和标准差以及重建质控图。

(3)瓶间差:质控品的瓶间差异可导致质控品检测结果的变异。一个合格的质控品应该是瓶间变异远远小于检测系统变异的样本。只有将瓶间差控制到最小,检测结果间的变异才能真实反映常规检验操作的不精密度。

(4)定值和非定值:质控品的定值预期范围仅供使用者参考,不能将预期范围当作是控制的允许范围。定值质控品和非定值质控品都是用来监控检测系统的精密度。无论是定值质控品还是非定值质控品,用户都必须用自己的检测系统通过累积重新确定均值和标准差,用于日常工作的质量控制。

(5)分析物水平:定量试验至少选择两个浓度的质控品,定性试验至少选择阴性、阳性两个质控对照。质控品最好使用覆盖临床决定值(clinical decision limits)或医学决定水平(medicine decision level)、可报告范围(reportable range)及最多的病人人群的质控品。

(6)检测频率:在质量控制的范畴内,分析批(analytical run)是指检测系统的精密度和准确度相对稳定的区间,即只要实验室在一个分析批内的某个时间点通过检测质控品证实了检测系统是可靠的,不需要进行第二个时间点的质控。但是检测过程由几个分析批组成,实验室就需要进行几次质控。

4. 质控品的正确使用 严格按说明书操作,确保冻干质控品复溶所用溶剂的质量。冻干质控品复溶时所加溶剂的量要准确。冻干质控品复溶时应轻轻振摇,使内容物完全溶解,呈均一态,切忌剧烈振摇。严格按说明书规定的方法保存,过期的质控品不能使用。质控品要与病人标本在相同的条件下进行测定。

(二)质控图

质控图(quality control chart)是对检验项目的数据加以设计、记录,从而评估检验过程是否处于控制状态的统计图。质控图的 x 轴为时间或质控品的批次,y 轴为质控品的检测结果。对质控品检测结果的评价主要是依靠质控图来实现的。使用质控图控制检测系统的关键在于准确的质控界限划定和合理的质控规则的选择。

目前临床检验上应用最广、质控规则最完善的是 Levey-Jennings 质控图、Westgard 质控图和 Z-分数质控图。

1. Levey-Jennings 质控图 是临床实验室最常用的质控图,又称常规质控图或 $\bar{x} \pm s$ 质控图,通常测定至少 20 份(次)质控品,计算 20 个测定结果的平均值($\bar{x}$)和标准差(s),定出控制限(一般以 $\bar{x} \pm 2s$ 为警告限,$\bar{x} \pm 3s$ 为失控限)。将相同批号的质控品,每分析批随病人样本一同测定,将所得结果用圆点或其他符号标在质控图上用直线连接,其中 x 轴为质控分析批,y 轴为质控品浓度,控制限包括:$\bar{x}$、$\bar{x} \pm 1s$、$\bar{x} \pm 2s$、$\bar{x} \pm 3s$,见彩图 7-1。

临床化学质量控制图

实验室名称: 起至日期: 年 月 日至 年 月 日

测定项目: 分析方法: 仪器型号:

质控物来源: 质控物批号: 测定项目单位:

$\bar{x}$:_____ s:_____ CV:_____   本月 $\bar{x}$:_____ s:_____ CV:_____

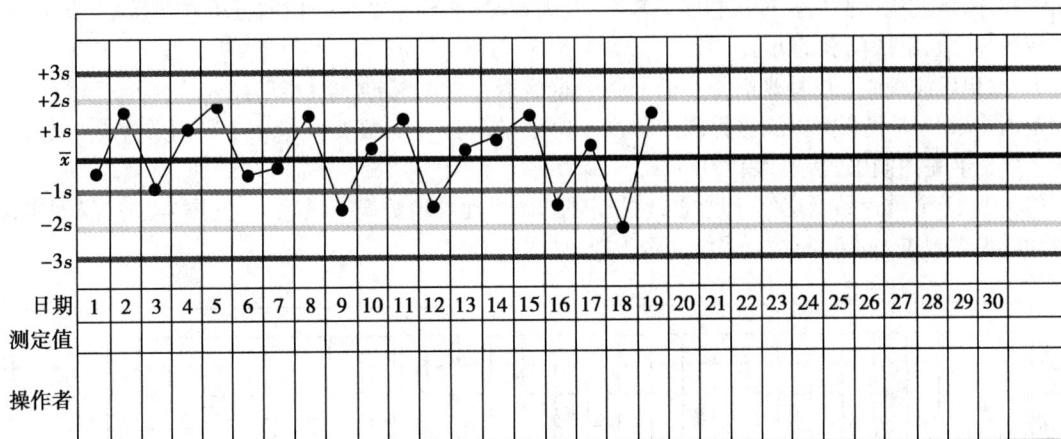

图 7-1 Levey-Jennings 质控图

Levey-Jennings 质控图的优点是简单明了。缺点是若以 $\bar{x}\pm2s$ 为失控限,假失控的概率太高,通常不能接受;以 $\bar{x}\pm3s$ 为失控限,假失控的概率低,但误差检出能力不强。Levey-Jennings 质控图运用单个质控规则。

2. Westgard 质控图 图形及制作方法与 Levey-Jennings 质控图基本相同,仅是判断的质控规则有所不同。Westgard 质控图运用多个质控规则。

3. Z-分数质控图 日常工作中每天使用几个高、低不同浓度的质控品,在同一质控图上画出测定结果有所不便,就要采用 Z-分数质控图,见图 7-2。

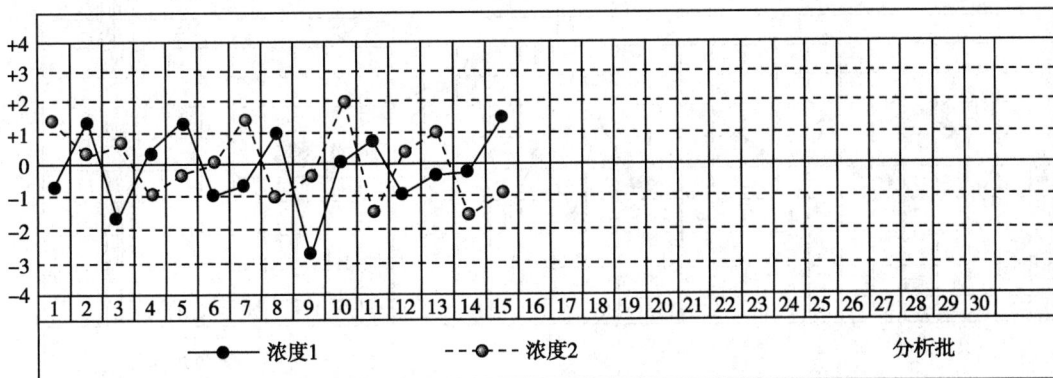

图 7-2 Z-分数质控图

Z-分数是指某质控品测定值与均值之差除以标准差,结果用正负数值表示。如果质控品的测定值大于均值,求得的 Z-分数为正数,反之为负数。因此,Z-分数的符号实质上是表示质控品测定值偏离均值的方向,Z-分数值表示偏离均值的大小。

$$Z-分数=\frac{x_i-\bar{x}}{s}$$

Z-分数质控图是以分析批为横坐标、以 Z-分数为纵坐标绘制的质控图,纵坐标的刻度一般为 0,$\pm1,\pm2,\pm3,0$ 表示均值所处的位置,-1、$+1$、-2、$+2$、-3、$+3$ 六个点分别表示相应的 Z-分数值,从每个点引出一条直线,共引出七条平行线段,分别表示 Z-分数控制线,±2 和 ±3 引出的线段可用不同的颜色或不同线段加以区别,如 ±2 可用黄线。±3 可用红线。

三、常用质控规则

Levey-Jennings 质控方法的主要质控规则为以 $\bar{x}\pm2s$ 和 $\bar{x}\pm3s$ 作为质控限来判断分析批检测过程的状态(在控或失控),方便易行,简单粗糙。Westgard 在 Levey-Jennings 质控方法的基础上,建立了多规

常用质控规则(微课)

则质控程序,该方法的假失控或假报警率较低,当失控时,能确定产生失控的分析误差类型,有利于找出失控的原因及解决问题的方法。

1. **常用质控规则** 质控规则是判断质控数据是否在控的标准,常以符号"A_L"表示,"A"代表质控测定值个数,"L"代表室内质控界限中标准差的数量,例如,1_{3s}规则是指1个室内质控结果超过了均值3倍标准差控制限,其中A=1,L=3s。

(1)1_{2s}:1个质控品测定值超过$\bar{x}±2s$控制限。此规则对随机误差敏感,一般作为"警告"规则,同时启动其他规则进一步判断检测系统是否失控,见图7-3。

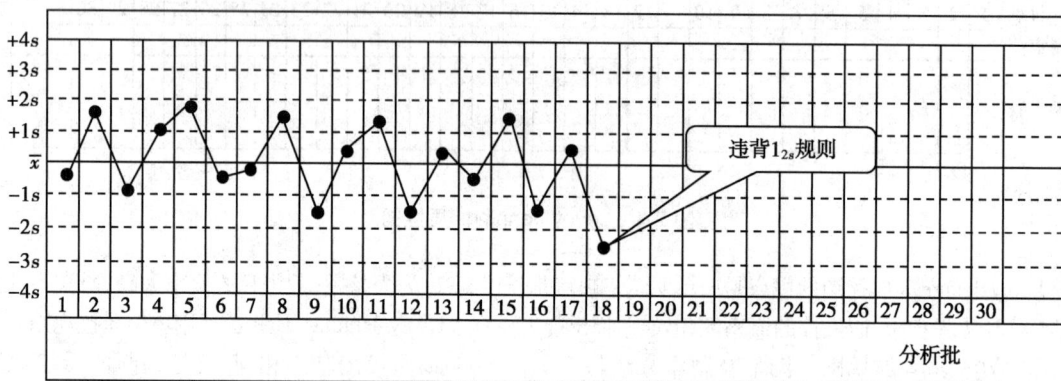

图7-3 违背1_{2s}质控规则

(2)1_{3s}:1个质控品测定值超过$\bar{x}±3s$控制限,判断为失控。该规则对随机误差敏感,见图7-4。

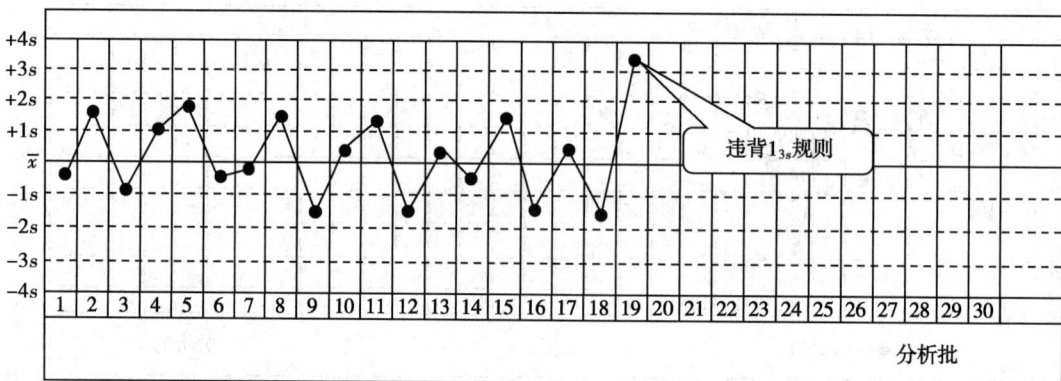

图7-4 违背1_{3s}质控规则

(3)2_{2s}:两个连续质控品测定值同时超过$\bar{x}+2s$或$\bar{x}-2s$控制限,此规则对系统误差敏感,存在两种情况:①同一浓度质控品两次同方向超过$\bar{x}+2s$或$\bar{x}-2s$,判断为失控,见图7-5。②同一分析批两个

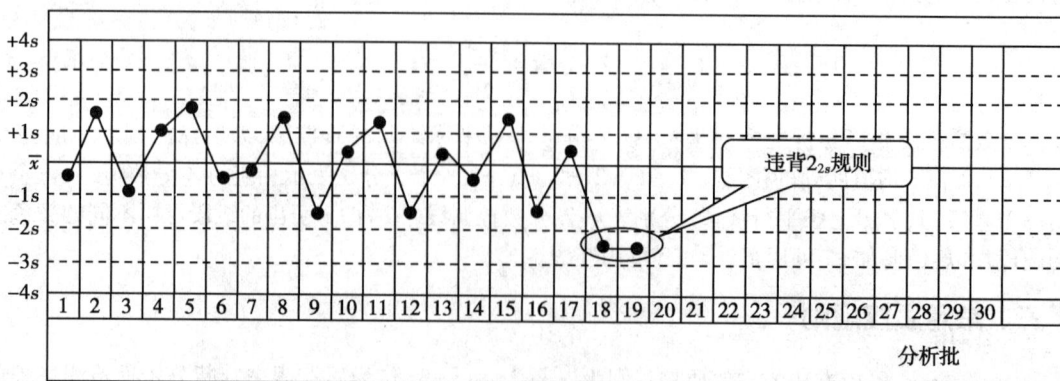

图7-5 同一浓度质控品违背2_{2s}质控规则

64

浓度质控品测定值同方向超过 $\bar{x}+2s$ 或 $\bar{x}-2s$，判断为失控，见图 7-6。

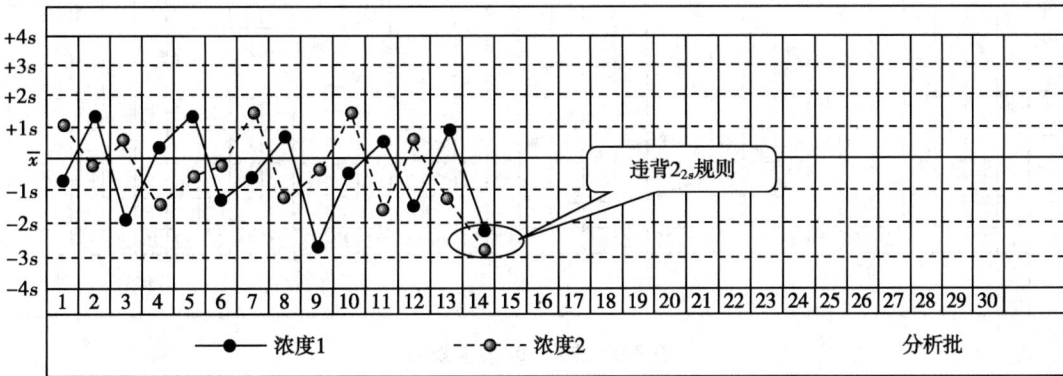

图 7-6　同一分析批两个浓度质控品违背 2_{2s} 质控规则

（4）R_{4s}："R"代表范围，指同一分析批中两个浓度水平的质控品测定值相差的绝对值超过 $4s$，即一个质控结果超过 $\bar{x}+2s$ 控制限，另一个质控结果超过了 $\bar{x}-2s$ 控制限，判断为失控，提示存在严重随机误差，见图 7-7。

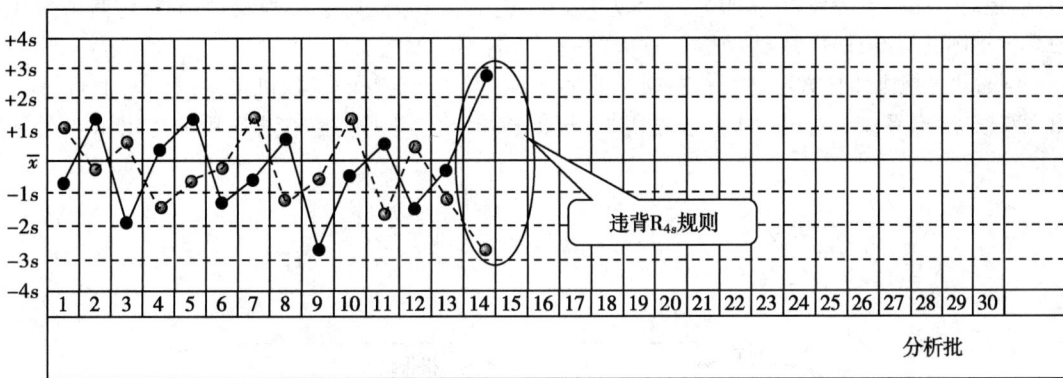

图 7-7　违背 R_{4s} 质控规则

（5）4_{1s}：一个质控品连续 4 次的结果都超过了 $\bar{x}+1s$ 或 $\bar{x}-1s$；或两个质控品连续 2 次测定结果都超过 $\bar{x}+1s$ 或 $\bar{x}-1s$。违背此规则，提示存在系统误差，用于发现检测系统出现偏移的情况，见图 7-8。

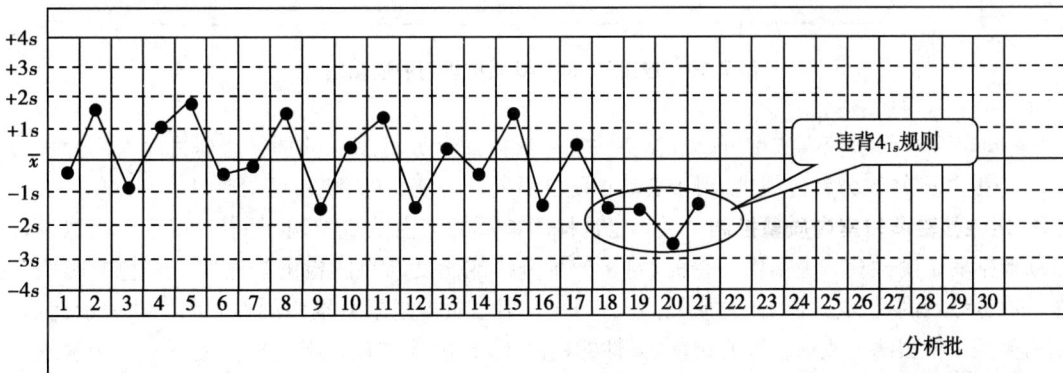

图 7-8　违背 4_{1s} 质控规则

（6）$10_{\bar{x}}$：10 个连续质控品测定值落在均值线的同一侧。违背此规则，提示存在系统误差，用于发现检测系统出现偏移的情况，见图 7-9。

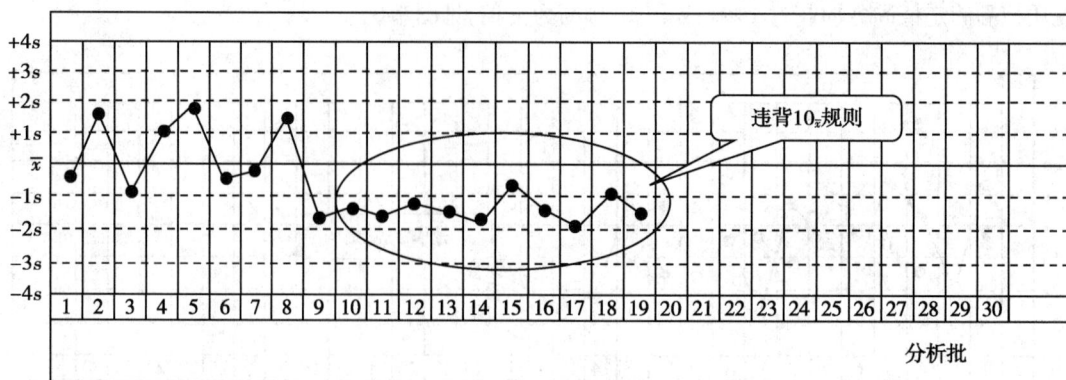

图 7-9 违背 $10_{\bar{x}}$ 质控规则

2. Westgard 多规则质控方法 Westgard 在 Levey-Jennings 质控方法的基础上,于 1980 年建立了联合应用多个规则来进行室内质控检测数据判断的方法,被称为第二代质量控制方法。该方法建立在信息化的基础上,利用计算机程序或实验室信息化系统(LIS)进行判断。

Westgard 多规则质控方法推荐使用 6 个质控规则,即:1_{2s}、1_{3s}、2_{2s}、R_{4s}、4_{1s}、$10_{\bar{x}}$,通常表达为 $1_{2s}/1_{3s}/2_{2s}/R_{4s}/4_{1s}/10_{\bar{x}}$,其中 1_{2s} 只是作为警告规则,如果 1 个质控结果符合 1_{2s},提示本批次检测结果可能存在问题,但是尚不能确定为失控,需要依次启动 1_{3s}、2_{2s}、R_{4s}、4_{1s}、$10_{\bar{x}}$ 规则进行判断,如果符合其中的任何一项质控规则的标准,即可判断为失控,病人的检验报告不能发放。

Westgard 多规则质控方法还可判断误差的类型,1_{3s} 和 R_{4s} 反映的是随机误差,而 2_{2s}、4_{1s} 和 $10_{\bar{x}}$ 可检出系统误差,当系统误差很大时,也可由 1_{3s} 规则检出。多规则质控方法应用的逻辑示意图见图 7-10。

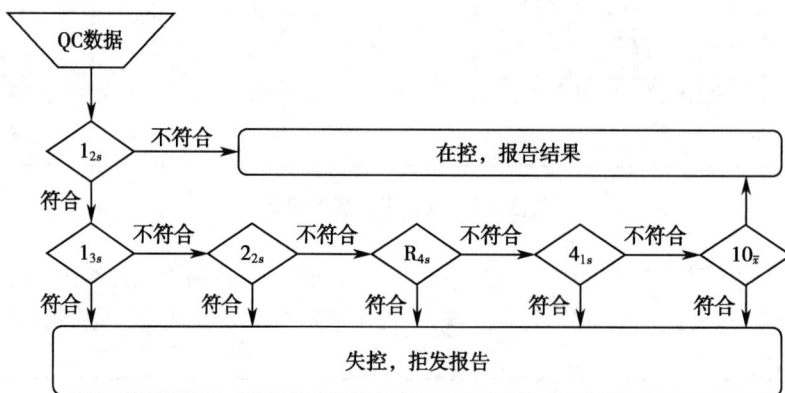

图 7-10 应用 Westgard 质控规则的逻辑图

Westgard 多规则质控方法也可以根据实验室的具体要求进行相应的调整。如目前大部分实验室将 4_{1s} 和 $10_{\bar{x}}$ 规则修改为警告规则,用于启动预防性系统趋势变化的调整,见图 7-11。

3. 定性检验项目室内质量控制 关于定性检测项目的室内质量控制,要求每一个定性测量程序都必须包括一个阴性和一个阳性质控品,对于产生分级或滴度结果的检测程序应分别包括阴性质控品和具有分级或滴度反应性的阳性质控品。一般阴、阳性质控结果分别为阴性和阳性即表示在控,相反则为失控。根据滴度或稀释度判定阴、阳性的检测项目,阳性质控结果在均值上下一个滴度或稀释度以及阴性质控结果为阴性即为在控,否则视为失控。

四、失控后的处理

室内质控的目的是避免错误的检验结果发放给临床。一旦发现室内质控失控,应停止病人标本检测,拒发检验报告,分析失控原因。失控原因的分析与排除是质控程序中的最关键点。

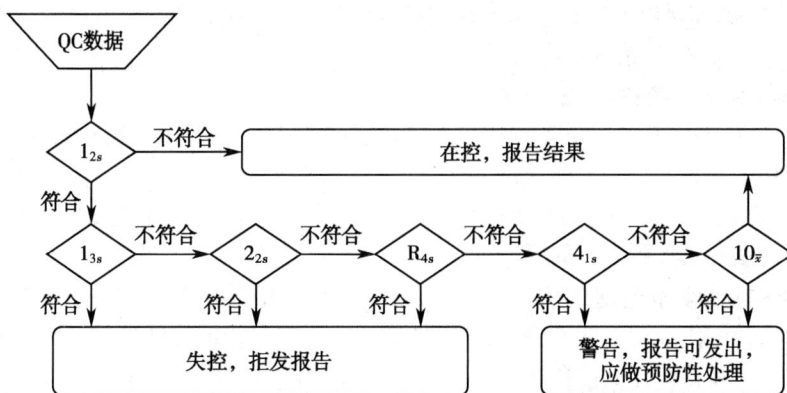

图 7-11 修改后应用 Westgard 质控规则的逻辑图

1. 失控处理的流程 各实验室以自己制订的质控规则和方法为依据。一般的处理流程包括以下内容:

（1）发生失控情况后,立即报告给专业组长、科室领导及质量负责人。

（2）停止本分析批标本的检测、临床报告的审核及发布工作。

（3）根据失控表现,查找分析原因,并做纠正和排除后,再复测质控品直至回到在控状态。

（4）必要时复测部分或全部的待测标本,发出正确的临床检验报告。

（5）以上过程均需要进行详细的文字记录,相关负责人签字确认并保存。

2. 失控原因分析 导致室内质控失控的影响因素主要包括:操作失误;试剂、校准品、质控品失效;水、电等供应不符合要求;仪器维护不良;采用的质控规则、控制限范围、一次测定的质控品数不当等。正确判断不同原因引起的失控在质控图上的表现,才能快速准确地判断出失控的原因。失控原因的分析过程包括以下内容:

（1）检查质控图,确定误差的类型,区分是随机误差还是系统误差。1_{3s} 和 R_{4s} 规则通常指示的是随机误差,而 2_{2s}、4_{1s} 和 $10_{\bar{x}}$ 规则通常指示的是系统误差。质控曲线的突然变化或较大幅度的波动多为随机误差,而趋向性的现象多为系统误差。

（2）全面分析可能影响检测系统的因素,如温度、湿度、电压、磁场、信息系统的结果传输和转换以及人为误差等。

（3）充分记录所有检测系统的改变,包括:试剂、质控品更换;开瓶效期;仪器维修、更换部件、定标、校准;软件升级;人员轮换等,便于在失控时与检测系统的变化进行对照,查找可能的失控原因。

（4）针对不同的检测系统和检验项目总结常见的失控原因,如:化学发光检测系统常见的失控原因是项目定标错误或光源灯泡衰减等;止凝血检测的常见原因是试剂稳定性下降。

3. 失控纠正措施 操作者如发现质控数据违背了质控规则,应填写失控报告单,上交上级专业主管,并可采取如下步骤查找原因并进行处理:

（1）重测同一质控品:在怀疑失控原因为操作误差及随机误差的情况下,完全按照质控品检测程序的要求重测,获得在控的质控结果。如果重测结果仍不在允许范围,则可进行下一步操作。

（2）新开一瓶质控品,重测失控项目:如果新开瓶的质控结果正常,说明原来瓶中质控品可能过期或在室温放置时间过长而变质,或者被污染。如果结果仍不在允许范围,则进行下一步。

（3）新开另一批质控品,重测失控项目:如果结果在控,说明前一批质控品可能都有问题,应检查有效期和储存环境,以查明原因。如果结果仍不在允许范围,则进行下一步。

（4）更换试剂,重测失控项目:如果是试剂变质或超过开瓶稳定期,更换试剂并重做试剂空白后,重测质控品应该在控。

（5）维护、清洗仪器或更换仪器耗材,重测失控项目:检查仪器状态,如光源是否需要更换,比色杯是否需要清洗或更换,是否按规定执行周期性对仪器进行维护保养。对仪器进行清洗、维护后重测质控品,如果结果仍不在允许范围,则进行下一步。

（6）重新校准或定标后,重测失控项目:用新的校准液校准或定标仪器,排除校准液的原因。

（7）请专家帮助：如果以上措施都未能得到在控结果，则可能是仪器或试剂存在更复杂的原因，只能和仪器或试剂厂商联系，请求技术支援。

4. 室内质控失控的相关记录

（1）失控处理报告：一份完整的室内质控失控评估报告包含失控项目、判断依据、失控原因、纠正措施以及结果确认等内容。

（2）失控原因分析：一份详尽的室内质控失控原因分析表基本上涵盖了大部分的失控原因，逐一分析有利于帮助使用者查找到失控的原因。

5. 室内质量控制的数据管理 室内质量控制是长期的日常工作，每天都会产生大量的质控数据，这既是每日室内质控工作的记录性文件，也是提供质量保障措施的证明性文件。因此，实验室在进行周期性评估后应后应妥善保存质控数据。

（1）设定靶值和质控限：在开始室内质控时，首先要确定质控靶值和质控限。对新批号质控品应确定质控限，质控限通常以标准差的倍数表示。

暂定靶值和质控限的设定：将质控品（每天打开一瓶，一天测一次）与常规标本一起测定，连续 20 天。根据 20 次质控结果，对数据进行离群值检验（剔除超过 $3s$ 的数据），计算出平均数和标准差，作为暂定均值和标准差。以此暂定均值和标准差作为下一个月室内质控图的靶值和标准差进行室内质控。一个月结束后，将该月的在控结果与前 20 个质控测定结果汇集在一起，计算累积平均数和标准差（第一个月），以此累积平均数和标准差作为下一个月质控图的靶值和标准差。重复上述操作过程，连续 3~5 个月。

常用靶值和标准差的设定：以最初 20 个数据和 3~5 个月在控数据汇集的所有数据计算的累积平均数和标准差作为质控品有效期内的常用靶值和标准差，并以此作为以后室内质控图的平均值和标准差。

（2）每月室内质控数据统计处理：①当月每个检测项目原始质控数据的均数、标准差和变异系数。②除外失控数据后，当月每个检测项目的均数、标准差和变异系数。③每个检测项目所有质控数据的累积均数、标准差和变异系数。

（3）每月室内质控数据的保存：①当月所有项目原始质控数据。②当月所有项目的质控图，包括质控图上失控点的标注和处理。③所有计算的数据，包括均数、标准差和变异系数及累积均数、标准差和变异系数等。④当月的失控报告，包括违背失控规则的项目、失控原因分析、采取的纠正措施及效果验证。⑤每台分析仪器的月质控小结，包括全月质控的基本情况、失控的规律性分析、存在的主要问题、下月的改进措施等内容。

（4）每月上报的质控数据图表：每月质控活动结束后，将当月的所有质控数据汇总、整理后，应将以下汇总表上报实验室负责人。

1）当月所有检测项目质控数据汇总表。

2）所有检测项目全月的失控情况汇总表。

（5）室内质控数据的周期性评估：每月质控活动结束后，都要对当月室内质控数据的均数、标准差和变异系数及累积均数、标准差和变异系数进行评估，查看与以往各月的均数、标准差和变异系数是否有明显差异。如果发现有显著性差异，应修正下个月的质控图的均值和标准差。

（6）对室内质控数据进行实验室间比对：若多个实验室共用同一批号的质控品，可制订实验室间比对计划并组织实施。该统计资料可用来比较实验室与其他实验室的不精密度和偏倚。

第二节 室间质量评价

室间质量评价（external quality assessment，EQA）或能力验证（proficiency testing，PT）能帮助临床实验室了解检验结果的正确度。室间质量评价是利用参加活动的实验室间比对，由外部独立机构按照预先制订的准则评价参加者的检测能力。实验室间比对（interlaboratory comparisons）是指按照预先规定的条件，由两个或多个实验室对相同或类似的样品进行检测的组织、实施和评价活动。在实验室质量管理体系中，能力验证或室间质量评价是重要的组成部分。目前医学检验领域中的许多专家把

"EQA"与"PT"看成同一词,国外越来越多的人用"PT"替代"EQA",我国检验界仍习惯使用"EQA"。

一、室间质量评价的类型

室间质量评价计划通常按实验室组织形式分为:实验室间检测计划、测量比对计划、已知值计划、分割样品检测计划、定性计划和部分过程计划等。我国国家卫生健康委员会临床检验中心和各省市临床检验中心组织的室间质量评价多属于实验室间检测计划或已知值计划。实验室间比对采用较多的是分割样品检测计划。

二、室间质量评价的实施

(一)室间质量评价工作流程

EQA的工作流程分为组织者内部的工作流程和参评实验室的工作流程两部分。

1. 组织者内部的工作流程　包括质评计划的策划和组织、网络平台发布公告、质控品的选择和准备、质控品的包装和运输、检测结果的统计分析、靶值的确定、报告的发放和与参加者的沟通等。

2. 参评实验室的工作流程　包括在线申请、接受质控品、按规定日期检测、回报检测结果、接收评价报告、分析评价报告、决定是否采取纠正措施和评估采取措施的效果等。

(二)参评实验室对质评物的检测

1. 质评标本的接收

(1) 实验室在收到室间质评样品后,应按要求将样本保存在适宜的条件下。

(2) 接收时应检查样本上标签与质控计划表(质评样品清单)上的编号是否一致,包装是否有破损。如有破损或存在不一致等情况,应立即与室间质评组织者联系。

(3) 如以上均无误,则登记接收的日期及内容后立即将质评样品按要求放置于适宜的环境中,如2~8℃或-20℃冰箱内。

2. 质评样品的检测

(1) 对于冻存的样品,在检测前应取出并保证复温足够长的时间。需要复溶的样品,应该使用适当的溶剂和经校验的移液装置进行溶解,放置足够长的时间使其充分溶解并混匀。

(2) 检测时,必须将质评样品与其他病人样品在完全相同的条件下检测。

(3) 留样再测:质评样品检测完成后,将剩余样品保留于适宜的环境中,在样品保存有效期内组织工作人员进行留样再测操作考核,将考核结果保存,待室间质评组织机构反馈质评结果后,与员工检测结果进行比较,以此评价员工的个人能力。

(4) 每位员工每年度应至少参与一次能力验证试验及留样再测,评价标准参照室间质评组织机构制订的允许范围。

3. 样品检测要求

(1) 在检测过程中,室间质评样品必须使用实验室的常规检测流程和方法,由当日在岗的常规工作人员检测。

(2) 检测室间质评样品的次数必须与常规检测病人样品的次数一样,对于定量检测的项目,禁止多次测定上报平均值的做法。

(3) 应独立分析室间质评样品,禁止将样品或样品的一部分送到其他实验室进行分析。在结果提交截止日期前,禁止与其他参加的实验室交流室间质评的测定结果,并注意此类数据的保密,防止丢失或外泄。

(4) 要求只在检测病人标本的检测方法或系统上进行室间质评样品的检测,其余检测方法或系统可以通过实验室内部比对来保证检验结果的准确度和正确性。

(5) 当有理由怀疑质评样品所在的分析批结果不可靠,或所在分析批出现失控、仪器故障等情况时,可在采取纠正措施后对质评样品进行重测。

4. 检测信息的记录　当班工作人员在进行室间质评样品检测时,必须将样品的处理、准备、检测及结果的收集、核对、报告等每一步骤均详细记录。

5. 记录信息的核对　由另一位工作人员审核所有的记录信息,如:仪器打印的原始结果、工作单和以电子形式储存的有关数据;处理或测试标本的各种记录,如质控记录、校准状况及仪器状态等的记录;抄写误差的检查及审核记录等,确保无误。

6. 结果上报及保存 将原始数据及其他相关信息填表邮寄或在线填报,并将原始记录复印保存。按规定保存所有记录资料或复印件至少2年,包括室间质评结果的各种记录表格,如室间质评计划的说明、实验室主任和分析人员的签字、室间质评样品与病人样品进行相同处理的证明性文件等。

回报结果的评价:①充分分析室间质评结果、查找原因、持续改进、提升检验质量是室间质评活动的重要组成部分。②室间质评返回的结果可用于专业组人员继续教育、新员工岗前培训、实习教学等,同时室间质评返回的结果也可作为员工个人能力和继续教育的证明。③收到室间质评活动的回报结果后,分析结果,查找原因,总结经验。即使质评结果合格,如果显示出偏倚或存在潜在问题的趋势等情况,也应进行调查并采取相应的措施。

(三) 室间质量评价活动方式

1. EQA成绩的评价方式 根据下列各项内容评价实验室结果与靶值的偏离。

(1)确定靶值:目前室间质量评价的定值常用以下两种方法:①由参考实验室用参考方法对质评样品进行定值,以此作为靶值;②根据测定方法将所有参与质评活动的实验室结果进行分类统计,计算出均值,反复剔除±3s的离群值后再计算不同测定方法的均值,作为该组方法的靶值。

(2)偏倚评分方法:对于定量分析项目,确定了靶值后,通过计算偏倚判断结果的偏离程度。

$$偏倚 = \frac{测量值-靶值}{靶值} \times 100\%$$

(3)定性试验判断标准:定性试验项目可接受的性能准则是有反应性(阳性)或没有反应性(阴性)。

(4)细菌学检测判断标准:对于细菌学检测则考虑是否能正确鉴定和是否有正确的药敏结果。

(5)一个项目的总得分:一个检测项目如检测不同浓度的多个标本,可得到多个检测结果,对每一次室间质量评价调查,计算某一项目得分的公式为:

$$项目得分(PT) = \frac{该项目的可接受结果数}{该项目的总测定标本数} \times 100\%$$

(6)全部项目总得分:在一次室间质量评价活动中,计算所有项目得分的公式为:

$$本次得分 = \frac{全部项目的可接受结果数}{全部项目总的测定标本数} \times 100\%$$

(7)Z比分数:通过测量结果与靶值的差值再与同一组参加实验室的标准差的比值计算。

2. 室间质量评价的成绩要求

(1)室间质评活动中某一分析项目全部标本中可接受的测量结果小于80%,称为本次活动该分析项目室间质评成绩不满意。

(2)某次室间质评所有评价项目中可接受项目小于80%,称为不满意的室间质评成绩。

(3)在规定的回报时间内实验室未能将测量结果回报给室间质评组织者,将定为不满意的室间质评成绩,该次活动质评成绩得分为0。

(4)对同一分析项目,连续2次或连续3次中的2次活动未能达到满意的成绩,则称为室间质评活动不成功。

(5)所有参与评价的项目连续2次或连续3次中的2次活动未达到满意的成绩,则称为不成功的室间质评成绩。

(6)对于不满意的室间质评成绩,实验室必须分析原因,采取纠正措施,对相关人员进行培训并保留文件记录。实验室对文件记录必须保存2年以上。

(7)Z比分数的要求:

$|Z| < 2.0$,表明能力"满意",无须采取进一步措施。

$2.0 < |Z| < 3.0$,表明能力有"问题",产生警戒信号。

|Z|>3.0,表明能力"不满意",应立即采取相关措施。

（四）正确度验证室间质量评价计划

正确度验证 EQA 计划的靶值是由参考实验室应用参考测量程序确定。一般将冷冻人血清（或全血）作为质控物,参加实验室收到质控品后,按要求立即测定或在规定时间内测定。一般提供 2 个批号,每个批号有相同的多份样品。

三、实验室间比对

实验室间比对是判断和监控实验室能力的有效手段之一,是进一步增加实验室客户信心的保证,也是中国合格评定国家认可委员会（CNAS）认可的条件之一。实验室间比对借助外部力量提高实验室的能力和水平。

1. 室间比对的目的　参加室间比对可以提高实验室检验质量,评价实验室对特定物质检测或测量能力并监测其持续能力,可以发现问题并采取相应的改进措施,为实验室改进实验方法的分析能力提供参考,选择到更适合于本实验室要求的实验方法或仪器。

2. 比对样品要求　实验室间比对样品通常有:病人标本、质控品及参考物质。实验室间比对常使用新鲜的病人标本,它与质控品比较,具有如下优点:①可以降低检测过程中的基质效应。②能够评估检验前过程的相关因素,如标本的采集、运输及处理等。

3. 比对方法的应用　实验室应根据自身的情况,列出无法参加室间质量评价的检测项目,并尽可能建立这些项目的比对评估程序。

实验室在运行比对程序前,应当提前确定每一个定量评估程序的可接受范围。假如存在足够的质控数据时,实验室可通过内部室内质控数据建立可接受范围（室内质量控制均值 $\bar{x} \pm 2s$ 或 $\bar{x} \pm 3s$）；或根据文献的数据建立可接受的范围,即根据生物学变异或临床决定值水平导出的标准；或根据国外已有的室间质量评价的标准。当实验室间比对不可行或不适用时,实验室应制订评价检验结果与临床诊断一致性的方法。

实验室间比对采用较多的是分割样品检测计划。分割样品检测计划通常只有数量非常有限的实验室参加。此计划经常需要保留足够的标本,以便由另外的实验室进一步分析,以了解不同实验室间比对结果出现差异的原因。

4. 实验室间比对的流程

（1）参加能力验证:从相关渠道获得能力验证计划,报名参加,依能力验证组织的规定和安排进行。

（2）实验室间比对:对没有开展能力验证/室间质评的检验项目,实验室应采取其他方案并提供客观证据确定检验结果的可接受性。具体应用可参考 WS/T 415《无室间质量评价时实验室检测评估方法》。实验室应通过与其他实验室（如已获认可的实验室、使用相同检测方法或配套系统的同级别或高级别医院的实验室）比对的方式判断检验结果的可接受性,并应满足如下要求:①规定比对实验室的选择原则。②样品数量:至少 5 份,包括阴性样品和阳性样品。③频率:至少每年 2 次。④判定标准:应有≥80%的结果符合要求。⑤结果不一致时,应分析不一致的原因,必要时采取有效的纠正措施,并定期评价实验室间比对对其质量的改进作用,保留相应的记录。

5. 室间比对的结果分析　室间质量评价未能通过,常见原因有:

（1）客观原因:主要是仪器状态和校准、其他参与设备的性能、试剂的质量、质控品的质量等因素。

（2）主观原因:主要是操作者的技术水平和责任心,是否按规定使用质控品,是否按 SOP 文件要求常规条件下检测质控品。

（3）其他原因:主要是检测方法的优劣、数据上报填写错误等。

制订纠正措施是为了维护实验室出具准确可靠的检验结果。纠正措施分为预防性措施和即时性措施:预防性措施主要根据实践经验对容易出问题的地方事先制订相应的措施,让大家遵照执行,防止发生问题;即时性措施针对临时出现的问题,实施措施解决问题并进行记录。

案例分析
（文档）

笔记

四、临床检验质量规范

检验项目的质量规范(analytical quality specification)是确保临床医生作出满意的临床决策所需要达到的质量水平。分析质量规范可表现为允许不精密度(CV%)、允许偏倚和允许总误差等形式。其中最重要的是允许总误差要求,它是临床可接受的分析误差大小。临床实验室所使用检测方法的不精密度、偏倚和总误差应小于分析质量规范要求。

国际上推荐根据生物学变异制订不精密度标准。生物学变异(biological variation)是指除分析变异之外导致检验结果随时间变化的影响因素。生物学变异包括个体内变异(CV_I)和个体间变异(CV_G)。根据生物学变异可推导出临床检验项目的允许不精密度(I)或允许变异系数、允许不准确度(B)或允许偏倚及允许总误差,可分别按下列公式计算:

允许不精密度:$I < 0.5 \quad CV_I$

允许不准确度:$B < 0.25 \quad \sqrt{CV_I^2 + CV_G^2}$

允许总误差:$TEa < 1.65I + B (\alpha < 0.05) \quad TEa < 2.33I + B (\alpha < 0.01)$

常见临床检验定量项目的允许不精密度(CV%)要求:①有卫生行业标准的项目,即将该标准作为此项目的允许CV%要求。②无行业标准的项目,可参考1/3室间质量评价标准(允许总误差)、基于生物学变异的适当/最低/最佳质量规范,或根据实验室自己建立的质量要求,最终确定各项目的允许CV%要求。

本章小结

临床实验室质量控制的最重要内容是室内质量控制和室间质量评价。前者是控制检测结果的精密度,后者则是控制检测结果的准确度。室内质控是实验室全面质量管理的核心。质控品、质控图和质控规则是室内质量控制的基本要素。质控品专门用于检验项目的质量控制,不能作为校准品用于检测仪器的校准。反映质控品的性能指标有同源性、稳定性、瓶间差、定值和非定值、分析物水平、检测频率等。Levey-Jennings质控图简单明了,运用单个质控规则。Westgard质控图运用多个质控规则,提高误差检出率。重点掌握检验项目失控处理的工作流程,分析失控的原因,采取相应的处理措施。实验室间比对是判断和监控实验室能力的有效手段之一,也是CNAS认可的条件之一。实验室间比对借助外部力量,提高实验室的能力和水平。实验室间质量评价是利用实验室间的比对,对实验室检测结果准确性的综合评估,是判断和监控实验室能力的有效手段之一。

(王治西)

扫一扫,测一测

思考题

1. Westgard多规则质控法常用的质控规则有哪些?如何判断?
2. 室内质控失控后应如何处理?
3. 如何对室内质控的结果进行评价?

笔记

第八章 检验前的质量管理

学习目标

1. 掌握:病人准备对检验结果的影响;血液标本采集注意事项。
2. 熟悉:检验申请单基本要素;检验项目组合原则。
3. 了解:检验前质量管理重要性和基本内容。
4. 具有检验前质量管理的意识;具备正确核收和拒收不合格标本的能力。

为保证检验报告结果的准确性,临床实验室应进行全面质量管理(total quality management,TQM)。全面质量管理又称过程控制,它是指从临床医生开出检验申请医嘱开始至实验室检测完成,并将检验结果发至临床整个过程中一系列保证检验质量的方法和措施。检验全过程分成检验前过程、检验中过程及检验后质量管理三个阶段。检验前过程(pre-examination process)又称分析前阶段(pre-analytical procedures),是指从临床医生提出检验申请开始到分析检验启动这一阶段,其步骤包括检验申请、病人准备、样品采集、运送到实验室并在实验室内传递及检验前标本预处理的过程。由于检验前过程涉及临床医生、护士、病人及检验人员,临床实验室很难控制,具有复杂性、隐蔽性、不可控性及责任不确定性,是临床实验室质量管理过程的重点和难点。

第一节 检验申请单

检验申请单是重要的医疗文书之一,检验项目的正确选择是准确诊疗的第一步。

一、检验申请单的要求

完整的检验申请单包括四个要素:病人信息、医生信息、原始样本信息和申请项目信息。检验申请单主要有书面和电子两种形式,有时也有口头申请。

1. 病人信息 包括病人姓名、性别、年龄、唯一性标识(如门诊号、住院号、病案号)及临床诊断等。如突发事件中的不知名昏迷病人,"姓名"项可填写"无名氏",在保密性体检时也可用阿拉伯数字编码。关于临床诊断项,已确诊病人必须填写,初诊病人可写"拟诊××病"或"××病?",健康体检或普查时,可写"体检"二字。

2. 医生信息 包括姓名、科室、电话、申请时间等。申请时间主要用于计算检验报告的周转时间(turnaround time,TAT)。

3. 原始样本信息 包括原始样本类型及添加剂、采集部位、采集日期与时间、采集人信息等。

4. 检验项目信息 检验申请单应该准确描述申请项目信息,不能遗漏,这是检验申请的核心内容。

5. 口头检验申请 是没有申请单的特殊申请形式。临床实验室接到医生的通知,变更已送检标本的检验项目,并及时文件化。

案例导学

病人李某,男,28岁,因腰部胀痛就诊。门诊进行血常规和尿常规检验,在拿到检验报告单时李某家属发现性别是女性,遂电话咨询临床实验室询问性别是否录入错误,检验技师告知病人需要核对原始申请单。核对后发现申请单中标明的性别是女性,因缺少申请医生信息,无法联系。检验技师于是认为临床医生填写的病人性别有误,遂将"女性"改为"男性",重发报告。

问题与思考:此案例中有几处错误?哪些与检验申请有关?

二、检验项目的选择

检验项目申请主要是临床医生根据病人的主诉、症状或病程演化,遵照临床诊疗指南、行业规范或专家共识而提出的。

1. 检验项目选择的原则 临床医生对检验项目的合理选择应遵循针对性、有效性、时效性和经济性四项基本原则。

(1) 针对性:是指选择的检验指标要符合临床医生的诊疗目的。

(2) 有效性:是指检验项目对疾病诊断的敏感度和特异度,即检验项目的临床应用价值。筛查和检测试验应优先选择敏感度高的检验项目,在诊断疾病时应优先选用特异度高的检验项目。

(3) 时效性:检验报告周转时间(turnaround time,TAT)是衡量临床实验室检验报告及时性的一个重要的质量指标。

(4) 经济性:在确保向临床医生提供有效信息的前提下,应考虑选用费用较少的检验项目,减轻病人经济负担。

2. 常用检验项目优化组合 有时单一的检验项目难以满足临床诊疗需求,临床实验室要遵循循证检验医学原则,开发具有最大价值的检验项目组合。常见的检验项目组合原则有四类:

(1) 根据疾病发生和演变特征的优化组合:如心肌标志物组合由肌红蛋白(MYO)、心肌肌钙蛋白I(cTnI)及肌酸激酶同工酶(CK-MB)三个指标组成。该组合既可以检测急性心肌梗死是否发生,又可以推测心肌梗死发生的时间。

(2) 根据疾病的筛检、监测过程的优化组合:可以根据不同诊疗目的有针对性地采取不同检验项目或组合。如糖尿病诊断选择血糖、糖耐量,糖尿病的分型选择胰岛素、C肽和自身抗体等。

(3) 根据检测方法学特点的优化组合:如粪便隐血试验对上消化道出血敏感,免疫胶体金法对下消化道出血敏感。利用各方法优点,提高检测结果的准确性。

(4) 根据组织器官功能特点的优化组合:如选择丙氨酸氨基转移酶(ALT)、天冬氨酸氨基转移酶(AST)等联合检测可敏感反映肝细胞的坏死或损伤,选择甲胎蛋白(AFP)、α-L-岩藻糖苷酶(AFU)等项目组合可以提高诊断肝细胞癌的特异度。

第二节 病人的准备

合格标本是检验结果准确性的前提。医护人员及检验人员应掌握标本采集前病人的状态等非疾病性因素,并将相关的要求和注意事项告知病人,尽可能地减少非疾病因素的影响,保证标本能客观真实地反映当前疾病状态。

一、生物学因素对检验结果的影响

生物学因素包括年龄、性别、种族、妊娠、生物周期等,均可引起体内部分物质的含量发生变化,临床医生在分析检验结果时要充分考虑生物学因素对检验结果的影响。

1. **年龄**　临床实验室应根据不同的年龄段,设定参考区间加以区别,以消除年龄因素对结果的影响。如新生儿的红细胞计数和血红蛋白含量比成年人高很多。碱性磷酸酶的含量在生长旺盛的青春期有一个高峰。胆固醇和低密度脂蛋白-胆固醇含量逐渐增长。

2. **性别**　男性比女性高的常见指标有:甘油三酯、胆红素、丙氨酸氨基转移酶、肌酐、肌红蛋白、尿酸、尿素、血氨、天门冬氨酸氨基转移酶、血红蛋白、红细胞计数、碱性磷酸酶、胆碱酯酶、铁、葡萄糖、低密度脂蛋白-胆固醇、白蛋白、胆固醇和总蛋白等。女性比男性高的常见指标有:高密度脂蛋白-胆固醇、铜和网织红细胞等。

3. **人种**　种族间存在遗传特性和生活习性的不同,某些生理或病理指标有种族差异。如白细胞计数黑色人种比白色人种低;维生素 B_{12} 黑色人种比白色人种高 1.35 倍,脂蛋白 a 黑色人种比白色人种高 2 倍左右。

4. **妊娠**　妊娠期孕妇循环血容量中血浆增加多于红细胞增加,使血液稀释,出现妊娠生理性贫血;胚胎期卵黄囊和肝脏大量合成的 AFP,引起孕妇血清 AFP 适度增加。妊娠期血液生化主要指标变化见表 8-1。

表 8-1　妊娠期主要血浆变化指标及机制

机　制	变　化
血浆运输蛋白增加	甲状腺素、脂类、铜和血浆铜蓝蛋白含量升高
血液稀释	总蛋白、白蛋白含量减低
体重及代谢增加	肾小球滤过率、肌酐清除率上升
凝血系统功能亢进	凝血因子活性增强、PT 及 APTT 缩短、纤维蛋白含量增高
需要增加造成的相对缺乏	铁、转铁蛋白缺乏
急性反应期蛋白增高	红细胞沉降率升高

注:PT 为血浆凝血酶原时间;APTT 为活化部分凝血活酶时间。

5. **生物周期**　人体存在生物钟周期,许多物质随生物周期呈现出不同的节律性变化。

(1) 昼夜节律:睾酮和甲状腺激素的分泌有明显的时间节律变化;促肾上腺皮质激素、皮质醇的分泌高峰在清晨 6 时左右,随后下降,午夜 12 时降至最低,而皮质醇的水平昼夜节律变化可影响葡萄糖耐量(OGTT)试验,下午进行 OGTT 试验所获得的血糖值高于上午。

(2) 月经周期:月经周期是成熟女性的正常生理过程。月经期血液中孕酮和雌二醇降到最低水平,卵泡期血液中雌二醇水平逐渐升高,腺垂体分泌的促黄体素、卵泡刺激素,在排卵期分泌水平最高。

二、生活习性对检验结果的影响

1. **饮食**　饮食后血液葡萄糖、血脂会随之增高。高蛋白饮食后血清尿素和肌酐增高;高核酸食物可使尿酸明显增高;高脂肪食物可使甘油三酯和外源性乳糜微粒升高,所以目前在血脂谱检验项目上我国推行空腹检查。

2. **饥饿**　饥饿 14 小时后,β-羟丁酸、乳酸、乙酰乙酸及丙酮酸开始升高。饥饿 48 小时后胆红素升高约 240%,游离脂肪酸、亮氨酸、异亮氨酸等亦显著升高,而葡萄糖、清蛋白、前清蛋白、转铁蛋白及补体 C3 等血浆水平下降。

3. **运动**　剧烈运动可使人体处于应激状态,引起许多检验结果异常。一般清晨采集血标本,住院病人在起床前采集,门诊病人应至少休息 15 分钟后再采血。

4. **情绪**　精神紧张和情绪激动影响神经-内分泌系统,可使儿茶酚胺、皮质醇、血糖、血细胞等升高。

5. **季节变化**　夏季人们所受光照时间延长,25-羟基维生素 D_3 浓度比冬天高;而总甲状腺素、三碘甲腺原氨酸、促甲状腺激素释放激素、总胆固醇等在冬季较高,甘油三酯水平在冬季偏低。

6. **海拔高度**　不同的海拔高度,人体血清中某些成分的含量会发生变化,如红细胞计数、血红蛋白、C 反应蛋白水平升高,而肾素、转铁蛋白、尿肌酐、雌三醇及肌酐清除率则随着海拔的升高而降低。

三、药物和刺激物对检验结果的影响

常用药物通过人体生理反应干扰测定结果,或通过检验方法的化学反应而影响检验结果。如大

0803

检验指标的
日间变化
(文档)

笔记

剂量服用维生素 C,可导致血糖、胆固醇、甘油三酯、尿酸严重降低,使尿潜血、尿糖、尿酮体、尿亚硝酸盐出现假阴性反应。头孢菌素类药物可影响肌酐的测定结果。青霉素导致尿蛋白的检查为假阴性。某些甲状腺素类制剂能促进糖的吸收,增加糖原分解及糖异生作用,还可加速胆固醇转变为胆酸由粪便排出,因而造成血糖增高和胆固醇降低。

　　建议:医生应嘱咐病人采血前 4 小时勿喝茶或咖啡,勿吸烟、饮酒;了解病人对刺激物(烟、酒、茶或咖啡)和药物的接触史,供评价其检验结果时参考。

案例导学

　　病人,女,52 岁,有甲亢史,长期服用治疗甲亢的药物甲硫氧嘧啶片,导致白细胞计数一直偏低,经常在 $3.0×10^9/L$ 左右。这天上午 11 点多钟病人来到门诊检验室,某检验人员为其检测血常规,结果显示:WBC $7.2×10^9/L$,分类正常。然病人却质疑结果,表示白细胞从来没这么高过,怀疑检测仪器有问题。检验人员检查仪器没有任何问题,质控结果完全正常,白细胞直方图也正常,并把标本用其他仪器进行检测也是这个结果,医生也怀疑该结果。后检验人员手工检测,结果类似。病人休息 15 分钟后再次抽血检测,结果显示:WBC $3.1×10^9/L$。

　　问题与思考:
　　1. 试分析造成该病人白细胞计数检测不准确的可能原因是什么?
　　2. 本案例提示进行标本采集前病人需要怎样的准备才可能获得合格的标本?

第三节　标本的采集、运送和保存

　　标本采集是检验前质量管理的重要环节,对标本采集人员进行培训指导,可显著改进检验前质量。

一、标本的采集

　　临床实验室要指导标本采集人员注意控制采集时间、采集部位、采集容器、添加剂使用等,以保证标本检测结果真实、客观反映病人状态。

　　1. **标本采集时间**　对许多检验指标结果有较大影响,如激素类检验。采样时间一般遵循选择最具有代表性的时间和高检出时间这两项原则。血培养标本采集一般要求:①在抗微生物药物治疗之前或者在起始治疗后立即采集标本。②应当尽快在疾病初发时(寒战、发热时)采集首份标本。

　　2. **标本采集部位**　应该具有代表性。静脉采血通常选择肘部静脉;血气分析采血选择桡动脉、肱动脉、股动脉。尿液培养应取清洁后的中段尿;粪便常规检验应取有黏液、血液或脓液部分;真菌培养宜采集深部标本或组织标本;须避免感染部位周围以及感染部位附近皮肤或黏膜定植菌群的污染等。

　　3. **标本采集量**　合适的采样量是检验质量的保证。临床微生物常规细菌学检验采样,一般要求是血液 20ml,脑脊液 2~5ml,胸水和腹水 10ml,脓液 2~5ml,羊水、胆汁、关节穿刺液、心包液、滑膜液大于 1ml。如标本量不足时,可在报告单上注明"标本量不足,结果仅供参考"字样。

　　4. **采血方式**
　　(1)体位:坐位、立位与卧位相比,静脉渗透压增加,一部分水从心血管系统转移到间质中去。正常人直立时血浆总量比卧位减少 12% 左右,如血红蛋白、白细胞计数、红细胞计数、血细胞比容、总钙、AST、ALP、T_3、T_4、IgM、IgG、IgA、白蛋白、总蛋白等有一定程度升高(5%~15%)。直立位时,醛固酮、肾上腺素、血管紧张素和去甲肾上腺素都有 7%~70% 不同程度的升高。

　　(2)压脉带使用:使用时间一般在 1 分钟以内。有时病人浅表静脉不明显时,医护人员往往鼓励病人反复攥拳以运动上臂,使静脉暴露更明显。这种习惯在检验血钾时应该禁止,因为这样会使血钾值上升 0.8mmol/L。

　　5. **真空采血系统**　安全、干净、简单、可靠,已被广泛使用。
　　(1)真空采血系统构成:①双向无菌针头,临床常用蝶翼针。②持针器。③真空管,管内真空度不同,可以抽取不同体积血液。真空管头盖的不同颜色用来区分管内的添加剂。

（2）添加剂:真空采血管中的添加剂主要有抗凝剂、促凝剂、分离胶和稳定剂等。添加剂的存在对检验结果有一定影响。常用抗凝剂有乙二胺四乙酸二钾（$EDTAK_2$）、草酸钠、枸橼酸钠、肝素等,采集标本时应正确选择抗凝剂的种类,保证抗凝剂与血样比例准确,并按规定进行颠倒混匀以达到理想的抗凝效果。促凝剂包括凝血酶、硅藻土、无机硅颗粒等,这些微球有时会残留在血清层,干扰检测结果,如分离胶促凝剂可使血标本轻微溶血,对神经元特异性烯醇化酶测定产生一定影响。

6. **采血顺序**　采集多管血液标本时应注意正确的采血顺序:①血培养;②蓝头管;③红头管/黄头管;④绿头管;⑤紫头管;⑥灰头管。

7. **标本状态对检验结果的影响**

（1）溶血:指血细胞破坏,其成分释放到血浆或血清中。血液标本离心后,上清液呈现浅或深的红色,是因为血红蛋白释放到血清中,称为显性溶血。通常在血红蛋白≥300mg/L时才能被肉眼看见,而血小板和白细胞溶解时并没有血红蛋白释放,这些肉眼不可见的溶血称非显性溶血。溶血对检验结果的影响机制有:血细胞成分的释放、血红蛋白颜色造成的光学影响和血细胞成分对检验方法的影响。一般建议:溶血可作为标本拒受的标准;推荐使用真空采血系统;如果排除体内溶血,建议重新采血;若无法重新采集,应在检验报告中注明"标本发现溶血"及溶血对此项检验可能产生的影响。

（2）脂血:常由进食和高脂血症所引起。进食往往引起血脂、总蛋白等假性升高。脂蛋白亦可以结合亲脂成分,降低与抗体的结合,从而干扰免疫检测结果。此外,由于血浆或血清的浑浊,也可干扰其他检验项目的比色或比浊。

（3）黄疸:血清总胆红素增高常会干扰许多指标的比色测定,如血糖、胆红素、肌酐（Jaffe法）等,使这些物质的测定结果出现假性降低。

（4）巨酶:免疫球蛋白与酶的复合物称为巨酶。它几乎存在于所有的诊断酶中,可以提高酶的半衰期,从而导致酶活性升高。如巨CK_1是CK-BB与免疫球蛋白的复合物,可使血中CK-MB活性上升,甚至出现CK-MB活性大于CK活性。巨淀粉酶可以使血中淀粉酶活性升高,而尿中淀粉酶活性则正常。

（5）内源性干扰物质:异嗜性抗体、类风湿因子及一些自身抗体等可以引起部分免疫学检测指标出现假阳性或假阴性。如心肌肌钙蛋白（cTn）作为心肌损伤标志物,具有很高的敏感性和特异性,人抗小鼠抗体、类风湿因子、心肌肌钙蛋白特异性自身抗体引起cTnI假性升高。

案例导学

某医院生化室收到一份肾内科急诊电解质标本,仪器在控状态下,结果显示:K^+ 7.6mmol/L,Na^+ 139.2mmol/L,Cl^- 101.4mmol/L,Ca^{2+} 1.31mmol/L,重复检测,结果与之前无大的差别。检验技师急忙联系主治医生,得知病人各项生命体征正常,抽血前并未输注以及口服与钾有关药物,检验人员怀疑标本采集过程出错,让病房人员重新采集标本,第三次结果显示:K^+ 4.0mmol/L,Na^+ 140.3mmol/L,Cl^- 101.6mmol/L,Ca^{2+} 2.43mmol/L。两次标本所用容器都是普通真空生化干燥管,均无溶血,标本也没有弄错号码。

问题与思考:
试分析造成该病人高钾低钙的可能原因是什么?

二、标本的运送、处理和保存

标本采集后应尽量减少运输和储存时间,及时运送、核收及处理,以保证检验结果的可靠性。

（一）标本运送

1. **专人运输或气动运输**　病人标本应由经过专门培训的人员运送,或由气动物流运输系统运输。为防止标本在运输过程中发生丢失、污染、过度震荡、容器破损、唯一性标志丢失或混淆,以及高温、低温或阳光直射等,运送时宜使用专用的储存箱,切忌让病人自己送样（门诊病人自行留样,大便、尿等标本除外）。

2. **运输温度的选择**　当标本采集处温度超过22℃时,应尽快转运标本。标本离体2小时内务必运送至实验室。某些特殊项目如血气分析,室温稳定时间小于 15 分钟,采集后立刻送检,如不能在 15 分钟内送检要置于 4℃冰上运输。促肾上腺皮质激素、肾素、胰岛素、前胰岛素等采集标本后应立即置冰盒内送检,及时在 4℃分离血清,并保持低温至测定时为止。

3. 标本转运时间的控制　一般标本在采集后控制在 2 小时内送至实验室。常见检验项目的最佳送检时间见表 8-2。

表 8-2　常见检验项目的最佳送检时间

送检时间要求	检验项目
采集后立即送检	血氨、血沉、血气分析、酸性磷酸酶、乳酸及细菌培养
采样后 0.5h 内送检	血糖、电解质、血细胞学、体液细胞学、涂片查菌等
采样后 1~2h 内送检	蛋白质类、色素类、酶类、激素类、脂类、抗原、抗体测定等

（二）标本核收和拒收标准及处理办法

标本核收与处理是临床实验室可以控制的一个重要环节。实验室要建立标本核收、拒收标准,并进行相应处理。

1. 标本核收标准　①检验单填写完整,如姓名、科室、床号、性别、年龄、诊断和医生签名、日期等。②按检验项目要求进行病人标本采集前准备工作。③按检验项目要求选择真空采血管,采血量在规定范围。④无溶血、脂血或不影响检测结果的轻度溶血及轻度脂血的血液标本。⑤按要求进行了特殊处理或防腐处理的标本。⑥按要求进行了无菌处理的各种培养标本。标本核收后要及时记录收到标本的日期和时间、送检人和接收人。

2. 标本拒收标准　①标本标签信息与检验申请单信息不一致。②标本量不足。③未按规定要求留取标本。④抗凝标本凝固。⑤标本容器破损,标本流失或受污染。⑥有溶血和脂血的标本。⑦采集时间或接收时间超出规定时间等。

3. 对不合格标本的处理　及时与送检部门相关人员联系,建议其重新核实或重新取样;对特殊标本或再次取样确有困难的则可与临床医生协商进行部分内容的检验,但须在检验报告上注明标本不合格原因及"检验结果仅作参考"字样;记录不合格标本的检验前质量指标作为监控和追踪服务质量的依据。

（三）标本离心

多数血液标本在检验前需离心处理,离心是血液标本接受后一个重要环节。

1. 离心前放置时间　血清标本离心前需要等待自行凝集 30 分钟,血浆标本则可以立即检测。

2. 离心速度和时间　①血清标本:选择相对离心力为 1 000~2 000g,离心时间为 5 分钟。②血浆标本:离心全血应选择相对离心力为 2 000g,离心时间为 15 分钟。③尿液标本:离心机内温度要尽可能保持<25℃,相对离心力为 400g,离心时间为 3~5 分钟。④脑脊液及其他浆膜腔积液标本:一般要求相对离心力为 1 000~2 000g,离心时间为 15 分钟。

（四）标本保存

当必须储存血样时,应遵循以下原则:

1. 为了防止蒸发,血样应储存在封闭的容器中。

2. 血样储存的温度越低,血样保存的时间越长。对于有些检验指标,血样不能深冷冻,如做血液形态学检验的乙二胺四乙酸(EDTA)抗凝全血等。

3. 惰性分离介质能提高血清和血浆的析出量,并使血清保留在原管中。

4. 血样保存时应竖直放置,以加快凝血。

5. 避免晃动血样,产生溶血。

6. 储存中应避光,尽量隔绝空气。

7. 血清深冷冻再溶解后,应重新混匀几次,防止检测物质分布不均。

8. 推荐储存期限　生化检验血样,冰箱储存 1 周;免疫学检验血样,冰箱储存 1 周;血液学检验血样,室温 2 天;血液凝固检验血样,冰箱储存 1 天;毒理检验血样,冰箱储存 6 周。

笔记

第四节 保证标本质量的基本措施

检验前过程的核心任务是临床实验室获得合格的标本。由于检验前过程牵涉多部门、多环节,为保证标本的质量必须制订完善的质量管理措施,并严格执行。

一、检验前质量管理特点

1. **临床实验室的非可控性** 影响检验结果的检验前因素并非检验人员完全可控,需要医生、护士与病人的参与配合,也需要医政、护理、门诊等职能部门的协调与配合。

2. **质量缺陷的隐蔽性** 并非所有存在质量缺陷的标本在检验前都能被及时发现,部分缺陷是当检测完成或回顾性分析时才被发现,亦有部分标本质量缺陷未被发现。

3. **责任难确定性** 从病人准备、标本容器与抗凝剂/稳定剂/防腐剂使用、标本采集与运输直至检验前标本处理,每一个环节发生问题,都可能影响到标本质量,追查原因及责任困难较大。

二、保证标本质量的基本措施

1. 将检验前质量管理纳入医院医疗质量管理体系。
2. 临床实验室制订各种标本的采集及运送标准操作规程。
3. 检验前阶段相关人员培训。
4. 对采集标本质量的有关人员要落实责任制。
5. 建立严格的标本验收制度和不合格标本的拒收制度。
6. 统一供给采集标本的用具、容器及试剂(包括抗凝剂、防腐剂等)。

本章小结

本章讲述了检验前过程的质量管理原则和方法,阐述了检验前质量管理的重要性。检验前阶段核心任务是获得合格的检验标本,而影响标本质量的要素是多方面的,检验实验室往往难以全面控制,重点掌握检验前的流程、病人准备和生物学变异对检验结果的影响、标本的正确采集,特别是血液标本采集时真空采血管的使用顺序。此外,检验人员要熟悉标本核收和拒收标准、标本离心和保存的要求。实验室应有专人向医护人员讲解有关标本的留取及注意事项。

(蒋 斌)

扫一扫,测一测

思考题

1. 不合格标本拒收标准及处理方法有哪些?
2. 检验申请单构成要素有哪些?
3. 检验项目效能评价指标有哪些?
4. 病人准备是如何对检验结果产生影响的?

学习目标

1. 掌握：仪器设备检定与校准的区别；生物参考区间、临床决定值的概念及临床应用。
2. 熟悉：生物参考区间的验证方法；仪器设备使用、维修和保养。
3. 了解：临床实验室仪器的选购和招标原则；仪器验收、安装与调试的注意事项。
4. 具备初步管理实验室设备的能力。
5. 学会对实验室生物参考区间的评审。

检验中过程是指从标本制备、检验方法的选择和确认、生物参考区间的评审、检验程序的质量保证到审核签发报告前的过程。检验中质量管理是保证质量的重要内容，主要包括实验室检验设备的管理、生物参考区间和生物学变异及临床决定值等方面，本章主要围绕这些内容进行讨论。

第一节　临床实验室检验设备的管理

对临床实验室检验设备进行科学有效的管理不仅可以为实验室节约资源，而且可以提高仪器设备使用效率、延长使用寿命，保证仪器在最佳状态下正常运转，从而实现检验结果快速、准确、可靠的目的。临床实验室检验设备的管理主要包括仪器设备配置与采购、检定与校准、使用和维修等内容。

一、仪器设备配置与采购

实验室仪器设备配置与采购，包括仪器设备的配置、采购、验收、安装、调试等工作。

（一）仪器设备配置

临床实验室应根据实际需求，由实验室及相关部门制订仪器设备的配置方案，对拟购买设备进行全面分析，遵循可行性、合法性、适用性、效用性、可靠性和经济性等原则。组织医疗设备委员会进行论证和确认，经主管领导批准后，列入医院年度采购计划，由临床实验室填写仪器设备计划申请。

（二）仪器设备的招标与采购

1. **招标原则**　应遵循公开、公平、公正和诚实信用的招标原则。

2. **招标方式**　可采用公开招标或邀请招标的方式。

3. **招标程序**

（1）发布招标公告或投标邀请书：采用公开或邀请招标方式，发布招标信息。

（2）资格预审：招标人对投标人进行资格预审。

（3）投标：投标人资格预审后，向招标人递交招标文件并缴纳投标保证金。

公开招标和
邀请招标的
区别（文档）

笔记

（4）开标：也称揭标，是招标单位在规定时间和地点公开投标资料。

（5）评标：按规定的评标标准和方法，依据技术指标和价格选出最佳投标人。

（6）中标：评标委员会确定中标人，投标人向中标人发出中标通知书。

（7）签订合同：招标人与中标人应按招标文件确定双方的权利和义务，签订合同。

4. **仪器设备的选购标准**　一般可从以下方面考虑：

（1）要求仪器精度和分辨率等级高、应用范围广、检测范围宽、稳定性和重复性好、灵敏度高、误差和噪声小、响应时间短等。

（2）要求仪器的检测速度快、检测参数多、结果准确可靠。

（3）用户操作程序界面有中文显示，操作简便、快捷。

（4）有国内生产的配套试剂盒供应。

（5）仪器的装配合理、材料先进、采用标准件及同类产品通用零部件的程度高、售后维修服务好等。

（6）能充分体现高效益、低成本。

（三）仪器设备验收、安装与调试

新仪器设备的验收、安装与调试是保证仪器设备质量和正常运转的关键。

1. **仪器验收前的准备**　仪器设备到货后应由专人负责，按照仪器设备对环境条件的要求做好试机准备，开箱前检查外包装是否完好，有无破损变形等损坏情况，包装箱上标注的名称、型号是否与采购的品牌相同。

2. **验收**　仪器设备的验收分为开箱检查和质量验收。

开箱检查是指打开仪器设备包装箱，以所签订合同为依据，查看设备标识、产品型号、主要技术参数、商标标注等，核对实物与标书、订货合同清单（装箱单）是否相符，外观是否正常，包装箱内应随带资料如产品合格证、使用说明书、装箱单、保修卡及其他技术资料是否齐全，并做好现场验收记录，认真填写仪器设备验收记录表。

3. **安装调试**　按合同规定由供应方派合格技术人员进行，在安装过程中，要注意检查配件是否齐全。实验室使用和维修人员应尽快熟悉和掌握仪器设备操作使用的关键技术，并及时制订标准操作规程（SOP）及管理制度。

案例导学

　　某二甲医院临床实验室根据实验室设备更新的需求，向医院领导及相关部门申请购买化学发光仪，用于检测药物浓度、激素等。经实地考察，公开招标后该实验室购买了一台进口化学发光仪，同时派专人去大医院进行仪器的岗前培训，并在仪器设备安装调试后投入使用。但在仪器使用半年后该实验室发现此设备并没有给医院带来效益，相反由于标本量较小，造成试剂过期报废，而且配套试剂只能用原装进口的，成本相当高，仪器操作界面是全英文的，临床实验室的大部分人都不能熟练操作，导致该仪器处于"半休眠"状态。

　　问题与思考：

　　对照实验室仪器管理要求，此案例中关于仪器的配置存在哪些不妥的地方？

案例导学分析（文档）

二、仪器设备检定与校准

仪器设备检定与校准是保证检测结果准确可靠的重要前提，临床实验室应按要求对测量仪器设备如天平、光度计、生化分析仪等制订周期性检定与校准计划，并定期组织实施，以保证实验室检测结果准确、及时、可靠。

（一）仪器设备检定与校准的概念

1. **检定（verification）**　是查明和确认计量器具是否符合法定要求的程序，包括检查、加标记和/或出具检定证书。检定具有法制性，对象是《中华人民共和国依法管理的计量器具目录》中的计量器具，目的是查明和确认计量器具是否符合有关法定要求。

2. 校准(calibration) 是将量值测量设备与测量标准进行技术比较,确定被校准设备的量值及其不确定度,目的是确定测量设备示值误差的大小,以实现量值溯源性。校准对象是测量仪器或测量系统,实物量具或参考物质。校准方法依据有:计量校准规范,经确认的权威技术组织的校准方法,已出版的科学书籍、期刊公布的校准方法,设备制造商指定及临床实验室自编的校准方法。仪器设备检定与校准的区别见表9-1。

表9-1 仪器设备的检定与校准区别

比较项目	检定	校准
目的	对测量装置进行强制性全面评定,属自上而下的量值传递	对照计量标准,评定测量装置的示值误差,确保量值准确,属自下而上的量值溯源
对象	计量法规定的强制检定的测量装置	强制性检定之外的测量装置
性质	具有强制性,属法制计量管理范畴的执法行为	不具有强制性,属于组织自愿的溯源行为
依据	国家计量检定规程(JJG)	国家计量技术规范(JJF)
方式	计量检定部门或法定授权的单位	自校、外校或自校加外校结合
周期	按国家法律规定的强制检定周期	由组织根据需要自行确定
内容	测量装置的全面评定	评定测量装置的示值误差
结论	依据国家有关检定规程规定的量值误差范围,给出测量装置合格与不合格的判定,发给检定合格证书	不要求给出合格或不合格的判定,只评定示值误差,发出标准证书或校准报告
法律效力	具有法律效力的技术文件	不具备法律效力的技术文件

(二)测量仪器设备的检定与校准实施

定期实施测量仪器设备的检定和校准,使仪器设备始终处于良好运行状态,确保检测结果具有良好的溯源性、准确性和可靠性。

1. 检定/校准计划 实验室应按规定制订仪器设备检定/校准计划,确保仪器设备具备良好的检测状态。计划表常包含以下内容:测量仪器名称、编号、测量范围、技术指标(如准确度等级、最大允许误差)、检定周期或校准间隔、上次检定/校准日期、下次检定/校准日期、承担检定/校准单位、使用部门和负责人等。

(1)确定检定或校准对象:测量设备需实施检定还是校准,则看它是否列入国家依法管理的计量器具目录,如已列入,则实施检定,反之则实施校准。

(2)确定检定或校准周期:对实施检定的测量仪器设备,检定周期按照计量检定规程的规定进行。对于需要校准的测量仪器设备,如该仪器设备技术标准中有规定,则按标准要求执行。

(3)技术指标要求:对实施检定的测量仪器设备,其检定项目、检定方法在对应计量检定规程中有明确规定的,临床实验室只需提出执行计量检定规程的要求即可。

(4)选择检定/校准服务机构:临床实验室制订的检定/校准计划应考虑周全,不同测量仪器可有不同检定/校准方式,可内部或外部校准。

2. 检定/校准方法 检定/校准方法首选国家或部门计量检定规程(JJG)或国家校准规范(JJF),其次可选国家或行业标准中相应检验和校准规范,当没有实施校准的标准方法时,可采用知名的技术组织、有关科学书籍和权威期刊公布的方法、自编方法或测量设备制造商推荐方法等非标准方法。

(1)外部检定/校准:是仪器设备量值溯源首选。临床实验室选择外部检定/校准服务机构,需满足以下条件:一是有资格;二是计量授权范围、认可校准能力或建标范围可保证其测量不确定度能满足测量设备使用要求。

(2)内部校准:内部校准活动是临床实验室测量设备进行量值溯源的重要方式之一。实施内部校准应满足 CNAS-CL31《内部校准要求》的规定。

内部校准应具备下列条件:①在临床实验室质量管理体系文件中,要根据实际检测工作需求编制校准操作规程,经技术负责人审核批准。②选择合适的参考标准和/或标准物质(计量标准)以及辅助设备,其量值溯源应满足国家有关要求。③要保证实施内部校准和仪器设备使用环境达到要求,保证检测环境不受电磁、温/湿度影响。④实施内部校准的人员,应经相关计量知识、校准技能等必要培训、考核合格并持证或授权。⑤设备管理部门要建立并完善设备内部校准档案,包括内部校准记录、数据处理、内部校准报告、内部校准证书及内部校准标识等,对内部校准结果通过测量不确定度进行评价。

3. 检定/校准结果的确认及处理　对实施检定的测量仪器设备,确认合格后才能投入使用。校准时如发现测量仪器技术参数将要偏离时,要引起足够的关注,产生修正因子时,需在该设备使用过程中应加以考虑。

三、仪器设备使用和维修

仪器设备是临床实验室检测工作基本和必需的工具,只有规范仪器设备的管理、使用和维护保养,才能保证检测结果准确可靠。

1. 仪器设备档案管理　仪器设备档案是各种仪器设备正常使用、维护及进行技术性能验证不可或缺的资料,临床实验室应建立仪器设备资料库,由专人负责保管。仪器设备档案的管理具有的特点:系统性、及时性、完整性等。

仪器设备档案应包括以下内容:

(1) 仪器信息:包括仪器名称、型号、产地、价格、编号、购置日期、用途、主要性能、保修期等。

(2) 购置资料:包括可行性方案论证报告、购买仪器设备的申请报告、审批文件、协议、合同等。

(3) 技术资料:包括出厂合格证书、技术手册、安装手册、使用说明书、使用维护手册、参数手册、备用件明细表,以及计算机软件、硬件部分的文件材料、培训材料等。

(4) 操作说明书:进口仪器主要以英文操作说明书为主,同时应配中文操作说明书。

(5) 验收调试报告:包括安装验收单、验收报告、精度检查记录、调试报告。

(6) 使用资料:包括仪器设备的正常运行记录、保养记录、检定/校准记录、故障和维护记录等。

2. 仪器设备的标识管理　临床实验室所有仪器设备(包括标准物质)都应有明显的标识来表明其状态。仪器设备的标识包括管理标识和状态标识(三色标识)。

(1) 管理标识:实验室的大型和关键仪器设备均应有唯一性标签标识,并张贴在仪器设备的醒目处。标签的内容包括:仪器设备统一编号、名称、型号、负责人等。

(2) 状态标识:实验室的重要仪器设备均应有状态标识。标识上注明仪器设备统一编号、名称、检定/校准有效期、检定/校准个人或单位。仪器状态标识采用"三色标识":合格(绿色)、准用(黄色)、停用(红色),并将内容填写完整。

3. 仪器设备的使用　应按照作业指导书进行,使用人员必须经过培训考核合格后方可上机操作。

(1) 作业指导书:临床实验室必须编写检验仪器设备的作业指导书。当仪器设备更换、标准规范修订改版时作业指导书也应作出修订,以保证其适用性。

(2) 培训:仪器设备使用人员须经过严格的培训后,方可使用该仪器。培训的内容包括:仪器的工作原理、日常操作程序、质控或校正的实施、保养的方法、常见故障的排除、检测结果的分析、仪器的临床应用等。

(3) 使用:在使用仪器的过程中,应首先检查仪器的状态和环境条件,如电气安全、紧急停止装置等。使用人员必须按规定操作程序进行操作,做好质控和标本的检测及日常保养,确保仪器设备处于良好的状态,并做好记录。仪器设备的使用应设定一定的权限,以保证仪器的正常运转。

案例导学

某医院在一次检查中,检查专家发现该院临床实验室的急诊化验室室内质控失控的频次高。在追查原因时发现急诊化验室管理不当,工作人员轮换频繁,仪器设备无固定人员负责。有些新增或更新换代的设备也没有对所有使用人员进行系统培训,甚至出现过工作人员让实习生更换试剂,学生误将另一仪器换下的废液当成试剂使用,造成仪器性能无法恢复正常的严重后果。

问题与思考:

1. 此案例在仪器设备使用过程中存在哪些不当的地方?

2. 新型设备安装、调试后培训工作应如何做较为合理?

4. **仪器设备的维护保养**　根据《实验室资质认定评审准则》的要求,实验室必须对仪器设备进行维护保养并做好记录。维护保养内容包括:①日保养,由每天使用仪器的人员负责,包括检查仪器各按钮、开关、接头插座、电源线、散热排风及管道连接等情况,仪器外部清洁,开机前检测,运行是否正常,管道冲洗和工作结束后的清洗,断开电源,清理废液等。另外要避免仪器长期超负荷工作,应注意适时给予仪器停机休息的时间,以延长其使用寿命。②周保养,由专门管理仪器的人员按计划每周对仪器进行保养维护,主要对仪器管路清洗、接触样品部件擦洗、仪器机械部件运行情况进行检查等。③月保养,主要由工程师和专门管理仪器人员共同保养,包括仪器性能测试,机械部件润滑、清洁,以及检查更换易损原件等。④必要时保养:指仪器在出现检验结果不准确或不能运行时,有必要对某一部件进行保养。

5. **仪器转移与报废**

(1) 仪器的转移:一般来说,临床实验室的仪器设备不外借,也尽量少移动。若仪器需要在实验室内部进行位置转移或外借给其他单位时,一定要征得实验室主任同意后方可进行。仪器移动后由专业的技术人员进行维护、校准或重新定标、质控等,合格后才能进行操作使用。

(2) 仪器的报废:对故障率高、维护费用高且技术落后的仪器可申请报废处理。报废处理由实验室申报到有关部门,经专家鉴定符合报废标准后方可报废。报废的仪器应移出实验室,并做好报废及转移记录。

第二节　生物参考区间

在进行临床诊断、确定治疗方案或其他生理评估时,需要将个体的检验结果与生物参考区间进行比较,以判断个体是否健康。临床实验室应制订本地区的生物参考区间,并形成文件,通知用户;若变更检验程序或检验前程序,应重新评审生物参考区间。

一、生物参考区间概述

1. **参考区间建立的流程**　参考区间的建立应包括参考个体、参考总体、参考标本组、参考值、参考分布范围、参考区间等。

2. **生物参考区间的概念及相关术语**

(1) 生物参考区间(biological reference interval):简称参考区间,是指两参考限之间(包括两参考限)的区间,是从参考下限到参考上限的区间,通常是指中间95%区间。在某些情况下,只有一个参考限具有临床意义,通常是参考上限,这时的参考区间是 0 到参考上限。"正常范围""正常值""临床范围"等术语意义不清,不建议使用。

(2) 参考个体(reference individual):按临床对某检验项目的明确标准选择的用作检验对象的个体。

(3) 参考值(reference value):通过对一个参考个体进行某项检测得到的值即为该个体的参考值,所有参考抽样组的各个参考值合起来即为参考值范围。参考值反映在健康状态下,参考人群的解剖、生理和生化等功能指标数据的波动范围。

(4) 参考分布(reference distribution):即参考值的分布范围。参考人群的分布和分布参数可用参考标本组的分布和适宜的统计方法估计。

(5) 参考限(reference limit):源自参考分布用于分类目的的值。确定一个参考限以便描述参考值级数,假如所有参考值均大于或等于该值,它就是参考下限;而当所有参考值均小于或等于该值,它就是参考上限。参考限将参考值分类,如将参考值由小到大排列,对大多数分析物来说,以参考值分布的 2.5% 为下限,以 97.5% 为上限。当只有单侧参考限具有临床意义时,以确定 5% 或 95% 为参考限。参考限可能区别于其他各种不同类型的决定水平。

二、参考区间的验证

(一) 参考区间的转换

因参考区间制订工作量较大,临床实验室通常将参考区间从一个实验室(或制造商说明书)迁移转换到另一个实验室,这个过程就称为参考区间的转换。参考区间转换既节约成本,又方便快捷,但转换过程非常复杂,为确保其适用性,需满足一些特定要求,不同情况要求也不相同。

实验室在转换参考区间之前,必须验证该区间是否适用于本实验室,能否进行转换。一般情况下转换需考虑两个方面因素:①测量系统是否具有可比性;②检测人群是否具有可比性。

测量系统具有可比性时参考区间的转换:按 CLSI EP9 文件的要求,在进行方法学比较时,除操作步骤、影响因素外,当待验证的分析系统与现有方法之间若具有相似的不精密度和已知干扰物、使用相同或具有可比性的标准品或校准品、使用相同的报告单位、方法学比较试验结论在可接受范围内时,可以将现有参考区间转换到新的分析系统上。

检测人群具有可比性时参考区间的转换:如临床实验室使用的测量系统与制造商/其他实验室相同或具有可比性的测量系统时,参考区间的转换就涉及参考人群可比性的问题,应考虑参考个体的准备及标本采集和处理步骤,这也是当前临床实验室最常见的参考区间转换的方法。

2012 年我国以卫生行业标准形式颁布了中国人群的血细胞分析、血清丙氨酸氨基转移酶、天门冬氨酸氨基转移酶、钾、钠、氯等 27 个检验项目的生物参考区间。

0906

中国成年人群生物参考区间(文档)

（二）参考区间的验证

一般来说,实验室使用相同或具有可比性的测量系统,有三种方法可用于评估参考区间转换方法的可接受性。

1. **直接使用** 制造商或其他临床实验室提供的参考区间的原始资料,包括检验前、检验中、检验后影响因素,参考区间的估计方法,以及参考人群地理分布和人口统计学资料等,若实验室判断自身情况与这些原始资料一致,则参考区间可不经验证直接使用。

2. **小样本量验证** 若实验室需对参考区间进行验证,可从本地参考人群中筛选少量参考个体($n=20$),将测得值与参考区间的原始参考值相比较。需注意的是,检验前和检验中因素应与参考区间实验室提供的因素相一致。

操作时,按筛选标准从本地参考人群中募集参考个体 20 人,采样并测定,测定值剔除离群值后若不足 20 例需补充。将这 20 个测定值与需验证的参考区间比较,若落在参考限外的测定值不超过 2 个,则该参考区间可直接使用;若超出 3 个或 3 个以上,则需重新筛选 20 人,重复上述操作,同样若不超过 2 个测定值超出,该参考区间可直接使用,若仍有 3 个或 3 个以上测定值超出,则考虑实验室分析技术与参考区间研究所用方法不同,或是病人人群与参考区间研究人群不同,实验室应重新评估是否需要自己建立参考区间。

3. **大样本量验证** 对于某些重要项目的参考区间验证,实验室可加大参考个体的样本量($n=60$),将测得值与参考区间的原始参考值相比较。同样,检验前、中、后因素应与提供参考区间的实验室一致。操作时,按筛选标准得到参考个体,测定参考值,将其与需验证的参考区间进行比较,判断它们之间的差异是否显著。若无显著性差异,则可接受由制造商或其他实验室提供的参考区间;若有显著性差异,一是实验室可考虑再增加参考个体的样本量达到 IFCC 制订参考区间最少样本量的要求,制订符合本地人群特征的参考区间;二是可采用稳健法,直接利用这 60 名参考个体所测得的参考值计算参考区间。

需要注意的是,如果已知实验室所在地人群和参考区间原始人群之间在地理分布、人口统计学方面存在差异,不论样本大小,均没必要验证,应考虑建立新的符合本地人群特征的参考区间。

（三）生物参考区间的建立

实验室在参考区间转换验证不通过时,应重新评审,建立新的参考区间。

1. **选择参考个体**

（1）根据文献和实验研究,建立相应的生物变异和分析干扰的因素,供选择参考个体时使用。

（2）按照项目在临床使用的要求,制订详尽的调查表,排除不符合要求的个体。

（3）参考个体应尽可能接近使用该项目的临床病人的分布组成,不应集中在某一年龄段,男女个体数量相当,且在地域选择上也应具代表性。

（4）参考个体需签署书面的知情同意书,完成调查问卷。

2. **参考样本检验前的准备**

（1）参考个体的状态:样本采集前是否空腹、长期节食、咖啡因、酒精、香烟、维生素 C 等影响许多分析物的性质,如改变一些酶类的活性。在采集标本前和采集时按要求做好准备。

(2)**样本数量**:为确保参考值数据的可靠性,建议至少取 120 个参考值数据,若还需分组统计,则每个分组应有 120 个数据,最常见的是按年龄和性别分组。

3. **参考值数据的检测、要求和分析**

(1)参考值数据的检测:参加室间质评,成绩合格;实施室内质控,变异系数(CV)在允许的范围内。配套系统应要求厂家提供校准品溯源性证明材料;非配套系统应与配套系统进行比对试验,偏移在允许范围内。仪器操作步骤应严格按照生产厂商的要求或作业指导书进行,并准确无误地记录检测所得出的参考值数据。

(2)数据分析:所检测的数据中,如有疑似离群的数据,应将其与相邻数据的差 D 和所有观测值的全距 R 相除,若 $D/R \geqslant 1/3$ 则考虑为离群值。若有两个以上疑似离群值,可将其中最小的疑似离群值作如上处理,若都大于 1/3,则需将所有疑似离群值都剔除,若都小于 1/3,则保留所有数据。剔除离群值后若样本量不足 120 例,则需补足。

4. **绘制分布图,建立参考区间** 了解数据的分布特征,判定数据是否呈正态分布,或者数据经转换后亦呈正态分布,则可采用 $\bar{x} \pm 1.96s$ 确定 95% 参考区间。若数据呈非正态分布,则可用非参数法处理,以百分位数法确定 2.5% 和 97.5% 位数的参考限,确定 95% 参考区间。

5. **分析参考值** 选择一种评估方法,评估参考极值和参考方法。

案例导学

某院临床医师对 9 名病人的血清脂肪酶进行了检测,结果测定值均高于该院血清脂肪酶参考区间上限值 240IU,但根据病人的临床症状、体征等,这些病人并无患胰腺疾病的可能,故临床医师认为该实验室在脂肪酶检测过程中出现了失误,并要求实验室给出合理解释。该临床实验室将上述样本外送至另一家使用相同测量系统的实验室进行检测,9 名病人检测结果与上述相似,但未超出外院血清脂肪酶参考区间。寻求原因时发现,外院实验室使用的参考区间上限是 335IU,而制造商说明书的参考区间上限是 286IU,该院临床医师认为脂肪酶的参考区间应设置为 300IU。

问题与思考:

1. 本案例临床实验室在制订参考区间时是否合理?
2. 实验室在获得参考区间后,应如何进行进行验证?
3. 制订合适的参考区间后检验人员是否应及时告知临床医护人员?

三、生物学变异

临床上时常会出现同一病人在不同时间检测结果会有所差异,或同一样本随时间的变化检测的结果数值不相同,这些结果的变异可理解为生物学变异。检测结果变异的来源包括生物学变异、检验前变异和检验中变异,见本书第八章相关内容。

第三节 临床决定值

临床上,检验结果"正常"或"异常"的判断常通过与正常参考区间比较而得到,但不少检验项目在不同浓度时的临床价值和意义并不一样,临床医生关注的是各种检验项目的结果是否超出了临床决定值,以对疾病诊断进行排除或确认,或对某些疾病进行分级或分类,或对预后作出估计,或提示进一步进行某方面的检查,或决定采取某种治疗措施等。

一、临床决定值的定义

临床决定值(clinical decision limits)或医学决定水平(medical decision level)尚无统一的定义。临

床决定值是指基于特定风险水平或某些疾病发病概率的临床判定的限值。Murphy等的定义为"正常和疾病之间的最佳鉴别限值,或需要/不需要进一步检查的限值",而Burnett认为临床决定值是指临床决策所依据的值,高于或低于某个浓度可判断为疾病或非疾病。

临床决定值是综合参考区间与病理值的分布范围及医生的临床经验而制订的特殊阈值,临床上高于或低于这些限值应采取措施,可在疾病诊断中起到排除或确认的作用,或对疾病进行分析、分类,作出预后估计,采取相应措施等。

参考区间是参考下限到参考上限的区间,通常是中间的95%。而临床决定值可根据不同的疾病诊断要点和标准,不同的治疗要求和治疗方法的选择,有1个或多个设定的上限或下限,临床医生在使用这些指标时能够根据不同的界限采取不同的处理方法和措施。

二、临床决定值的制订与应用

(一)临床决定值的制订

临床决定值的制订不但要分析健康人群参考值,也要根据无相关疾病病人的参考值及有相关疾病病人分期、分型的测定值,同时还要考虑文献资料及听取对实验诊断有丰富经验的医生的意见。测定结果在正常参考区间上、下限以外,应结合临床或重复检查,作出正确判断,在排除病人生物学变异、实验误差外,还要考虑正常人群及病人之间测定重叠和交叉情况。图9-1说明了医学决定水平与参考区间的关系,A组是健康状况良好的人群,所得出的参考区间在两箭头之间。B组是某种疾病病人。DL1为一个决定水平,此值的左侧可除外B疾病,DL2为另一个决定水平,该值的右侧数值可确信病人有B疾病。

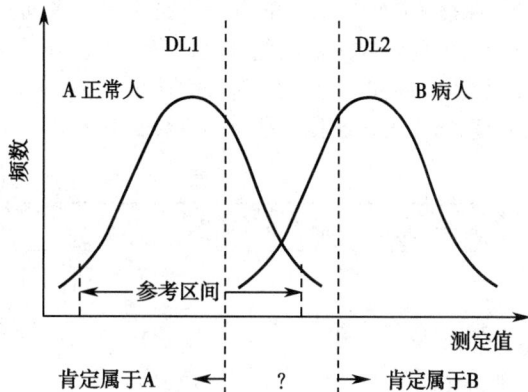

图9-1　医学决定水平与参考区间的关系

一般诊断试验可有3个临床决定值:①提示需要制订进一步检查计划的阈值,相当于待诊值(初筛)。②提示需要采取治疗措施的界值,相当于确诊值。③提示预后或需要紧急处理的危急值。

通过观察测定值是否高于或低于某一临床决定值,提示医师在临床上应采取何种处理方式。以糖尿病为例,通常健康人参考区间为3.9~6.4mmol/L。当空腹血糖测定值≥5.6mmol/L,提示为空腹血糖受损,需进一步做糖耐量试验。当空腹血糖测定值≥7.0mmol/L,或任何一次血糖测定值≥11.1mmol/L时,应考虑糖尿病的诊断。当血糖测定值≥22.2mmol/L时,病人可发生糖尿病昏迷,这时必须进行抢救;同样血糖测定值≤2.2mmol/L,病人可发生低血糖休克,也必须立即进行抢救。这样22.2mmol/L与2.2mmol/L即为血糖测定的危急值。

(二)临床决定值的应用

1. 临床决定值在临床疾病诊断、鉴别诊断治疗和疗效监测中的应用　成人的血红蛋白量参考区间和临床决定值见表9-2。首先将测定值与参考区间进行比较,若测定值在参考区间内,应与病人历史结果进行比较,以识别倾向问题;若低于参考区间下限,需进一步与临床决定值比较,看是否需要采取适当的治疗措施。有些参考区间只是一个筛选值,在医疗决策中意义不大。

表9-2　成人血红蛋白量参考区间和临床决定值

	男性/(g·L⁻¹)	女性/(g·L⁻¹)
成人参考区间	140~175	123~153
贫血的临床决定值	130	120
输血的临床决定值	<70	<70

2. **空腹血糖**　成人的空腹血糖参考区间和临床决定值见表9-3。由表9-3可知,成人空腹血糖的决定值与参考区间有部分重叠。若测定值为5.5mmol/L,位于灰区,虽在参考区间内,但低于决定值下限,表明病人可能出现了空腹血糖受损的情况;若测定值大于7.0mmol/L,高于决定值(诊断糖尿病),也超出参考区间。

表9-3　葡萄糖的参考区间和临床决定值

	数值/(mmol·L^{-1})	备注
成人参考区间	3.9~6.4	—
低糖血症	3.0~3.9	可能有认知功能受损
危及生命的低糖血症	2.2~3.0	低血糖神经症状
灰区	5.5~6.95	空腹血糖受损
糖尿病	≥7.0	—

3. **血钙和血钾**　成人的血钙和血钾参考区间和临床决定值见表9-4和表9-5。这两个指标临床常同时使用,临床决定值或危急值就表示要采取适当的措施。因此,所有检测项目都应提供临床决定值(如葡萄糖、胆固醇等),为临床医师进一步决策提供证据。但是参考区间可用于判断试验的灵敏度和特异度,对于大多数检验结果的解释仍具有重要价值。

表9-4　血钙的参考区间和临床决定值

数值/(mmol·L^{-1})		备　注
血钙		
成人参考区间	2.20~2.65	
轻度低钙血症	<2.0	伴惊厥风险
低钙血症危象	<1.5~1.75	引起手足抽搐、肌强直等严重情况,应根据白蛋白浓度情况,立即采取治疗措施
轻度高钙血症	<3.0	应及时确定升高的原因,做其他试验,予以证实或排除
高钙血症危象	≥3.0~3.5	最常见原因是甲状旁腺功能亢进症和肿瘤相关高钙血症,立即采取治疗措施

表9-5　血钾的参考区间和临床决定值

数值/(mmol·L^{-1})		备　注
成人参考区间	3.5~5.3	
低钾血症	3.0~3.5	若心功能正常,常不引起任何心脏问题
危及生命的低钾血症	<2.5~3.0	引起临床症状,可伴有心律失常,应予以合适的治疗
高钾血症	≥5.5	首先排除溶血造成的高钾,应借助其他试验查找高钾原因,并考虑是否有肾小球疾病。
危及生命的高钾血症	≥6.0~6.5	与心律失常有关,必须给予合适的治疗(首先应排除试管内溶血造成的高钾)。

4. **血脂**　我国成人的血脂合适水平分层标准表明,随胆固醇水平的增加,缺血性心血管病发病危险增高,胆固醇水平与缺血性心血管病发病危险的关系是连续性的,并无明显的转折点;随低密度脂蛋白胆固醇水平的增加,缺血性心血管病发病的相对危险及绝对危险上升的趋势和程度与胆固醇相似;随高密度脂蛋白胆固醇水平的降低,缺血性心血管病发病危险增加;随着甘油三酯上升,缺血性心

血管病发病危险有所升高,但差异未达到统计学意义。

治疗血脂异常病人,我国根据病人冠心病和伴随危险因素情况设定了总胆固醇(TC)和低密度胆固醇(LDL-C)的治疗目标值。

（三）在质控品浓度水平选择中的应用

由于临床医师要根据决定值对疾病进行分析、分类及对预后进行评估,要求在这些水平上诊断试验有更好的准确度和精密度,这就给实验室工作者提出了更高、更明确的要求。因此,质控品浓度水平最好选择在医学决定性浓度或关键方法性能上下限。Statland 提供了许多试验医学决定水平的建议,可供临床实验室或厂商在选择质控品浓度水平时考虑。

本章小结

本章主要讲述的是检验中质量管理,涉及临床实验室仪器设备的管理、生物参考区间、临床决定值三方面内容。

在临床实验室仪器设备的配置与采购方面,应遵循可行性、合法性、适用性、效用性、可靠性和经济性等原则。当新设备到货后,应对其进行验收、安装和调试,这是保证仪器质量和正常运转的关键。检测系统使用前和使用中应定期按要求进行检定和/或校准。各种仪器设备均应按系统性、完整性、及时性的原则建立相应档案,仪器使用、维护保养需经严格培训合格后获取授权的人员方可进行操作。

当临床实验室在使用国际标准或国家标准、体外诊断试剂使用说明书、公认或权威书籍以及参考文献提供的生物参考区间前,可直接使用或进行参考区间验证后使用。当临床实验室需要自己建立生物参考区间时,参考个体的筛选、参考样本准备、测得数据的统计和分析均应遵循相应的原则,建立新的生物参考区间。检测结果的变异可来源于生物学变异、检验前变异、检验中变异。

在临床对疾病作出诊断、鉴别诊断、疗效监测和预后评估等决策时,常需使用临床决定值,实验室应根据相关的国内外临床指南的要求提供相应的临床决定值。

（邵　咏）

扫一扫,测一测

思考题

1. 仪器设备检定和校准的区别是什么?
2. 简述生物参考区间的定义及生物参考区间建立的步骤。
3. 检测结果变异的来源有哪些?
4. 简述临床决定值的定义及临床决定值和生物参考区间的区别。

第十章　检验后的质量管理

10章 PPT

学习目标

1. 掌握:检验后过程定义,危急值定义及处理,结果审核。
2. 熟悉:检验报告的格式与内容,检验后标本的处理。
3. 了解:检验报告的审核方式,检验后质量管理应注意的问题。
4. 学会危急值处理和检验后标本管理。
5. 具有检验报告审核、临床沟通的工作能力。

检验后过程(post-examination process)是指标本检测后检验报告单的发出到临床应用这一过程,又称为分析后阶段(post analytical phase),包括结果审核、规范报告、授权发布、临床解释、标本的留存及处理等。检验后质量管理是临床实验室全程质量控制的最后一道关口,主要的工作有:①检验结果的正确发出。②咨询服务,即检验结果合理解释及其为临床医生应用的过程。③检验标本的保存及处理。

第一节　检验报告审核

检验报告的审核是指检验结果在被授权者发布前的全面复核,是检验结束后必须做的第一件事情,也是检验后质量控制的关键环节。审核结果的准确性、及时性直接影响临床的医疗决策、安全和诊疗效果。

一、检验结果审核制度

1. **对照室内质量控制进行的审核**　①合格标本:标本的采集和送检合格,处理得当,没有干扰测试的因素。②检验仪器运转正常:仪器系统误差在可接受范围内,对仪器定期进行校准与保养。③检测试剂无质量问题,在有效期范围内。④检验人员技术熟练,操作正规,无差错。⑤该批次检测的室内质控项目"在控"。⑥检验结果计算准确无误。当上述内容均得到肯定时,则基本上可以确认该批(次)检测结果是准确可靠的。

2. **根据临床信息进行的审核**　临床医生所申请的检测项目已全部检测;检验结果填写清楚、正确;无异常、难以解释的结果。对异常增高或降低的结果,应及时与临床医护人员取得联系,了解病人病况,以确定结果的可靠性。

3. **根据以前检验结果进行的评估**　检验结果超出参考区间或临界值的报告,如不是初诊,可以通过实验室信息化系统(LIS)或医院信息系统(HIS)与以前检验结果进行回顾性对比,确认符合后发出报告。

4. 结果自动审核　许多临床实验室将具有自动审核功能的软件与 LIS 相连,实现了检验结果的自动审核。自动审核是按照临床实验室设置的标准和逻辑,遵循实验室的操作规程、由计算机系统自动对检测结果进行审核,并发布检验结果。如果结果审核不通过,应采取标本重新处理(如重新采样、离心、稀释)后复测、采用不同原理方法重新检测,或按实验室标准操作程序处理,对检验结果进行复核后再次审核,确保检验报告的准确性。

二、检验结果转录

检验结果的录入分为计算机自动录入和手工录入。自动化录入是由计算机程序直接接收检验结果,存入数据库,根据仪器、日期、标本号类型的不同来进行标识。分析仪器检测完成后其实验数据可以通过联机导入 LIS 数据库,要对联机参数设置进行认真核对,并对参数更改的权限进行控制。同时,要对 LIS 的数据传输正确性进行每年定期的一致性验证,保证仪器检测结果与 LIS 中的导入数据正确。

手工录入是指各种手工项目检验结果的录入,如尿液沉渣检查,便常规显微镜检查,细菌、浆膜腔积液及生殖系统分泌物检查等。实行双人审核的制度可保证手工录入的结果准确。

三、检验结果审核

临床实验室人员对检验结果的审核,可分为计算机结果自动审核和人工审核两种。

1. 自动审核　在 LIS 中设置检验结果自动审核模块,或将具有复审功能的软件与 LIS 相连。根据需要事先设定好审核的条件,即自动审核规则:①对同一病人的历史数据进行回顾,自动将病人本次测定结果与既往结果对比,设定允许变异值,若超过此值,即出现提示信息,审核不通过。②根据临床医学决定水平设置某些项目的参考区间,当测定值超出其设置区间则审核不通过。③检验项目逻辑分析,对相关性的检验项目自动进行比较审核,包括同一张检验报告单内不同项目的比较与关联,若不符合这种关系则说明结果有误,审核不通过,需要回顾查找错误原因。对符合设置自动审核规则的检验报告单计算机予以审核通过,对于未通过的检验结果给予信息提示,告知未通过的原因,帮助检验人员快速判断和复检,便于工作人员进行二次审核,审核者需使用电子签名,及时向临床发布检验报告,在医生和护士工作站就能查询报告结果。自动审核模块的应用可减少人工审核的误差,降低人工核对工作量,能及时发现检验结果数据的异常,加快了审核速度,提高了工作效率和医疗质量,还确保了检验数据的有效性和安全性,完善检验后的过程管理和质量控制,缩短检验报告周转时间(TAT)。相关内容见本书第十三章。

2. 人工审核　是指人工对检测结果进行浏览,审核者对每一数据进行浏览,审核检验结果的合理性。

3. 审核者要具有一定的资质和能力　检验报告结果的审核人具有临床检验资格和能力,熟悉检验管理的流程,有运用相关的临床知识对检验结果的准确性和可靠性进行判断的能力,当测定结果与临床病情不符时,应该采取必需的措施,以保证检验报告的准确性。

第二节　检验报告的格式和要求

检验报告是检验结果信息的传递载体,是临床决策的依据,是重要的医疗文书,同时也是司法、医疗保险理赔、疾病和伤残事故鉴定以及医疗纠纷和医疗事故处理的重要法律依据。发出的检验报告必须保证"完整、准确、及时"。

一、检验报告格式

临床检验报告单常见有两种格式:①电子检验报告单,通过医院信息系统(hospital information system,HIS)或远程互联网以电子报告单的方式将检验报告给临床医生。实现了检验信息的无纸化传送,提高了效率,减少了传递差错,保护了病人的隐私,避免了检验报告单实验室内的交叉污染。②纸质检验报告单,常用于门诊病人。病人凭就诊卡或检验报告取条码到自助查询机打印,或到检验报告取单处人工打印检验报告单。

二、检验报告内容

一份完整的检验结果报告单应包含以下内容：

1. **检验项目的标识**　检验项目名称，也可注明测定方法或检验程序。

2. **实验室的标识**　医院名称、实验室名称或委托实验室的名称，最好有实验室的联系方式，如地址、电话等。

3. **病人的标识**　病历号、姓名、年龄（出生日期）、性别、科室、病床号，必要时注明民族等。

4. **检验申请者的标识**　申请医生姓名、申请日期、联系信息。

5. **标本的标识**　标本种类、采集日期、时间及采集人。

6. 实验室接收时间、报告时间。

7. 检验结果及单位、参考区间及异常提示。

8. **结果审核人和授权报告发布人的标识**　授权报告发布人的能力应符合实验室相关岗位规定的要求，并获得实验室负责人的授权。

9. 需要时对结果进行解释，诊断性的检验报告应有必要的描述，并有"印象""初步诊断"或"诊断"意见，应由执业医生出具诊断性检验报告（乡、镇的医疗机构可由执业助理医生出具）。

10. 检验结果如有修正，应提供原始结果和修正后的结果。

11. 可包括实验室的声明，如"本检验结果仅对此标本负责"。

12. 报告单的页数及总页数。

三、异常报告内容的标识

为确保被授权的结果审核人员、临床医生和病人能快速、准确地识别出异常的检验结果，检验报告中异常检验结果应有明确的标识。

常见的检验结果异常情况：①高于或低于生物参考区间，可用升高或降低的箭头标识。②与临床诊断不符。③与以往检验结果相差较大。④与相关联的实验结果不符的检验结果。对于后3种异常，可以用文字简要提示。临床实验室遇到上述异常情况时，应检查检验标本是否存在质量问题；或与临床医生联系；必要时查阅病历，查询病人情况，并考虑是否需要对原标本进行复查，或重新采集标本复查；检查当天检测系统的可靠性等。

四、危急值

危急值制度是临床实验室的核心制度，并作为医院等级评审的核心条款。

1. **危急值（critical values）定义**　危急值是指某些检验结果出现异常时（过高或过低）可能危及病人生命的检验结果数值，也称为紧急值（panic values）或警告值（alert values）。此时临床实验室人员必须迅速将结果报告给临床医生，给予及时、有效的干预措施或治疗，挽救病人生命，否则可能产生严重后果，甚至失去挽救生命的最佳机会。医学决定性水平是指临床上必须采取措施时的检测水平，又称为临床决定水平。危急值是医学决定水平中的一种，也不是所有的项目都属于有危急值的项目，医学决定性水平值并不都是危急值，只有危及病人生命的检验数值才称为危急值。危急值的报告与急诊报告不同，急诊检验结果不论正常与否必须立即报告，而危急值的项目不一定是急诊检验，但一旦发现危急值时必须迅速报告医生。

2. **危急值的确定**　危急值的确定要根据医院服务对象和临床诊疗指南，由临床实验室人员和临床科室医生共同商定。经双方商定后的危急值项目应该在使用过程中定期评审，以保证危急值项目的安全性和有效性。

我国的临床实验室可参照《实施病人安全目标指南》中的危急值项目，其中钙、钾、葡萄糖、血气、WBC、血小板计数、凝血酶原时间、活化部分凝血活酶时间等为最基本的项目。此外，实验室还应该结合其所在医院特点来考虑。例如儿童医院应该将 PaO_2、血红蛋白、血细胞比容、胆红素、促甲状腺素（TSH）作为儿童尤其是新生儿的危急值项目。表10-1为常用检验项目的危急值。

表 10-1 临床实验室常用血液检验项目的危急值

实验名称	检测项目	临床危急值
全血细胞计数	白细胞计数	$<2.5×10^9$ 或$>30×10^9/L$
	血红蛋白含量	$<50g/L$ 或$>200g/L$
		新生儿:$<95g/L$ 或$233g/L$
	血细胞比容	$<0.15L/L$ 或$>0.6L/L$
		新生儿:$<0.33L/L$ 或$0.71L/L$
	血小板计数	$<50×10^9$ 或$>1\,000×10^9/L$
凝血试验	凝血酶原时间	$>60s$
		抗凝治疗者:INR>6.0
	活化部分凝血活酶时间	$>100s$
血气分析	纤维蛋白原定量	$<1g/L$
	酸碱度	<7.25 或>7.55
	二氧化碳分压	$<20mmHg$ 或$>60mmHg$
	碳酸氢根	$<15mmol/L$ 或$>40mmol/L$
	氧分压	$<40mmHg$
	血氧饱和度	$≤75\%$
	剩余碱	$±3.0mmol/L$
生化检验	钾	$<2.5mmol/L$ 或$>6.5mmol/L$
	钠	$<120mmol/L$ 或$>160mmol/L$
	氯	$<80mmol/L$ 或$>115mmol/L$
	钙	$<1.6mmol/L$ 或$>3.5mmol/L$
	磷	$<0.3mmol/L$ 或$>1.5mmol/L$
	镁	$<0.5mmol/L$ 或$>3mmol/L$
	葡萄糖	女性及婴儿:$<2.2mmol/L$ 或$22.2mmol/L$
		男性:$<2.7mmol/L$ 或$>22.2mmol/L$
		新生儿:$<1.6mmol/L$ 或$>16.6mmol/L$
	总胆红素	新生儿:$>340\mu mol/L$
	三酰甘油	$>4.5mmol/L$

注:INR 是国际标准化比值。

3. **危急值的标识和识别** 通过 LIS 与 HIS 与临床实验室检验仪器进行连接,制订识别"危急值"和"特殊结果"的规则,LIS 自动设置危急值警示灯以及危急值项目的红色警报标记,提醒工作人员出现危急值。同时赋予计算机自动搜索功能,在检测过程中只要危急值一出现,实验室计算机的界面就会及时发出警报,提示检验人员对该项目结果及时审核复查。检验结果审核通过后可通过短信平台或 HIS 立即通知临床科室,保障病人安全。检验报告单上危急值的标识应醒目,并备注"有危急结果,请及时就诊"。目的是使检验人员和医护人员对于危急值进行快速、准确的识别。

4. **危急值的通知** 危急值报告应遵循全程负责制。当发现危急值时必须立即报告临床医生或其他授权医务人员。常用的报告形式有三种:①电话报告。②电子病历。③手机短信或微信平台模式自动通知主管医生。要求记录危急值报告的日期和时间、通知人和被通知人姓名、病人姓名和检测项目等,并要求被通知人复述病人信息和危急值结果,防止信息传递错误发生,应要求接听者复述一遍,并在危急值报告登记本上详细记录。

5. **危急值的质量监控** 及时报告危急值是保证医疗安全的重要环节。要设立危急值质量管理目标,如危急值报告及时率、危急值报告漏报率、临床处理危急值的及时率,对质量目标进行系统监控是有效的质量监控方法。

五、检验报告的发布

检验报告的发放管理能直接反映临床实验室的管理水平,实验室要建立检验报告单发放管理制度及检验结果报告程序。

1. 检验报告实行"双签字",即除检验操作人员签字外,还应由另一位经验丰富、技术水平和业务能力较强的检验人员审核并签名,最好由本专业组负责人审核、签名;计算机填写的检验报告,由签发者进入审核程序,审核无误后发出报告。但在危急情况下或单独一人值班时(如夜班)除外。实习生、进修生、见习期人员无报告权,需由带教老师签发。检验专业毕业生见习期满后,经专业考核合格,临床实验室主任批准后可获得相应的报告权。

2. 口头报告对于危急值或急诊的检验报告单,可先电话报告检验结果后补发纸质检验报告单。临床实验室血型检验报告仅通过书面形式发布,不得以电话、口头方式发布报告。

3. 急诊检验报告要优先检验,优先报告,走绿色通道,为抢救病人生命争取时间。

4. **报告修改**

(1) 报告修改和权限:由于各种原因导致错误的检测结果,应由操作人员进行修改,并报告该项结果的签发人员,征得其同意后,将正确的内容输入检验报告中,经签发者审核签字后重新发出。

(2) 报告修改记录:检验结果修改与变更的相关内容要写入实验室日志,记录的内容至少应包括被修改或变更的内容、修改或变更后的内容、修改或变更的原因、修改或变更者、修改或变更日期及时间、该项检验报告签发者的签字。

六、检验结果的查询

对检验结果的查询也是临床实验室服务项目内容之一。

1. 凭就诊卡或检验报告取条码到人工服务台或自助报告打印机现场打印报告。

2. **网络查询**　在检验报告签发后,医生可登录医院信息系统(HIS),病人可用手机或计算机登录医院网站,进行检验报告单查询并打印检验报告单。

3. **微信查询**　通过微信查询或通知结果,或通过实时短信通知结果。

七、检验数据的管理

临床实验室要建立检验数据管理制度。检验报告和原始记录应归档保存。一般检验报告单至少保存 2 年,检验结果数据至少保存 2 年,细胞遗传及人类免疫缺陷病毒(HIV)等检测的相关记录保存时间要更长,质控和能力验证记录至少保存 2 年,仪器维修和状态记录要保留到仪器使用终身。LIS中的电子数据和报告要定期备份。临床实验室相关数据拷贝至少有 3 份,保存在不同地方,以防损失,便于日后查找核对。

第三节　检验后标本的处理

检验后标本的储存是指对检测完毕的标本进行必要的一定时间的备查性保留。实验室应建立检验后标本处理制度。

一、标本储存的目的

检验后标本储存的最主要目的就是为了必要时的复查。检验结果只能代表本次标本的某项指标水平,也就是说,每份检验报告仅对送检标本负责。当对检验结果提出质疑时,只有对原始标本进行复检,才能说明初次检验是否有误。此外,标本保存也有利于科研工作开展回顾性调查。

二、标本储存的原则

首先要建立标本储存的规章制度,敏感或重要标本可加锁重点保管;其次在标本保存前要进行必要的收集和处理,如分离血清、添加防腐剂等;另外应做好标本的标识工作,并将标本有规律地存放,将标本的原始标识一并保存;最后对保存的标本要定期清除以减少不必要的资源消耗。

三、储存标本的种类及条件

临床检验标本最常见的是血液、尿液、粪便。尿液及粪便很少保存,且保存价值亦不大。血液的保存又因检验项目内容的不同,其保存条件、保存时间也各不相同。细胞形态学分析的骨髓标本、各种积液细胞涂片标本及病理组织标本等,需要以档案片的形式进行长期保存。通常血液标本放置于4~8℃冰箱保存,临床生化、临床免疫检验项目的标本保存时间不应超过 1 周,抗原、抗体的标本可保存较长时间,必要时可冷冻保存。激素类测定标本不应超过3天。凝血因子、血细胞、尿液、脑脊液、胸腹水等标本一般不作保存。组织学检验、基因检验、儿科检验的样品可保留较长的时间。

四、标本储存制度

检验报告发出后的标本至少应保留48小时,以便复查,为了避免医疗纠纷,应保存相关数据,实验室要根据有关规定制订相应的标本储存制度,并对标本进行保存。必须考虑到不同检验项目、不同标本保存的时间和条件不同,一些被测物在保存期内会发生变异(表10-2)。

表10-2　血液某些分析物在分析标本中的稳定性

项目名称	2~8℃	-20℃	项目名称	2~8℃	-20℃
ALT	7天	2天	E₂	3天	1年
AST	7天	12周	HCG	3天	1年
AMS	7天	1年	LH	1天	1年
GGT	7天	数年	PT	1天	1个月
LD	4天	6周	APTT	8小时	1个月
CK	7天	4周	V因子	4小时	1个月
ALB	3个月	3个月	VII因子	不稳定	不稳定
TP	4周	数年	VIII因子	4小时	2周
Urea	7天	1年	D-二聚体	4天	6个月
Cr	7天	3个月	IgG	3个月	6个月
Glu	7天	—	IgM	3个月	6个月
HDL	7天	3个月	IgA	3个月	6个月
LDL	7天	3个月	C3	8天	8天
Ch	7天	3个月	C4	2天	—
TG	7天	数年	AFP	7天	3个月
cTnT	1天	3个月	CEA	7天	3个月
Cl	7天	数年	CA125	5天	3个月
K	1周	1年	CA15-3	5天	3个月
Na	2周	1年	CA19-9	30天	3个月
Ca	3周	8个月	SCC	1个月	3个月
P	4天	1年	PSA	30天	3个月
血气	2小时	—	RF	3天	1个月
FT4	8天	3个月	ASO	2天	6个月
FT3	2周	3个月			

注:分析标本是指经前处理用于分析的标本,原始标本是指采集后送至实验室的标本,如临床生化检验测定时采取的静脉血为原始标本,离心分离后的血清或血浆为分析标本。

五、废弃标本的处理

根据《医疗卫生机构医疗废物管理办法》及《医疗废物管理条例》相关规定,建立临床实验室医疗废弃物处理制度。临床实验室检验的标本具有生物危害因子。因此,处理这些标本及标本容器、检验过程中接触这些标本的材料,要符合相关法律或条例的要求。临床实验室的标本、培养物、被污染物要储存于专用并有明显标识的生物危险废物储存袋内,在从实验室取走前进行高温、高压消毒或化学法消毒,定期交付给当地有资质的医疗废物处理机构进行处理。保证检验质量,防止污染,保护环境,保护工作人员的身体健康。有关医疗废物处理方法见第四章第二节临床实验室生物安全防护。

第四节　检验报告的咨询

检验工作者除了要为临床医生及时、准确地提供检验信息外,还应向临床医生和病人提供检验医学咨询服务,提高检验医学的服务水平。

一、检验咨询服务

检验报告的解释是咨询服务中的核心内容,也是最常见的问题。

1. **咨询的重要性** 咨询主要来自病人、病人家属及临床医生、护士。咨询的目的是帮助他们更有效地利用检验信息,了解检验结果的临床意义。

2. **咨询的内容和方法**

(1) 设立检验医学咨询门诊或热线电话:解答来自临床医生、护士或病人提出的检验医学相关问题。一定要注意掌握分寸,不要轻易作出确定诊断的答复和轻易提供治疗意见,要针对具体的检验项目给予限定范围内的解答,并告知病人要及时找主治医生结合自己的其他诊疗情况获得更全面的解释。对于一些有特异性价值的阳性检验结果,要提醒病人及时就医,以免贻误病情。

(2) 参加临床查房会诊:实验诊断新技术、新项目不断在临床上应用,临床医师可能在检查项目的选择、方法学评估、临床意义、结果解释、标本种类、采集方法、重复次数等方面存在疑问,检验医师通过参加临床查房、会诊和病例讨论等医疗活动,向临床医生介绍最新的检验项目、诊断技术、检验项目组合,综合分析、评价各项目的检测结果及其意义,为临床提供鉴别诊断、诊断的依据。

(3) 参与科研和教学:检验医师要发挥熟悉医学理论与实验的知识和技术优势,积极参加检验与临床结合的科学研究,包括诊断性试验新方法与新技术的临床评价、发病机制研究及药物临床疗效研究等。

3. **临床咨询服务注意的问题** 检验咨询时在排除检验前因素对检验结果的影响、实验室检验质量控制水平良好的前提下,合理的解释还应注意以下几个问题:

(1) 参考区间:这是解释检验结果是正常还是异常的依据,须注意以下几个问题:

1) 生理性变异或生活习性的差异:主要是年龄、性别、民族、居住地域及妊娠等原因引起。

2) 检验方法不同的差异:同一项目可有多种检测方法,即使用同种检测方法,由于仪器的不同及试剂的不同,检测结果也可能出现差异。因此各实验室应建立自己的参考区间。

(2) “窗口期”问题:在病毒性感染的疾病中比较明显,即使感染了某种病毒,其标志物的检测在一定时间内可能出现阴性。要注意病人的病程,用间隔一定时间后再行复查的办法予以核实。

(3) 标本采集时间及病人状态:如输液后立即抽血检查血糖及钾、钠、氯等电解质显然是不适当的。还应考虑药物对病人的影响,如有可能,应暂停药一段时间后再进行检验项目的复查。

(4) 敏感度及特异度:“敏感度”指的是某病病人该试验阳性的百分率。“特异度”指非该病病人该试验阴性的百分率。不论是定量实验还是定性实验,没有一个项目其敏感度及特异度都达到百分之百,存在着一定的假阴性或假阳性。

(5) 保护病人的隐私权:隐私权是病人基本权利之一。原则上所有检验结果都属于该病人隐私权的一部分,未经本人同意,不得公开,所以以检验结果原则上只发送给检验申请者,一般发送至检验申请者所在科室的护士或医生工作站。如采用电子信息形式发布的检验结果(包括检验结果上网,病人从触摸屏自动查询等),应设有密码等保密措施。但有时从对病人保护角度出发,可能不宜将检验结果直接发给本人。因此,还应将与此有关的说明与指导写进检验报告单发放程序内。

抗 HIV 阳性、梅毒反应阳性、淋病双球菌阳性的结果,招工、招生时肝炎血清标志物阳性的结果,应直接报送检验申请者本人。抗 HIV 阳性的结果应报告疾病预防和控制相关管理部门,但不宜扩散;发现高致病性病原微生物同样按上述原则处理。

临床实验室应有保护病人隐私权的规定及处理程序,应明确规定一般检验结果、特殊检验结果的报告方式及途径,但不要复杂化,以免贻误对病人的及时诊治及处理。

二、反馈意见的处理

1. **意见来源** 意见是对临床实验室的服务不满意时所做的各种形式的表述,包括投诉或质询等。临床实验室的意见主要来源于临床医护人员、病人及病人家属,也可以来自于实验室的员工,最常见的意见是来自病人或医生的投诉。

2. **意见主要内容** 一是服务态度的问题,二是服务质量的问题。

3. **意见处理**　在临床实验室的质量管理体系中,重视意见的处理已成为保证检验质量的一个重要组成部分。通过对意见的处理,可以帮助检验人员查找导致质量问题的原因或影响因素,在整改的过程中不断积累经验,提高检验质量,改进服务态度,减少意见的发生。

三、检验与临床的沟通

临床实验室与临床科室的沟通涉及检验的全过程,沟通能提高医疗质量,防范医疗事故的发生,符合循证医学要求。

1. **沟通内容**　检验前过程的沟通主要围绕检验项目选择和临床意义、标本的采集及影响因素,检验人员应将所开设项目的有关信息主动告知临床医生。检验后的沟通主要是临床对检验质量的反馈信息,这种反馈信息有时是以质量投诉的形式出现,实验室要重视,正确对待,积极解决。

2. **沟通方式**　最常用的沟通方式就是电话联系,其他方式有:召开检验-临床对话会或是全院性的工作会议;举办检验医学专题讲座;编印检验信息发放到临床科室;检验人员参与临床查房或会诊;通过医院信息管理系统在网上进行实验室与临床的信息交流等。

总之,临床实验室工作要建立完整的质量控制体系,将合格的标本由高素质的检验人员在正常运行的仪器上进行测定和严格的分析,审核后发出。由检验、临床、病人三方共同努力协作,才能保证检验报告的准确性。

本章小结

检验后过程包括结果审核、规范格式和解释,授权发布、报告结果和传送、标本的留存等。质量保证主要有3个方面:①检验结果的审核与发出;②检验标本的保存及处理;③咨询服务及与临床沟通。检验报告直接关系到病人能否得到正确、及时的诊断和治疗,因此保证检验报告正确、及时发出是检验后过程质量管理工作的核心。制订检验报告单审核发放制度,对检验结果报告单进行审核,保证发出检验结果的完整、正确、及时、有效。检验报告作为医疗文书,基本内容必须完整无缺。注意检验结果异常报告内容的标识,特别是检验危急值的确定、标识、通知和质量监控。建立检验报告发放制度,保护病人的隐私权,做好检验结果查询工作,也是临床实验室服务项目内容之一。检验后注意标本的储存时间,废弃标本的处理要按照临床实验室生物安全管理制度执行。临床实验室检验医师还必须及时做好咨询服务及与临床沟通工作。

(孙美艳)

扫一扫,测一测

思考题

1. 检验后过程质量保证主要有哪几个方面?
2. 什么叫危急值? 危急值如何处理?
3. 如何保护与检验报告相关的病人隐私权?
4. 如何做好检验咨询及检验与临床的沟通?

第十一章 医学实验室认可

11章 PPT

学习目标

1. **掌握**：实验室认可和认证的定义及区别；实验室认可的意义；我国实验室认可的流程及文件，现场评审检查的内容；CAP 实验室认可准则。
2. **熟悉**：ISO 15189 的主要内容；我国实验室认可的机构；CAP 实验室认可检查的内容。
3. **了解**：ISO/IEC 17025 的修订过程；ISO/IEC 17025 的内容；ISO 15190:2003《医学实验室安全要求》的内容。
4. 学会将我国实验室认可的检查细则及流程应用于实践中。
5. 具备依据实验室认可要求发现在临床实践中存在的问题并能采取相应的措施。

为加强我国临床实验室规范化、标准化的建设，提升实验室管理水平和综合实力，提高医学检验服务质量，2012 年中国合格评定国家认可委员会（CNAS）正式发布了 CNAS/CL02:2012《医学实验室质量和能力认可准则》，针对医学实验室质量管理和能力认可的专用要求，其内容等同于采用了 ISO 15189:2012《医学实验室质量和能力的专用要求》。这也是国际医学实验室认可的通行做法。

第一节 实验室认可的概述

医学实验室认可已经成为指导临床实验室规范化及标准化的准则，这已经成为临床检验质量管理的核心。

一、实验室认可的定义

1. **实验室认可**（laboratory accreditation） 是指权威机构对检测或校准实验室及其人员是否有能力进行规定类型的检测和/或校准所给予的一种正式的承认。

目前，大部分国家的实验室认可机构主要依据 ISO/IEC 17025《检测和校准实验室能力的通用要求》对实验室开展认可活动。美国病理学家协会（College of American Pathologists）的实验室认可计划（laboratory accreditation program, LAP）作为一种权威的认可模式也被许多临床实验室所使用，经认可的实验室，在认可领域范围内的检测能力不但被官方机构所承认，其检测结果也被社会机构和贸易双方所使用。同时，因实验室认可的国际性，认可实验室的检测结果还可通过国家认可机构与国际组织达成的互认协议，以得到更广泛的国际承认。

2. **合格评定、认可和认证**

（1）合格评定（conformity assessment）：指用于确定（直接或间接）满足技术法则和标准的活动，包括抽样、检测和检查,符合性评价、证实和保证,注册、认可和批准,以及上述活动的综合运用。

(2)认可(accreditation):指权威机构对实验室有能力完成特定任务作出正式承认的程序。

(3)认证(certification):指第三方对产品/服务、过程或质量管理体系符合规定的要求给予书面保证的程序。

认证、认可及合格评定是完全不同的概念。合格评定与认证均属评价活动。合格评定源于认证,是认证概念的发展和扩大。认证是第三方的行为,合格评定以第三方的认证活动为基础,辅以第一方的自我声明和对认证、检验、检查机构的认可活动。国际标准化组织合格评定发展委员会将所有的关于质量的评价活动(包括新出现的认证机构认可活动)统称为合格评定活动,并针对各类评价活动(自我声明、检验、检查、认证、认可等)制订标准或实施指南,以指导各成员国的合格评定工作,见图11-1。

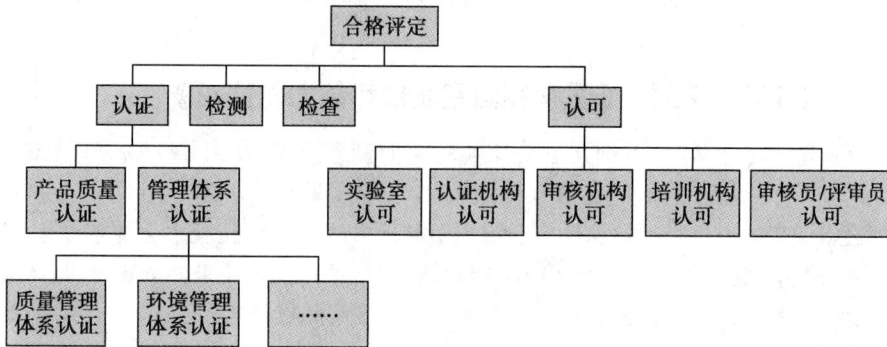

图 11-1 合格评定与认可、认证的关系

认可和认证均属于合格评定的范畴,但两者之间在负责机构、活动对象、结果和效力等方面均不同。认证的对象是供方的产品、工艺和服务;认可的对象是实施认证、检验和检查的机构或人员;大多数国家认证机构之间存在竞争关系;认可机构应为权威机构或授权机构。认可机构一般为政府机构本身或政府指定代表政府的机构;认可机构具有唯一性,为保证认可结果的一致性和认可制度实施的国家权威性,认可机构不应引入竞争机制。所以,几乎所有的国家都通过法律或政府干预确保认可制度实施的严肃性和唯一性。认可和认证的区别见表11-1。

表 11-1 认可和认证的区别

区别要点	认 证	认 可
活动对象	供方的产品、过程或服务	实施认证、检验和检查的机构或人员
负责机构	认证机构,即第三方机构,可以是经注册的商业机构	权威机构,即具有法律上的权利和权力的机构,如政府机构
活动性质	书面保证	正式承认
活动结果	证明符合性	证明具备能力,是对人或机构能力的评审

二、实验室认可的意义

完善的实验室认可体系,可以规范实验室的质量管理活动,提高实验室的质量管理水平和技术能力,对于临床实验室具有重要的意义。

1. 提高质量管理和技术水平 通过对临床实验室的认可,可以提高临床实验室的质量管理和技术水平。ISO 15189 其本质是针对临床实验室检测、校准等关键环节存在的质量风险的具体控制要求,严格、持续地按照这些要求去做,能使实验室的检验、校准质量得到保证,满足客户的要求,提高医疗服务质量。

2. 提高临床实验室的信誉 通过对临床实验室的认可,可以不断提高临床实验室的信誉,增强病人及医务人员对实验室的信任。而通过 ISO 15189 认可的临床实验室通过其完善的管理,能够向病人及医护人员提供准确的检验结果。

3. 促进国际间的交流　通过对医学实验室的认可,表明该实验室具备了国际认可的检测技术能力,对于促进检验结果互相承认、促进国际间的交流等具有重要意义。ISO 15189 的核心目标是促进国际间经认可的实验室检测结果互认,并认为经认可的实验室出具的检验报告、校准数据能够得到国际社会的承认。

4. 为能力评估和认可提供参考　通过对医学实验室的认可,可为临床实验室在技术容量、专业服务及员工有效管理等方面的能力评估和认可提供重要参考。

第二节　实验室认可标准

ISO 15189:2012 是国际临床实验室普遍采用的认可标准,而 ISO/IEC 17025 则为实验室能力的通用要求。

一、ISO 15189: 2012《医学实验室质量和能力的要求》

ISO 15189 从医学专业角度,更细化了临床实验室的管理要求,相对于 ISO/IEC 17025 专用性更强。2003 年由 ISO 发布了正式标准 ISO 15189《医学实验室质量和能力的专用要求》,并于 2012 年进行了修订,即最新的版本 ISO 15189《医学实验室质量和能力的要求》,新版中去掉了专用,新标准的适用范围和标准的使用方法更加广泛。ISO 15189 包括管理要求和技术要求两大部分,融入了检验前过程、检验过程、检验后过程三个过程,有利于临床实验室的理解和操作。

(一)管理要求
文件中包含实验室组织和管理、质量管理体系、服务活动、持续质量改进等多方面的要求。

1. 组织和管理　涉及的主要内容包括:临床实验室或其所在组织应有明确的法律地位;临床实验室的服务内容包括适当的解释和咨询服务,并能满足病人及所有负责该病人的医护等临床人员需要;临床实验室应遵守本准则的相关要求,经济或政治的因素不能影响检验结果;实验室管理层应负责质量管理体系的设计、实施、维持及改进;实验室管理层应确保在实验室内建立适宜的沟通程序,并就质量管理体系的有效性进行沟通。

2. 质量管理体系　包括内部质量控制以及参加有组织的实验室间的比对活动。质量管理体系的方针和目标应形成文件写入质量手册;对质量管理体系,应做到的事情一定要写入文件;写入文件的内容一定要做到;做到的事情一定有记录。

3. 文件控制　实验室应采取相应措施对包括审核/批准、文件控制记录、文件的修改、电子文件的保存等在内的程序进行控制。所有与质量管理体系有关的文件均应有唯一识别措施并制订程序加以控制。

4. 服务评审　实验室如果以合同方式提供服务,应建立包括使用方法、实验室能力和资源(包括人力、物力和信息资源)、检验程序在内的能满足合同运行和临床需求的评审程序,并保存评审记录。如果在工作已经开始后需要修改合同,应重新进行合同评审过程。

5. 委托实验室的检验　实验室应制订文件化程序用于选择与评估受委托实验室和对各个学科的复杂检验提供意见和解释的顾问。应定期评审与委托实验室的协议,并应对其所有委托实验室进行登记。

6. 外部服务和供应　实验室管理层应建立政策和程序并使其文件化,保证所购买的各项物品符合实验室的质量要求,并在使用前对采购的设备及消耗品予以验证,同时保存这些评价的记录和清单。

7. 咨询服务　实验室应有与病人或医护人员沟通的安排,如检验项目的选择、临床病例讨论、检验结果解释、标本合格要求等。有关专业人员应定期与临床医生交流。

8. 投诉的解决　实验室应制订文件化程序用于处理来自临床医师、病人、实验室员工或其他方的投诉或反馈意见;应保存所有投诉、调查以及采取措施的记录,从而维护客户对实验室的满意度和信誉度。

9. 不符合的识别和控制　实验室应制订文件化程序以识别和管理质量管理体系各方面不符合的

检验或活动,包括检验前、检验中和检验后过程。不符合的检验或活动可发生在不同方面,可用不同方式识别,包括医师的投诉、内部质量控制指标、设备校准、耗材检查、实验室间比对、员工意见、报告和证书的核查、实验室管理层评审、内部和外部审核。如果在过程中对相关政策程序存在疑问,应立即实施相关程序来识别、记录和消除出现问题的根本原因,并应予以记录。

10. **纠正措施**　纠正措施程序应包括一个调查过程以确定问题产生的根本原因或潜在原因。查明原因后应采取相应纠正措施。实验室管理层应对纠正措施的结果进行监控。

11. **预防措施**　是事先主动识别改进可能性的过程,而不是对已发现的问题或投诉(即不符合)的反应。实验室应能确定潜在的不符合项的来源和所需的改进。如需采取相关预防措施,应制订和执行相关计划,以减少类似不符合项发生的可能性。

12. **持续改进**　实验室应通过实施管理评审,将实验室在评估活动、纠正措施和预防措施中显示出的实际表现与其质量方针和质量目标中规定的预期进行比较,以持续改进质量管理体系(包括检验前、检验中和检验后过程)的有效性。

13. **记录控制**　实验室应制订文件化程序用于对质量和技术记录进行识别、收集、索引、获取、存放、维护、修改及安全处置。所有记录均应清晰、明确、便于检索。实验室应制订相关的政策,明确规定与质量管理体系相关的各种记录的保存时间,并应该保存检验结果。

14. **评估和审核**　实验室应策划并实施所需的评估和内部审核过程(包括检验前、检验中和检验后过程)。实验室应根据质量管理体系的规定进行定期的内部审核,并由质量主管或所指定的有资格的人员负责审核和实施。正常情况下,实验室每12个月应对质量体系的主要要素至少进行一次内部审核。

15. **管理评审**　实验室管理层应定期评审质量管理体系,以确保其持续的适宜性、充分性和有效性以及对病人医疗的支持。评审应包括对改进机会和质量管理体系(包括质量方针和质量目标)变更需求的评估。应尽可能客观地评估实验室对病人医疗贡献的质量和适宜性。两次管理评审的时间间隔不宜大于12个月。

(二)技术要求

技术要求对人员,设施和环境条件,实验室设备,检验前、中、后过程的质量保障,检验后程序,结果报告等多方面作出了规定。

1. **人员**　实验室管理层对所有人员的资格、责任及人事政策应有具体的工作描述。实验室管理层应保存全部人员的相关教育背景、专业资格、培训、工作经历,以及能力的记录。应有足够的人力资源满足工作的需求以及执行质量管理体系相关功能的需求。所有人员均应对病人的相关资料保密。

2. **设施和环境条件**　实验室应分配开展工作的空间。其设计应确保用户服务的质量、安全和有效,以及实验室员工、病人和来访者的健康和安全。实验室应评估和确定工作空间的充分性和适宜性。

3. **实验室设备、试剂和耗材**　实验室应配置服务所需的全部设备。应确定设备(在安装时及常规使用中)能够达到所要求的性能标准,并且符合相关检验所要求的条件。实验室应制订相应程序,规定设备的安全操作、运输、储存和使用,以防止污染或损坏。设备均应得到相应的保护,数据应及时修正。

4. **检验过程及质量保证**　检验过程包括检验前过程、检验过程及检验后过程三个部分。

(1) 检验前过程:检验申请表中应包括足够的信息,实验室管理层应制订并实施正确采集和处理原始样品的专用指导书。原始样品采集手册中应包括检验项目、原始样品的管理、知情同意书、对病人的指导内容。

(2) 检验过程:实验室应使用确认过的程序来验证所使用的检验程序是否适合预期用途;所有的程序都应形成文件,并方便相关人员从工作站上查阅。

检验程序的质量保证:实验室应建立内部质量控制体系,以保证检验结果达到预期的质量标准;必要时且可能时,实验室应确定检验结果的不确定度;确保结果可溯源到 SI 单位;实验室应参加实验室间的比对活动,有明确的机制来判断在整个临床适用区间内检验结果的可比性;实验室应记录这些比对活动的结果并形成文件,必要时根据结果采取措施。

（3）检验后过程：被授权的人员应对检验结果进行系统评审，评价其与可获得的病人相关临床信息的符合性，并授权发布检验结果。

结果报告：实验室应建立检验报告发放、修改和保存的程序，确保检验报告信息完整、数据准确和结果表达清晰易懂。实验室管理层与检验申请者应共同负责，确保检验报告在约定时间内送达合适的人员。实验室应保留所报告结果的文档或备份，以备快速检索。

二、ISO/IEC 17025:2017《检测和校准实验室能力的通用要求》

国际实验室认可委员会（ILAC）于 1978 年起草了《检测实验室基本技术要求》的文件，并将此推荐给国际标准化组织。同年，国际标准化组织（ISO）批准了该文件，ISO/IEC 17025 的标准是"通用要求"，从管理和技术两方面对所有的实验室提出了要求，其后进行了多次重大修订。

ISO/IEC 17025:2017 内容分为 8 部分，即范围、规范性引用文件、术语和定义、通用要求、结构要求、资源要求、过程要求、管理要求及附录和参考文献。其中通用要求包括公正性和保密性；而资源要求体现在实验室应获得管理和实施实验室活动所需的人员、设施、设备、系统及支持服务。过程要求则包括要求、标书和合同评审；方法的选择、验证和确认；抽样；检测或校准物品的处置；技术记录；测量不确定度的评定；确保结果有效性；报告结果；投诉；不符合工作；数据控制和信息管理。管理要求主要表现为实验室应建立、编制、实施和保持管理体系，该管理体系应能够支持和证明实验室持续满足本准则要求，并且保证实验室结果的质量。

从技术要求上来看，ISO/IEC 17025:2017 基本采纳了 ISO/IEC 17025:2005 的内容，但考虑到实验室广泛使用信息管理系统、更多地采纳电子数据和电子报告以及检测实验室评定测量不确定度的日益成熟等实验室在近十年来的新变化，起草小组对相关条款进行了修改，变得更加灵活，以适应实验室运作的不同情况。本准则要求实验室策划并采取措施应对风险和机遇。应对风险和机遇是提升管理体系有效性、取得改进效果以及预防负面影响的基础。实验室有责任确定要应对哪些风险和机遇。

三、ISO 15190: 2003《医学实验室安全要求》

本标准规定了在临床实验室建立并维持安全工作环境的要求。与所有此类安全指南一样，要求确保有专人负最终责任，并且所有员工均承担以下个人责任：他们工作中的自身安全；可能受工作影响的他人安全。每项任务都需要进行风险评估，目的在于尽可能消除危险。如果无法消除危险，则应按下列的优先顺序使各种危险的风险减至尽可能低的水平：①使用替代方法；②使用防护方法；③使用个人防护措施和设备。安全要求首先考虑的是安全，费用是次要的。本标准旨在目前已知的临床实验室服务领域中使用，但也可能适用于其他服务和领域。然而，为确保安全，操作需要 3 级和 4 级防护水平的人类病原体的临床实验室应符合附加要求。

ISO 15190:2003《医学实验室安全要求》分为 23 章，其主要内容为风险分级（生物因子分 4 个风险等级：Ⅰ级风险、Ⅱ级风险、Ⅲ级风险、Ⅳ级风险）；管理要求（主要包括管理责任和员工健康管理）；安全设计；员工、程序、文件、检查和记录；危险标识；事件、伤害、事故和职业性疾病的报告；培训；个人责任；服装和个人防护装备（PPE）：包括手套和眼、面、足及呼吸防护装置；良好内务行为；安全工作行为；气溶胶；生物安全柜、化学安全罩和柜；化学品安全；放射性安全；防火；紧急撤离；电气设备；样本的运送；废物处置等方面。

四、ISO 15195: 2003《临床检验医学参考测量实验室要求》

临床参考测量实验室是一类校准实验室，主要为医学检验提供计量服务。根据国际计量委员会（CIPM）、国际临床化学与检验医学联合会（IFCC）和国际实验室认可委员会（ILAC）联合组成的国际检验医学溯源性联合委员会（JCTLM）2002 年制订的要求，医学参考测量实验室应通过以 ISO/IEC 17205 结合 ISO 15195 为准则的实验室认可，并使用 JCTLM 推荐的参考测量程序/方法，定期参加 IFCC 举办的医学参考测量实验室间比对计划。溯源性要求主要体现在校准品、临床检验结果上。ISO 于 2000~2003 年发布了 5 个相关标准：ISO 17511:2003《体外诊断医学器械-生物样本中量的测量-校准品和质控物质赋值的计量学溯源性》和 ISO 18153:2003《体外诊断医疗器械-生物样品中量的测量-标准品和控制物质中酶催化浓度赋值的计量学溯源性》,标准主要针对诊断试剂的生产;ISO 15193:2002《体外诊断医学器械-生物源性样本中量的测量-参考测量程序的说明》、ISO 15194:2003《体外诊断医学器具-生物源性样本中量的测量-参考物质的描述》和 ISO 15195:2003《检验医学 参考测量实验室的要求》三个标准是针对检验医学参考系统实验室的要求准则。此外,作为国际实验室认可依据的 ISO/IEC 17025 和 ISO 15189 对临床实验室检验结果的溯源性都有明确要求。

我国原卫生部已于 2005 年 6 月将 ISO 15193、ISO 15194、ISO 15195 三个行业标准作为检验医学参考系统的标准进行发布,并于 2005 年 12 月 1 日开始实施。

第三节　我国医学实验室的认可

我国实验室认可是由中国合格评定国家认可委员会(CNAS)根据《中华人民共和国认证认可条例》的规定,由国家认证认可监督管理委员会批准设立并授权,统一负责对认证机构、实验室和检验机构等相关机构的认可工作。

一、实验室认可机构

1994 年 9 月 20 日原国家技术监督局批准成立了"中国实验室认可委员会",代表国家参加对外交流。2006 年,我国将中国实验室认可委员会、中国认证机构国家认可委员会与中国认证人员与培训机构国家认可委员会合并,成立了中国合格评定国家认可委员会(China National Accreditation Service for Conformity Assessment,CNAS),统一负责对认证机构、实验室和检查机构等相关机构的认可工作,从而使我国对认可认证工作的管理更为系统和规范,主管 CNAS 的单位是中国国家认证认可监督管理委员会。

中国合格评定国家认可委员会(CNAS)的组织机构包括:全体委员会、执行委员会、认证机构技术委员会、实验室技术委员会、检查机构技术委员会、评定委员会、申诉委员会和秘书处。中国合格评定国家认可委员会委员由政府部门、合格评定机构、合格评定服务对象、合格评定使用方和专业机构与技术专家 5 个方面,总计 64 个单位组成。

1. **管理委员会**　由来自于实验室和与检查机构认可工作有关的政府部门、实验室和检查机构的客户以及技术专家代表组成。管理委员会全体会议是 CNAS 的最高权力机构,全面负责认可体系的建立和运行。

2. **执行委员会**　是管理委员会的内设机构,在管理委员会全体大会闭会期间负责处理、决定有关重大事宜。

3. **评定委员会**　负责对评审结果的评价和批准认可工作。

4. **申诉委员会**　负责处理认可工作中发生的对评审组、评审员、CNAS 工作人员、CNAS 委员的投诉以及对 CNAS 各项认可决定的申诉工作。

5. **技术委员会**　负责为 CNAS 提供技术支持,是 CNAS 技术权威性保障的基础。技术委员会下设不同领域的分委员会,主要由技术专家组成,负责相应领域的技术工作,包括技术政策、要求的制修订工作。

6. **秘书处**　是 CNAS 的常设机构,由秘书长负责管理,由业务管理处、认可评审处、评审员处、研究开发与能力验证处 4 个部门组成。

二、实验室认可文件及原则

1. **实验室认可文件**　CNAS 按照国际标准 ISO/IEC 17011 建立和保持认可工作质量管理体系,同时发布了大量的文件规范认可工作。这些文件主要由认可规则以及政策、认可准则和认可指南三部分组成,均是 CNAS 根据国际通行的有关认可文件及其运作规范制订的。规则性文件是所有的实验室认可都要遵循的,如能力验证规则,准则性文件是临床实验室需要遵循的文件,如 ISO 15189。指南性文件非强制性要求遵循,仅作为参考。它们既规范了 CNAS 的实验室认可工作,也对申请认可的实验室具有较好的指导作用。用于临床实验室的认可准则为 CNAS/CL02:2012《医学实验室质量和能力认可准则》,等同于 ISO 15189:2012。

2. 实验室认可原则 CNAS 制订的《实验室认可管理办法》明确规定了我国实验室认可原则:

(1) 自愿原则:实验室认可完全是各实验室自己的自觉自愿行为,而非强制执行。实验室可根据自身情况和发展需要自行决定是否参加认可。

(2) 非歧视原则:任何实验室不论其隶属关系如何、级别高低、规模大小、所有制形式怎样,只要能达到认可准则所规定的要求,均可获得认可。CNAS 受理国内外所有实验室的认可申请。

(3) 专家评审:实验室评审是依据实验室认可准则对其各方面进行客观、科学评估,实际上是一种技术很强的学术活动,而非行政行为。因此,国家聘请由 CNAS 认可的注册评审员和技术专家担任评审。

(4) 国家认可原则:我国的实验室认可只能是由 CNAS 代表国家开展此工作,没有省一级或市一级机构,其他任何机构不得取代其职能。获得认可的实验室,其技术能力、所提供的检测数据和出具的检测报告均得到国家的承认。

三、实验室认可流程

CNAS 认可活动按 ISO/IEC 17011 标准运行,其过程大致分为三个阶段:准备申请阶段、现场评审阶段和批准认可阶段。

1. 准备申请阶段

(1) 准备:首先应认真详细地学习认可准则,实验室负责人和实验室骨干最好能参加 CNAS 指定的培训机构的培训,取得评审员或内审员的资格证书。申请应满足的条件一般包括:①申请方具有明确的法律地位,可依法从事所申请认可范围内的相关活动。②按 CNAS-CL02《医学实验室质量和能力认可准则》及相关政策建立质量管理体系并至少运行 6 个月。③至少进行一次完整的管理评审和内部审核。④有能力从事所申请认可范围内的相关活动。⑤截至申请日的一年内至少参加过两次 CNAS 承认的能力验证活动或实验室间比对,且对不满意结果已进行了有效整改。⑥具备 3 个月内接受现场评审的条件。⑦按要求提交全部认可申请相关的资料并缴纳费用。必要时,还要满足 CNAS 可能提出的其他相关要求。

(2) 申请前准备:实验室可采用电话、信函、电子邮件方式向 CNAS 发表申请意向。在收到实验室的认可意向后,CNAS 为实验室提供申请书及相关材料。根据实验室要求,CNAS 可派人去实验室初访。

(3) 正式申请:实验室在理解 CNAS 的章程及认可要求并确认其已符合申请要求后,向认可机构提出正式申请,包括承诺自愿履行相关义务、提交申请书及必要的相关资料,也可通过 CNAS 网站在线申请。

(4) 资料审查:CNAS 对实验室提交的申请材料进行规范、完善的审查,其目的是了解和评价实验室提供材料所描述的技术能力范围、配置、质量管理体系是否能满足要求。

依据认可准则及应用说明评价实验室的质量管理体系文件的完整、系统、协调和可操作性;审查要求质量目标量化、可考核,并且服务于质量方针;实验室内、外部组织结构描述清晰,内部职责分配合理。若是多地点实验室,则其质量管理体系文件应覆盖全部申请认可的地点,且各点间隶属关系及工作接口描述清晰,沟通渠道通畅,内部的组织机构及人员职责明确。

资料审查时应重点关注:①内审报告、管理评审报告及记录的完整性、充分性和有效性。②样本采集手册的充分性、适用性及文件控制。③室内质量控制方案的适用性和有效性;质控品浓度水平、质控频次、质控规则、失控处理等关键点设置是否符合要求。④检验系统/方法的分析性能验证报告是否系统、完整、可靠,符合各专业领域的公认要求。参加能力验证及实验室间比对的情况是否与 CNAS-RL02《能力验证规则》相符合;对不满意结果是否进行了有效整改;检验新方法或者很少开展的检验方法的质量保证方式是否充分。⑤生物参考区间评审报告、危急值评审报告、合同评审报告及记录的充分性和有效性,对临床反馈意见是否予以适当处理。⑥人员培训与能力评估报告的充分性和有效性;培训的有效性评价和能力评估是否与岗位职责与相应授权相适应。⑦实验室提交的图像资料所示,其检验前、中、后的全过程及实验室布局分区等信息是否能够满足准则要求。

2. 现场评审阶段

(1) 评审前准备:CNAS 根据实验室的性质、工作量、工作范围,选配一名评审组长,并将实验室的申请书及相关资料转交其审查,评审组长制订评审计划,并将《现场评审日程表》提交给被评审实验室。CNAS 指定评审组成员,如申请方基于公正性理由对评审组的任何成员表示拒绝时,CNAS 认可且评审处经核实后可以给予调整。评审组长在现场评审前,召开全体评审组成员参加预备会,以检查评审的准备情况,重申评审纪律,签署现场评审人员公正性声明。

(2) 现场评审:包括首次会议、现场检查、召开座谈会和末次会议。

1) 首次会议:由组长召开由评审员和实验室有关人员参加的首次会议,主要内容是由实验室负责人介绍实验室概况、主要工作人员及实验室评审准备工作情况,评审方强调公正客观原则和向实验室作出保密的承诺。必要时,首次会议结束后,评审组成员全体或分专业进行现场观察。

2) 现场检查:包括对"软件"和"硬件"两方面的评审。"软件"评审主要对质量管理体系的建立、质量手册和有关质量文件与现实情况的符合性进行评审。"硬件"评审是对认可项目所涉及的所有参数进行逐项确认,可通过现场试验、利用能力验证结果、盲样测试、实验室间比对结果、现场演示、现场提问、查阅记录及报告、核查仪器设备配置等方式进行。

3) 召开座谈会:评审组可能在评审过程中召开实验室有关人员的座谈会,以了解实验室人员对认可准则、质量手册、程序文件等的了解程度。初次评审和复评审时,现场评审期间应召开一次医护人员座谈会。应特别注重了解检验前和检验后程序的控制、实验室检验结果的使用情况、生物参考区间与危急值的评审、合同评审、实验室与临床的沟通、改进情况等。如果有需要,可与实验室沟通后进一步收集证据,但过程中应注意评审范围,并且保证不影响医护工作。

4) 末次会议:评审结束时,评审组完成评审报告,并召开末次会议。末次会议上向实验室报告评审情况,对评审中发现的主要问题加以说明,确认不符合项,宣布现场评审结论,提出整改要求及具体的整改验收日期(通常整个过程在三个月内完成)。

5) 后续工作和跟踪验证:评审组离开现场前应封存现场试验报告及原始记录,连同评审报告、附表和相应附件的复印件,留存于实验室。现场评审后,评审组长或其指定的评审员应在规定时限内对实验室的纠正措施进行跟踪验证和确认。跟踪验证仅限于核实和确认现场评审中发现的不符合项及纠正措施的有效性,一般不扩大评审范围;对现场评审中发现的观察项实验室应仔细分析并充分说明,必要时应采取适当措施。

3. 批准认可阶段 CNAS 组织专家评审组,依据现场评审组提交的实验室现场评审的所有资料,包括申请资料、各种附加信息、实验室整改报告、能力验证结果及评审员的各项准备计划,对现场评审活动进行程序性和规范性审查。CNAS 秘书处对专家评审组的报告及相关资料进行最终审查。CNAS 向实验室提出整改要求,整改满意后,CNAS 正式批准认可,被认可的机构即可使用实验室认可的标志。

案例导学

某临床实验室具有明确的法律地位,可依法从事所申请的临床实验室认可范围内的相关活动,同时多次参加能力验证活动或实验室间比对,且对不满意结果已进行了有效整改。该临床实验室准备在半年后向 CNAS 申请实验室认可。

问题与思考:

1. 该实验室在自身具备的条件下,申请前需满足的一般条件还有哪些?

2. 什么是实验室认可? 实验室认可的原则都有哪些?

CNAS 的评审过程(图片)

案例导学分析(文档)

笔记

第四节　美国病理学会临床实验室认可

美国病理学家协会(College of American Pathologists,CAP)是美国一个非营利的临床实验室认可机构,它依据美国临床检验标准化委员会(CLSI)的业务标准和操纵指南,以及1988年的美国《临床实验室改进法案修正案》(CLIA'88),对临床实验室各个学科的所有方面均制订了具体的检查单,通过严格要求来确保实验室符合质量标准,从而改进实验室的实际工作,也有部分的专家和地区(如我国台湾地区)将其描述为认证。CAP组织从事各种项目,主要包括能力验证(proficiency testing,PT)、质量监控(Q-Probes,Q-Tracks)和实验室认可(laboratory accreditation),2017年共有2万多家实验室参加了PT项目。

一、CAP认可计划

美国病理学家协会(CAP)建立了三个认可计划,其目的是通过同行专家的检查评审,提高临床实验室服务质量。

CAP的实验室认可计划(laboratory accreditation program,LAP)始建于1961年,在1995年根据1988年美国《临床实验室改进法案修正案》(CLIA'88),正式被美国卫生与人类服务部(U. S. Department of Health and Human Services)辖下的医疗保险及医疗补助中心(centers for Medicare and Medicaid services,CMS)认可。三个认可计划由实验室认可委员会(commission on laboratory accreditation,CLA)组织和管理,CLA是由CAP主席指定的符合要求的病理学家组成。

CAP实验室认可的宗旨是促进和保证检验全过程质量的不断改进,为临床医生及病人提供最高水平的服务,通过对实验室的质量回顾及教育,改进实验室服务的质量。目前全球有6 100多个临床实验室通过了CAP认可,其中大部分在美国,不过也有其他22个国家的100多个实验室参加了CAP的认可,中国目前共有55家单位通过了CAP认可。CAP审查人员没有报酬,由一名指定的委员领导团队,审查团的大小和组成与所检查的临床实验室相匹配。目前CAP审查人员资料库中大约有1.6万多位审查人员,同时持续性的培训小组也在补充新的人员。CAP每两年组织不同的审查人员对已通过认可的实验室进行复审。

二、CAP实验室认可准则

1. **CAP认可的检查内容**　CAP认可的检查过程有3个基本文件,即实验室认可标准、检查细则和检查员的总结报告。CAP的实验室认可计划检查实验室检验前、中、后所涉及质量管理的各方面,包括质量控制、试验方法和性能特征、试剂、质控物、设备、样本处理、结果报告、内部性能评估和外部能力验证、人员能力要求、安全、文件管理、计算机服务和信息系统管理等。

2. **实验室认可准则**　实验室认可标准是认可决策的基础,CAP的3个认可计划分别有相应的标准,涉及4个方面。标准Ⅰ与人员资质、责任和主任的作用有关;标准Ⅱ是有关实验室的物理设施和安全,包括空间、仪器设备、家具、联络工具、实验室空气流通、公共用具和安全设施等;标准Ⅲ与质量有关,包括质量控制、能力验证(PT)、仪器维护、质量管理和性能改进等;标准Ⅳ是检查的要求,包括外部组织的现场检查和内部的自我检查。

三、实验室认可检查细则

(一)认可检查细则内容

认可检查细则是认可的细化,以问题的形式表示,约有3 000多条,它覆盖了认可标准的各方面,是实践标准的指南。为减少审查人员的主观性,CAP采用19份"清单"中超过3 200条问题提问方式,每个不同的专业,分别涉及70~290多个问题,每年8月份会更新一次,2017年更新的版本更多地关注了癌症治疗方面的内容。CAP的实验室认可计划提供了以下检查细则,实验室一般要求即对整个实验室和各专业的基本要求:

1. **能力验证**　要求实验室各检验项目都要参加由CAP组织的能力验证(PT)计划,或其他替代方案(对 CAP 无 PT 的检查项目),有具体的改进和实施方案。

2. 质量管理　有系统、有计划、有目的的评价,包括检验前、中、后的质量和实验设备的适用性,并能发现问题、及时改进、持续提高。

(1) 质量控制:实验室有完整的质量控制方案,其中包括室内质量控制和室间质量评价,要求所开展的每一检验项目均要进行室内质量控制和室间质量评价。

(2) 标本和报告:对病人准备、标本标识、标本采集、标本处理、标本储存、报告格式、报告管理等有具体规定。

(3) 对实验室用水和玻璃器皿洗涤的要求。

(4) 方法性能验证:实验室所用方法/仪器在应用于病人样品检测前,均应对其性能进行验证,包括精密度、准确度、特异性、分析测量范围、临床可报告范围等性能的验证或评估。

(5) 人员要求:对实验室主任、医学顾问、实验室负责人和各级实验室检验人员的要求和职责。

(6) 实验室计算机和信息系统的功能和安全的各项要求。

(7) 实验室安全:对实验室的安全不仅强调生物安全,还对消防安全、化学和放射物品的使用和处理安全、职业防护、应急处理等作出了具体要求。

(8) 实验室环境设施:对实验室环境设施、温度、湿度、照明等都有要求。除此之外,对不同的专业还有针对性的要求和检查细则,包括解剖病理、化学和毒物学、细胞遗传学、细胞病理学、流式细胞术、血液学和凝血、组织兼容、免疫学和梅毒血清学、微生物学、分子病理学、POCT、输血学、尿液分析和临床镜检、法医尿液药物试验、生殖实验室等的检查细则。不同的专业,有些认可检查的内容可能相同,可通过 CAP 网站(www.cap.org)下载最新的 LAP 标准、检查细则等电子文档。2018 年更新的 CAP 认可"清单"中对生化、血液学、免疫学等实验室都作出了详细的要求。

(二)认可检查细则的用途

每条认可细则有一个唯一的编号。有三种不同的回答供选择:"Yes"指实验室完全符合该条要求;"No"指实验室不能满足该要求;"N/A"指该问题此时不涉及。缺陷分两个层面:层面Ⅰ的缺陷对病人和员工安全无严重影响,实验室只需将整改方案以书面形式报告给 CAP,不需提交支持性文档;但层面Ⅱ的缺陷则可能对服务质量、病人和员工安全有严重影响,实验室不仅必须提交整改计划,且需提供整改和效果的支持性文档。根据认可检查细则,申请实验室应该明确如何预备才能满足标准要求,检查员也应该明确如何对实验室进行检查,便于理解和操纵。

本章小结

临床实验室肩负着为疾病诊断、治疗效果监测和疾病的预后判断提供客观依据的任务,其服务质量直接涉及病人的身体健康甚至生命安全,因此进行实验室认可有其必要性及重大意义。

目前我国实验室认可采用的准则主要是 CNAS/CL02:2012《医学实验室质量和能力认可准则》,等同于 ISO 15189:2012。其过程大致分为三个阶段:准备申请阶段、现场评审阶段和批准认可阶段。

美国病理学家协会(CAP)是美国一个非营利的临床实验室认可机构,其检查过程有三个基本文件,即实验室认可标准、检查细则和检查员的总结报告,其认可准则涉及 4 个方面,其认可检查细则内容以问题的形式表示,覆盖了认可标准的各方面,是实践标准的指南。

(曹颖平)

不同实验室 CAP 认可"清单"(文档)

ISO 15189 实验室认可和 CAP 实验室认可的区别(文档)

不同实验室认可、认证方式的区别(文档)

知识拓展 JCI 认证简介(文档)

扫一扫,测一测

思考题

1. 什么是实验室认可？请阐述实验室认可的意义。
2. 实验室认可与认证有何区别？
3. 我国临床实验室的认可准则是什么？认可流程包括哪几个方面？
4. 美国病理学家学会的实验室认可计划的标准和检查细则是什么？

[12章 PPT]

1. 掌握：POCT 的概念、质量管理办法和即时血糖仪质量控制。
2. 熟悉：POCT 的基本原理和检测结果的影响因素。
3. 了解：POCT 的特点、应用和分类。
4. 具备运用 POCT 质量管理的理论知识解决临床实际问题的能力。

即时检验（point-of-care testing，POCT）又称为现场快速检测或床旁检验，是指在现场采样、应用便携式分析仪器及配套试剂快速得到结果的检测方式。这类检测方式可由临床实验室人员或非实验室人员（如护士、医生、病人及病人家属等）完成。POCT 最大的特点在于快速、随地、对操作者要求低。目前 POCT 已广泛应用于：大型医院的病房、门诊、急诊、检验科、手术室、监护室；基层医院、社区保健站和私人诊所；疾病预防控制中心、灾害医学救援现场、食品安全检测现场、环境保护现场；海关检疫、违禁药品快速筛查；法医学现场；生物反恐现场等。

第一节　即时检验概述

POCT 作为传统临床实验室检验方法的补充，具备检测时间短、空间不受限制和操作简单三大特色。

一、POCT 的概念

1995 年美国实验室标准化委员会（NCCLS）首次提出 POCT 的概念，同年美国临床化学学会（AACC）年会展览展出了一些能够快捷移动、操作简便、结果准确可靠的技术和设备，即 POCT 设备。POCT 隶属于体外诊断行业，一是从空间上理解，在病人现场进行的即时检验，二是从时间上理解，在病人发病时刻进行的即时检验。随着检测技术的不断革新，POCT 产品大致经历了定性、半定量、全定量和自动化共四代产品。

二、POCT 的特点

POCT 的仪器设备和试剂占用空间小，可随手携带，在病人附近能立即进行样本检测。POCT 与临床实验室检测的主要区别是大大缩短了检验结果周转时间（TAT）。对于急诊治疗和抢救的病人，临床检验室测量时间一般要 15 分钟以上，POCT 一般在 5 分钟以内即可完成测试，医生根据 POCT 提供的信息，对病人及时作出初步诊断并拟定救治方案、减少住院时间、降低发病率和死亡率，具有重要意

[1201]
临床实验室和 POCT 比较（文档）

[1202]
POCT 与实验室检验程序比对（文档）

笔记

义。同时对于一些需要长期监控的慢性病(如糖尿病)病人可以方便地按照医生的要求由病人自己或家属进行血糖和尿糖的监控。

POCT 的操作者应是经过培训合格的检验专业或非专业人员,他们必须了解有关的检测原理并能熟练操作,还应具备标本采集、质量控制、结果记录和判断、仪器保养、试剂保存等多方面的知识和技能。

三、POCT 技术原理与分类

POCT 的技术原理主要有干化学、胶体金、免疫荧光、化学发光、生物传感器、微流控芯片及生物芯片技术等。其中干化学逐步被替代,胶体金和免疫荧光成为市场主流技术,而微流控则成为未来发展的方向。

1. **干化学技术**　与传统的"湿化学"(溶液化学)相对比较而言,是指预先将反应所需要的试剂干燥,固定在特殊结构的载体上,将待测样品加于固相载体后,引起待测物与载体上的试剂发生化学反应,产生化学信号或颜色反应,通过目测或仪器检测得出待测物的浓度。

2. **免疫胶体金技术**　以胶体金作为示踪标志物,应用于抗原抗体反应的免疫标记技术。胶体金是由氯金酸在还原剂(如柠檬酸三钠)作用下聚合成为特定大小的金颗粒,并由于静电作用成为一种稳定的胶体状态,称为胶体金,最常用的有胶体金免疫层析技术、斑点金免疫渗滤技术。

3. **免疫荧光技术**　利用荧光物质标记的抗体进行抗原定位或抗原含量检测的技术,又称为荧光抗体技术。它主要通过检测板条上激发的荧光检测板条上的标志物。目前用于荧光免疫分析的标记物主要包括荧光素、量子点、上转换纳米粒子等。

4. **微流控芯片**　通过微加工技术将采样、样品前处理、分离、分析、监测等集成在一块几平方厘米的芯片上进行分析。实现了对原有检验仪器的微型化,以此制成的便携式 POCT 仪器可以对待测物进行快速、准确、高通量的检测。

四、POCT 的应用

POCT 应用的几大主要领域包括临床应用(心脑血管类检测、感染因子检测、血气电解质类监测、血糖监测、儿科检测等)、个人健康管理(血糖管理、妊娠检测)、传染病和重大疫情检测、现场执法检测(出入境检疫、酒精检测、毒品检测、法医毒理检测)、食品安全检测等。

POCT 具有占用空间小、使用方便、高效以及成本低等多项优势,对于疾病预防、确定病因和预后效果、提高治疗有效性和减少医疗成本有重大意义,能满足各级各类医疗机构临床检测需要,尤其是现在国家大力推进分级诊疗,POCT 产品对基层医疗卫生机构更具吸引力。

第二节　即时检验质量管理体系

临床医疗机构应对 POCT 加强管理,保证检测质量,减少和避免差错。可根据工作需要设立 POCT 管理组织,对医疗单位的 POCT 仪器的购置、数量和分布、操作人员培训、使用、维护和保养等作统一管理。

一、POCT 管理委员会

《现场快速检测(POCT)专家共识》要求各级医疗机构应成立即时检测管理机构,由主管院领导和医务部门牵头和管理,临床、护理、设备试剂管理部门、临床实验室共同参与。临床实验室 POCT 管理委员会制订管理程序、制度和各级人员岗位职责。临床实验室把 POCT 纳入质量管理体系中,主要负责质量评价与技术指导工作。

POCT 管理委员会需配备 POCT 协调员,通常由中级以上检验技师担任,并经培训上岗。POCT 管理委员会主要负责以下工作:督导合理选择能够满足临床需要的检验方法、仪器及试剂;审核确立每个检验项目质量要求;协调临床科室合理使用 POCT;督导临床科室建立质量保证计划,制订本科室 POCT 质量控制程序,审查质控数据;确保病人检测结果的质量;负责培训和评定 POCT 操作人员的能力。

二、POCT 质量管理

POCT 质量管理涵盖检验前、检验中、检验后的各个环节。检验前注意医嘱申请、病人的准备、标本的采集和处理。检验中应确认已执行室内质控并且结果在控，仪器状态良好，试剂、质控品必须按要求储存并在有效期内，检测过程严格按 SOP 文件操作。检验后注意检验结果的审核和报告，及时记录并建立 POCT 危急值报告制度，落实危急值管理相关制度和措施，每台 POCT 仪器要有专人负责，认真做好维护、保养并记录。

建立 POCT 仪器设备的档案。POCT 相关仪器、试剂三证（生产许可证、医疗器械注册证及经营许可证）齐全，要进行精密度、准确度与生化仪的比对，参加室间质评，明确各仪器的测定范围（最低检出限和最高检出限），要定期校准、维护和保养。在日常临床工作中应注重对 POCT 仪器的预防性质量控制，主要有以下几点：医疗机构须要求仪器厂商定期对本院的 POCT 仪器进行巡回质量检查和检测，要求每月一次，并做好记录；做好仪器的校准和使用前、后的保养，熟练掌握内部模拟质控装置，每次开机后应先确认模拟质控通过后，再进行病人标本检测；正确存放和使用试剂。

三、编写 SOP 文件

POCT 检验项目的 SOP 文件应包括仪器的名称型号和序列号、仪器的测定原理、试剂、校准、质控、技术参数、标本要求、操作步骤、方法学特征、参考区间、检出限、临床意义、注意事项、干扰因素、结果报告程序及生物安全防护等内容。

四、操作人员的培训与考核

培训具体内容有仪器检测的原理、标本的采集和保存、仪器的维护和保养、室内质控程序、检验前误差、结果报告、临床意义、危急值管理及生物安全防护等。由医院管理部门对 POCT 操作及管理人员进行考核和授权。临床实验室应根据本区域 POCT 开展情况，以一定频率定期完成对各部门 POCT 检验质量的审核工作，制订考核表，细化考核内容，发现问题及时指出，及时指导培训，循序渐进，不断提高 POCT 检验质量。

五、检验结果的报告

根据《POCT 临床应用建议》，将 POCT 检验结果纳入实验室信息系统进行管理，制订统一规范的报告模式，并完成审核，出现危急值时，网络系统能及时提醒临床医务人员，采取适当的医疗措施。

第三节　便携式血糖仪的质量控制

便携式血糖仪作为临床监测血糖的常用仪器，具有体积小、操作简单、方便携带、快速检测的特点，能够改进治疗效果和提高医疗效率，已在临床得到广泛应用。按照《医疗机构便携式血糖检测仪管理和临床操作规范》《便携式血糖仪临床操作和质量管理规范中国专家共识》《便携式血糖仪血液葡萄糖测定指南》《医学实验室质量和能力认可准则》的要求，临床实验室应对 POCT 项目集中设置，统一管理，开展室内质控，参加室间质评。建立对临床 POCT 血糖仪质量管理新模式，提出室内、室间质量控制及管理措施，规范临床 POCT 血糖仪的使用，是提高其检测结果可靠性的质量管理手段。

一、质量控制体系的建立

1. **建立全程质量管理保证程序**　全程质量保证程序涵盖检验前、检验中和检验后的各个环节。

（1）检验前的质量管理：医嘱申请、病人的准备、标本的采集与处理。

（2）检验中的质量管理：确认仪器状态良好，试纸、质控品必须按要求储存，在有效期内使用，标记开瓶日期，血糖即时检验仪更换新电池后需重做质控品。检测过程按 SOP 操作。

（3）检验后的质量管理：检测结果的审核和报告。检测结束后立刻记录检测结果、检测日期与时间、病人姓名、性别、住院号、检测结果、检测者的姓名。

（4）明确规定血糖即时检验对病人及操作人员安全的相关内容以及病人标本的处理等。每台仪器有专人负责，按照厂商的要求定期维护、保养并记录。

2. 建立血糖即时检验设备的档案 包括仪器的"三证"、生产使用日期、使用的部门、仪器的序列号；对血糖即时检验检测系统进行性能评估：精密度、准确度（与生化仪比对）、分析测定范围（最低检测限、最高检测限）等，同时包括仪器设备的定期校准、维护保养记录等。

3. 制订血糖即时检验的 SOP 完成方法学可行性评估后编写 SOP，包括：仪器的名称型号和序列号、仪器测定原理、所需试剂、校准、质控、技术参数、标本要求、操作的步骤、方法学特征、参考区间、临床意义、注意事项和干扰因素、结果的报告程序和生物安全防护等。

4. 血糖即时检验的室内质控及比对

（1）室内质控的频次和数量：只要当天有病人检测，就必须做 2 个水平质控，对质控结果记录分析。如有失控，必须有纠正措施并记录，纠正后才可对病人标本进行检测。

（2）血糖检验仪每半年要与临床实验室生化分析仪血糖检验进行比对实验。

5. 建立操作人员档案 操作者的岗前技能培训、SOP 培训、生物安全培训、故障排除等，每年对操作人员进行一次能力评估。

二、检测结果的影响因素

POCT 仪显示的结果是最终报告结果，这个过程可以被分为检验前、检验中和检验后阶段。

1. 检验前过程会影响质量的因素 操作者准备，血糖仪操作者是否被培训，是否已考核合格，病人准备（见本书第八章相关内容）。

2. 分析中影响质量的因素 仪器是否准备好，仪器保养是否按照厂商的要求进行；使用试剂是否在有效期内；试剂使用前是否需要准备，试剂是否放于冰箱内，使用前是否需要置室温平衡；标本采集和所用的物品是否都准备好（如采血针、毛细管、标本气动传输瓶）；仪器是否进行了质量控制，质控样本是否在有效期内，质控结果是否进行了记录，质控结果是否可接受。

3. 检验后会影响质量的因素 结果记录是否正确：如果结果被转换到病人的记录中，是否进行了正确性的检查；结果是否已经报告，结果是否在合理的时间内送到临床医生手中；针对检测结果是否采取了适当的措施，特别是如果检测结果超出了参考区间。

三、质量控制方法

1. 内部质量控制（IQC） 可以实时评价一个系统的性能并与公认的标准进行比较，确定系统得出的检测结果是否可以发出报告。大多数内部质量控制都使用确定的质控物，确定结果在预先建立的可接受范围内进行分析。

（1）最低要求：对于低复杂性的设备，最低每个月使用一个质控样本检测。建议如果只使用一个质控样本，应该使用临床相关范围浓度的分析物进行测定；如果使用两个水平的质控样本，应该一个是正常样本，一个是异常样本。质量控制在常量发生改变时也应该进行检测，如试剂批号改变、仪器设备进行了重要的维修等。即时检测的质量控制由仪器操作者进行。

（2）记录和解释：仪器操作者及时进行质量控制结果的记录和解释并采取修正措施。

现在很多 POCT 仪器都有先进的数据储存和管理特性，可以在需要进行室内质控时提醒操作者，并能根据结果的特征对需要采取的措施给出建议。

（3）实验室对比：因检测原理及方法不同，POCT 仪器检测结果与中心实验室检测结果存在差异。POCT 的检测设备应定期与实验室常规检测设备检测结果进行对比分析，减少与医院检验部门之间的偏差。我国出台了 POCT 血糖仪的相关管理和操作规范，要求每 6 个月不少于 1 次比对评估，同一医疗单元应尽量使用同一型号的血糖仪，避免不同血糖仪带来的检测结果偏差。

2. 室间质评 我国临床检验中心开展的 POCT 血糖仪一年进行一次室间质评，每次 5 个样本。室间质量评价可以评价 POCT 与临床实验室检测结果的一致性，同时可判别检测结果的准确性。医院的 POCT 室间质评活动由临床实验室组织，定期发放统一的质控品或病人标本给临床科室，检验科与临床科室在固定的时间同时检测。临床实验室要对所有科室 POCT 结果进行分析处理,得出评价后返回给临床科室。临床科室对存在的问题进行分析改进。如 EQA 回报结果 PT 成绩小于 80%,即为不合格。当找出不合格原因,并予以纠正后,方可继续开展工作。

本章小结

　　即时检验(POCT)又称为床边检验,是指在实验室之外对病人的血液、尿液和其他样本进行检验,并且能够快速、准确报告检测结果的微型移动检测系统。其主要特点:仪器和试剂体积小、携带方便、操作简单、能快速获得检验结果。目前快速血糖、血气分析及心肌标志物等检测已广泛应用于急诊、ICU 病房、手术室等临床科室。

　　POCT 应建立有效的质量控制,包括管理委员会、人员培训和考核,对项目进行标准化操作,实施室内质控和外部质量评价,定期进行结果比对。POCT 出现危急值时,按危急值管理制度执行。

　　目前 POCT 在我国临床应用最多的是快速血糖仪。临床医疗机构应建立即时血糖仪的质量管理体系,做好室内质控、室间质评和实验室比对,这些是临床血糖监测结果质量的重要保障。

（王　　静）

扫一扫,测一测

思考题

　　1. 即时检验全面质量管理中 POCT 管理委员会、实验室、临床科室的职责各是什么?

　　2. POCT 内部质量控制的最低要求是什么?

　　3. 如何开展医院的 POCT 室间质评活动?

　　4. 如何处理 POCT 的"危急值"检测结果?

13章 PPT

学习目标

1. 掌握：实验室信息系统的定义和基本功能。
2. 熟悉：仪器主控信息系统的定义和功能概要。
3. 了解：实验室信息的生态圈概念，实验室信息的发展趋势，实验室信息系统的维护管理。
4. 学会实验室信息系统的基本功能和常用操作。
5. 具备临床实验室信息的收集、分析、管理和决策能力。

第一节　临床实验室信息管理概述

临床实验室信息管理是检验医学与信息技术相互交叉的一门新兴学科，涉及临床医学、检验技术、检验仪器学、实验室管理等学科，将计算机、人工智能、云计算等技术应用于实验室的临床、教学、科研和管理等，实现信息、数据、知识及流程的全方位数字化和智能化管理。临床实验室的信息化、数字化和智能化管理，是当前既能提高检验质量，又能提高工作效率的最佳实践。

一、临床实验室的信息生态圈

临床实验室的信息管理涉及检验前、中、后阶段，涉及医嘱、电子病历、收费、检验、仪器等系统，涉及病患、医疗、医技、后勤等人员，逐渐形成由众多环节和系统组成的具有上下游关系、相互作用和联系的实验室信息生态圈（information ecosystem，IE）。临床实验室信息管理的核心系统是实验室信息系统（laboratory information systems，LIS）和仪器主控信息系统，其次是医院信息系统（hospital information systems，HIS）、电子病历、中间件等，较外围的系统还有网站、移动应用、临床决策支持等，这些系统涉及不同功能和用户，具有不同的作用和意义，共同组成实验室的信息生态链，见彩图 13-1。

1. **医院信息系统**　在整个实验室信息生态圈中，HIS 涉及数据流动的全过程，从最初的病人资料，到检验申请单及账单，传输并接受 LIS 的检验结果数据，最后以电子病历、移动应用、网站等方式展示检验结果。在功能上，主要是病历管理、检验申请及（自助）缴费、结果数据管理等。HIS 涉及病人、医生、护士、财务等人员。

2. **采样及流水线系统**　采样环节涉及病人、医生、护士、技师等人员，过程包括标本采集和运送。随着信息化的发展，标本采集和运送包括采血叫号、条形码自动粘贴、标本流转等子系统。

部分实验室还采用流水线系统，自动控制标本在流水线系统中各模块之间的运转，完成标本在检验前、检验中和检验后的各项处理工作。流水线信息系统可监控标本在流水线上的流转情况以及位

1301

知识拓展
实验室相关
医疗信息系
统（文档）

笔记

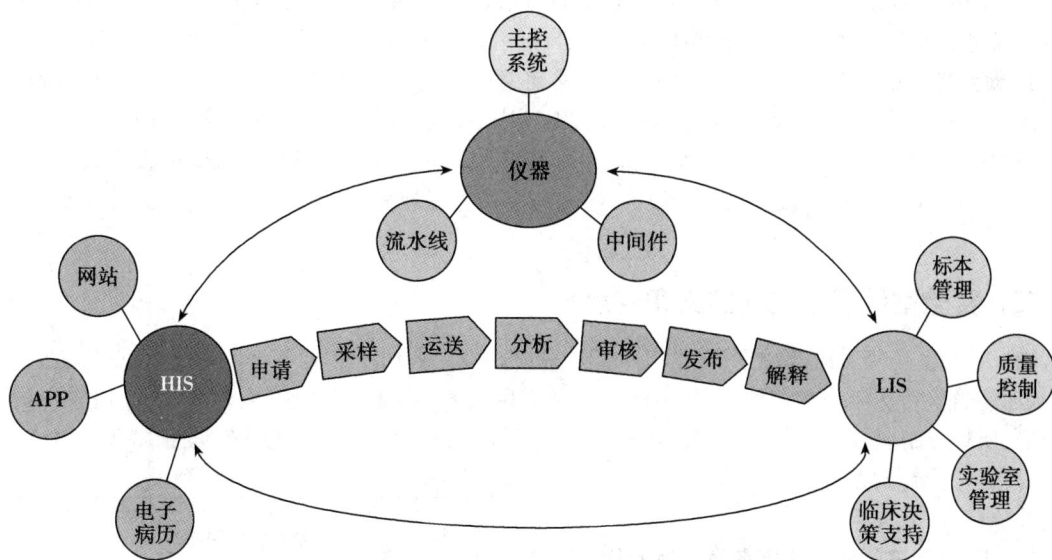

图 13-1　临床实验室信息生态圈

置的追踪,让工作人员可直观了解标本状态、标本所在位置、标本检验目的以及标本在仪器或轨道中产生的错误信息。

3. 自动化检测仪器系统　在实验室信息生态圈中,自动化检测仪器从 HIS 或 LIS 接收检验医嘱,确定标本要做的检验项目后,通过仪器自带的主控操作系统对标本进行检测,标记报警标本,将检验数据直接或借助中间件传到 LIS 中。自动化检测仪器系统的使用者是实验室人员,其信息位置处于HIS 下游、LIS 上游。目前常见的检测仪器有血液分析仪、生化分析仪、免疫发光分析仪、凝血分析仪、尿液分析仪、核酸检测仪、细菌培养和鉴定仪等。

4. 实验室中间件(middleware)　是介于传统的 LIS 和仪器(或轨道)之间的独立的系统软件或服务程序,集流水线管理和检验仪器智能管理为一体,能与 LIS 无缝衔接。在实验室信息生态圈中,中间件接收来自仪器或轨道的自身数据和检验数据,并将其传送到 LIS 中。中间件多由仪器厂家研发并提供给购买该仪器的实验室使用。中间件能实现仪器的高效连接和标本管理一体化,简化工作流程,弥补 LIS 的功能不足。

5. 临床实验室信息系统　在实验室信息生态圈中,随着 LIS 功能越来越完善,与实验室信息生态圈中多个信息人有信息交互,信息位也最为复杂,具体如下:

(1)标本核收:标本在送到实验室时就已附加了大量信息,涉及标本医嘱信息、病人一般资料、标本收费情况等。

(2)标本检测:除手工检测项目的检验结果需实验室人员手工输入外,其余均从仪器或中间件接收检验数据,转换或解析成 LIS 规范的数据格式。

(3)结果查询及分析:审核通过的结果自动传送到 HIS 中,临床医生只要具备权限都可查看检验报告。为检验人员提供审核辅助分析,包括危急值报警、异常值标识、历史结果等。

(4)质量控制数据:包括质控数据及分析、质量监测指标等。

(5)试剂管理数据:包括试剂信息、试剂申请、试剂入库、试剂领用、库存信息、试剂厂商与供应商信息等。

6. 临床决策支持(clinical decision support,CDS)　是指通过人机交互方式为医生的诊疗工作提供决策支持及帮助。结合人工智能、大数据的智能检验正在兴起。智能检验除了实现对检验结果的自动审核,拦截异常标本并予以提示外,还能提供基于当前结果的可能诊断和解释,显示历史检验结果,提供即点即得的知识支持、病人电子病历信息及所有实验室检验记录等功能。

7. 电子病历(electronic medical record,EMR)　是以电子化方式记录病人的就诊信息,包括就诊、病程记录、检查检验结果、医嘱、手术记录、护理记录等,其用户主要是医护人员及医院管理层。电子病历中的检验数据来源于 HIS、LIS,因此在实验室信息生态圈中电子病历可以说是处于 HIS、LIS 的下游。通过电子病历将同一病人的检验数据整合在一起,方便医生分析掌握病人病情的变化。

8. 网站及移动应用 随着信息化的发展,移动医疗理念的推广,医院为病人提供了网络和 APP 查询检验结果的服务。目前网站及 APP 一般从 HIS 中获取相关数据来提供给病人,因此在实验室信息生态圈中,处在 HIS 的下游。在网络查询方面,病人只需输入就诊卡和密码,即可查询或打印检验报告。病人在 APP 上可直接查询检验报告,还能在手机上完成就诊、预约挂号等功能,并实现了费用支付功能。

二、实验室信息系统的定义和特点

临床实验室信息系统起源于 20 世纪 90 年代初期,经历从 DOS 版到 Windows 版,从单机版到网络版,从功能简单到功能基本完善,各种新技术不断应用于其中。LIS 是对病人标本识别、检验申请、结果报告、质量控制以及标本分析各方面相关数据进行管理的信息系统,功能框架见图 13-2。

LIS 是一个针对临床实验室领域的专业应用软件,具有以下特点:

1. LIS 是管理临床实验室各类信息的软件 LIS 的管理内容包括标本检测、病人资料、质控数据、质量指标、试剂耗材等。通过 LIS 软件将整个临床实验室以及相关科室的所有信息链整合起来,实现自动化、智能化、网络化的信息管理和决策分析。

2. LIS 是运行于网络平台的专业软件 LIS 通过网络或互联网将不同岗位人员的检验工作、不同部门的信息资源、不同地理位置的自动化仪器集成在一起,协同完成相应工作。医生开具检验申请单,护士执行医嘱,打印标本条码,进行采样并确认采样时间。后勤人员运送标本至实验室,标本接收人员进行交接并确认接收时间。检验人员完成标本检测、审核,发布检验结果,在服务台及护士站打印或浏览检验结果。

3. LIS 是临床实验室的管理工具 利用 LIS 可快速统计分析实验室工作量及类型变化,准确核算成本;监测不同类型、不同阶段的标本周转时间、危急值数量及报告有效性;监控标本

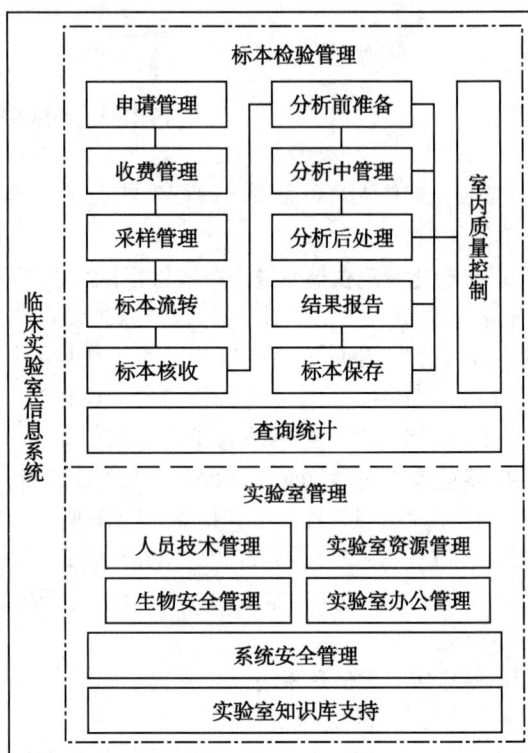

图 13-2 实验室信息系统功能框架

拒收率、不合格标本率、结果错误率等质量监测指标;个性化分析及统计室内质量控制。LIS 还积累了庞大的实验室数据资料,通过数据挖掘技术,可揭示隐藏在其中的相关规律,更好地为临床实验室管理提供决策支持。

三、实验室信息管理的发展趋势

临床实验室信息管理是一门交叉学科,信息技术、通信技术、人工智能等计算机科学技术在医学领域的广泛应用,医疗信息化发展已步入了智慧化阶段,实验室信息管理的发展趋势如下:

1. 智能程度更高级 从简单的实验室数据管理方面转向实验室数据的整合与分析,为临床提供更好的、更精确的检验服务。依靠大数据和人工智能技术,提供有效的、个性化的结果解释信息。

2. 应用维度更全面 除了采血叫号系统、标本交接系统、仪器通信程序、质量控制系统、中间件、输血管理系统、微生物管理系统、主任管理系统等狭义的子系统,还有仪器主控系统、专业应用软件、环境参数监控、试剂耗材管理系统、病人自助查询、知识库管理、文档管理系统、即时检验管理系统等

广义的子系统。

3. **辐射范围更广泛**　除实验室人员管理、物资管理、检验工作管理外,还对教学、科研、社会服务进行全面支持,应用辐射范围更广。实验室信息在院内不同科室间、医院间、区域内的共享,使得病人可通过服务平台查询在任何一家医院的检验结果;应实时展示实验室的报告时间、危急值结果、仪器状态、环境参数等核心数据,一些血液、体液、微生物等形态学图像资料也应通过数码显微技术进行数字化管理。除标本、临床资料等数据的信息化外,人员、排班、考勤、培训和考核、质量控制、仪器校准等管理要素,实验室的温度、湿度、噪声、振动等环境因素也可进行信息化管理。

4. **管理更加规范化**　临床实验室的信息管理应符合国家法律、法规及行业标准等要求,还可进一步进行技术和服务创新。充分利用数字化和智能化的信息技术,实现检验全过程、全要素的涵盖。建立并不断完善适合实验室自身特点和现状的信息系统,达到提高检验质量及工作效率的最终目的。

第二节　实验室信息系统的基本功能

针对不同规模、性质、类型的临床实验室,LIS 的基本功能需求是通用一致的。LIS 功能通过软件来实现,软件包括单机版和网络版,网络版又可分为单用户版和区域多用户版,以满足不同实验室的需求。

一、申请管理

目前,绝大多数医院的 HIS 已经实现电子医嘱,医生在医生工作站就可以对门诊或住院病区的病人开具检验电子申请单。检验项目选择方式有:下拉式菜单、选择式输入。

1. **下拉式菜单**　将检验项目按大类、亚类、组合、小项等多个等级分类。首先按照生化、免疫、血液、体液、分子生物、微生物等专业归类,然后再根据项目设置大项(如肝功能),最后再设置小项(如丙氨酸氨基转移酶)等。使用者可通过下拉菜单进入专业类别的主菜单,然后选择检验项目的大项,或继续选择大项中的小项。

2. **选择式输入**　将检验项目名称拼音码的首字母或其他编码作为过滤条件输入,列出满足条件的检验项目,供医生选择并确认所需检验项目。

二、收费管理

按医院管理要求,在检验申请、医嘱执行、实验室接收标本、检验完成等阶段中,选择一个时间点执行检验收费。通过直接或调用 HIS 的收费功能完成检验收费。病人可自助完成付费操作,如诊间付费、自助机付费、第三方交易平台付费,减少就诊排队次数。体检或外来标本,根据医院实际情况作相应处理,如临时挂账、记账、定期结算等。支持检验附加费用的计算功能,如血液细胞自动化分析除检验费外,还需收取试管、采血器、静脉采血等费用。支持检验套餐和收费明细项目之间的对应关系。支持检验项目的补费功能,如血培养,结果阳性时应追加药敏试验的费用。支持检验退费流程,通知有关系统完成退费操作。还需要设置核查机制避免漏收、错收或重复收费。

三、采样管理

在标本采集界面,应提示采集要求、处理标本注意事项。采集人员在准备容器时,直观显示病人准备、采集部位、容器选择和添加物、采集/分装次序、标本类别和数量、特定采集时间等信息,从而保证标本的采集质量。通过病人标识、申请时间等条件,检索、确认检验申请,确认病人身份,避免采错标本。系统记录标本的采集日期和时间、采集操作者和工号等信息,特殊项目可记录尿量、体温、采集部位等附加信息。记录采样时的特殊情况,如昏厥、哭闹、抽血不畅等,包括重新采样。

标本标签宜采用信息量较多的条形码标签。条形码(barcode)是指由一组规则排列的条、空及其对应字符组成的标记,用以表示一定的信息。标本的整个检验过程应有唯一性标识,一般用条形码方式显示。标本标签、报告单、接收单、回执单等应采用同一个唯一性标识。门诊一般以病人 ID 号作为唯一标识,病区则以病人的住院号为唯一标识。回执单作为门诊病人抽血的凭证,内容包含病人资

笔记

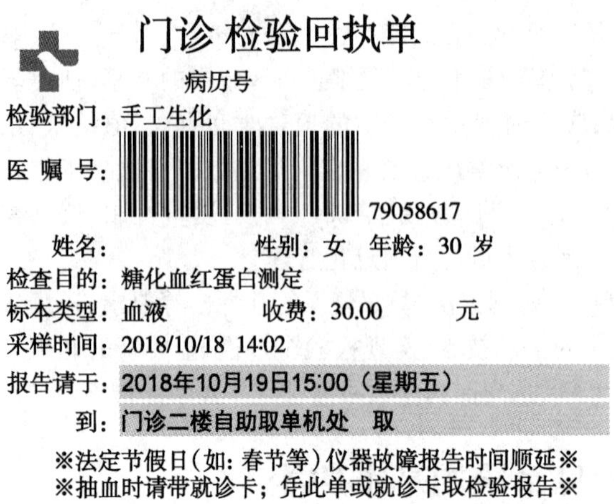

门诊 检验回执单

病历号

检验部门：手工生化

医嘱号

79058617

姓名： 性别：女 年龄：30 岁

检查目的：糖化血红蛋白测定

标本类型：血液 收费：30.00 元

采样时间：2018/10/18 14:02

报告请于：2018年10月19日15:00（星期五）

到：门诊二楼自助取单机处 取

※法定节假日（如：春节等）仪器故障报告时间顺延※
※抽血时请带就诊卡；凭此单或就诊卡取检验报告※

图 13-3 检验回执单

料、医嘱号、条形码、检验项目、取单日期和时间、地点等信息，见图 13-3。

四、标本流转

根据临床需要和相关规定，需记录每次标本交接的日期和时间、运送人员、工号及运输方式。可查询运送过程中的标本数量及具体信息。将时间节点控制应用到标本流转环节，为管理者提供有效的流转时间监控分析数据。

支持在各节点中或对某个特殊环节设置预警功能，提示运输时限要求。如有急诊标本，从医嘱下达、护士采集、采集后转运到验室标本接收站等实时报警提示。如出现危急值，从仪器传输、结果审查、报告发送到临床结果查看等环节逐一预警。标本一旦采集，提供超时检测标本的预警，提供漏查项目的预警。

五、标本核收

确认接收标本，记录接收标本的日期和时间、接收人及工号。提示需要优先处理的标本。支持不合格标本拒收，记录操作者、原因、处理情况、处理时间。可查询和打印检验任务清单，内容包括唯一标识、顺序号、姓名、病人标识、标本名称、检验项目等。提示检验前准备信息，如离心类型、时间、分装和储存、标本容器等。

六、检验前准备

按照标本分组编制标本号，对于标本分装后形成的新标本，给予新编标本号。支持查询和打印检验任务清单，微生物标本可打印检验工作单和多张条形码标签。提示检验前准备信息，对于特殊标本，有快速处理模式。

实时记录前处理设备处理标本的状态，如标本识别、离心、去盖、分装的状况和位置等。能提供标本处理的报警信息。支持不合格标本处理，记录原因，通知临床相关部门。

七、室内质量控制

每个质控项目都设置质控参数，包括质控品的靶值、标准差、质控品的水平、使用期限及固定质控编号等内容。每个检测系统的质量控制文件应该记录质控品的批号、有效期、指定质控值、质控品检测结果。支持不同分析项目采用不同质控规则来分析、判断当前质控状态，可采用一条质控规则，也可几条质控规则联合应用。当有质控项目出现失控时，LIS 会给出提示并说明违反哪一条规则。LIS 应能自动获取仪器的质控品测量结果数据，支持手工录入质控数据，支持每个病人的检测结果可链接到相关质控结果。应具备高效的质控数据统计能力，可对当月、逐月和累计的质控数据进行原始数据和在控数据分析，计算质控数据的均值、标准差和变异系数等，方便实验室对质控数据进行统计分析，并可以将相关数据导出为 Excel 表格，便于做后期整理和报告。

质控图根据质控参数的设置自动生成，提供自动绘制项目的各类质控图，如 Levey-Jennings 图、Westgard 图、Z 分数图、Youden 图、Monica 图等。提供失控报警、提示等功能，显示失控点、失控结果和处理后在控的结果，便于操作者更加直观地从多角度对质控数据进行分析，并可打印输出。支持详细记录失控原因及纠正措施。

八、检验中管理

数据通信一般在系统后台全天候运行。LIS 都有与实验仪器联机并接收仪器发送数据的功能。要实现条码化标本进入仪器后自动识别和自动测定，通信程序必须实现双向通信的功能。检验仪器

笔记

的数据采集主要通过串口通信、USB 端口通信、TCP/IP 通信、定时监控数据库和手工录入等几种方法。为实现与不同品牌、不同型号仪器设备的通信,结果数据的自动接收和对仪器请求信号的自动应答,LIS 采用通用软件模块配备可修改的参数配置文件,并支持 RS-232、TCP/IP 等底层通信协议。经编写特定的数据接收程序后,LIS 可以实时接收仪器发送出来的测定数据。

九、检验后处理

支持获授权人员对检验结果进行系统性的分析。修改检验结果应显示标记并进行记录,记录内容包括修改原因、原始数据、修改人员、修改时间等。应对修改已通过审核的结果的权限进行控制,经批准后召回检验报告并联系医生、病人等相关人员,记录召回原因、原始数据、修改人、修改时间等。监控危急值项目,确认危急值结果(critical results,CR),并实时通过报警等方式通知相关人员审核,见图 13-4。能根据已有检验项目结果和指定的计算公式自动获得计算项目结果。参考区间应区分性别、年龄以及生理周期。年龄段应支持新生儿、婴幼儿、儿童、成年人、老年人等。异常结果使用醒目标记,如采用不同颜色、字体进行区别。结果修改时,应重新生成计算项目结果。申请项目与检验结果进行一致性检查,自动提醒多做、少做、错做。

图 13-4　危急值结果报告确认

十、结果报告

对于每个项目从检测到报告均有一定的专业质量要求,如血细胞分析的复检规则。实验室可在 LIS 设置自动审核(auto verification,AV)程序,将审核规则输入并进行验证,确认该规则适用于自己实验室。标本审核时根据规则判断项目结果的合理性和正确性,实现软件对检验结果的自动初审筛查。

自动审核通过时,可自动发布结果。自动审核不通过时,显示原因,由检验者审核后,再发布结果。审核规则可分为以下几类:

1. **范围确认类**　项目的检测性能参数,如检测范围、检出限;项目的医学决定水平或在临床诊疗中有关键指导意义的检测值;与临床确定危急值或警戒值有关的范围。

2. **联合判断类**　根据检测项目之间的相关性来建立的,包括运用计算公式或者由仪器自身报警信息联合计算结果设置。

3. **历史审核类**　根据检测指标本身代谢的生理特性,结合临床诊疗周期设置。

4. **特殊规则类**　根据病人特殊年龄、特殊病种设置。

十一、查询统计

医生、护士、检验师等可根据病人基本信息、申请医生、申请时间、条形码、检验申请单、检验报告

检验报告自动审核(视频)

单、实验仪器、检验结果、报告状态等进行多条件或模糊查询检验结果/检验处理进度。支持对标本所有环节的状态进行分类查询,可查看或打印已审核报告,记录工作站、操作人员、时间等信息。支持查询病人信息、结果记录、批准记录等修改痕迹,支持显示修改前、后所有内容,包括检查结果、操作者、审核者、批准者等信息。

可自动监测各阶段的标本周转时间,如实验室周转时间。可按质量管理体系要求,监控、查询、统计和分析检验前、中、后有关的各类质量指标。可通过网站、邮件、短信、传真、电话等方式发布检验报告。可提供自助查询并打印报告的功能。

十二、标本保存

LIS 支持对标本处理全过程实施监控,可追溯到各阶段的操作人员。支持对已保存标本的复查和进一步追加检验,记录保存人、保存时间、保存位置,包括冰箱号、位置号等。销毁标本时,记录销毁人、销毁时间。

第三节 仪器主控信息系统

仪器主控信息系统,也称为操作管理系统或仪器信息管理系统,用以完成仪器控制、检测数据管理和对外数据交换等基本功能。仪器主控信息系统的专业功能强大、操作简单、用户界面友好,是仪器性能优良的重要标志。

一、功能概要

检验仪器设备一般由进样、检测、试剂、电源和软件系统组成,操作流程一般是开机、质控、常规标本检测、系统维护、关机。软件系统即仪器主控信息系统(简称主控系统),负责管理仪器的开关机、检测、校准、维护等所有的功能。软件的硬件环境,可能是单片机,也可能是独立的电脑,操作系统是 Windows 或 Unix。采用专用的数据库,不同的仪器可保留一定期限的数据量,部分生化分析仪建议每天删除数据,以提高运行速度和效率。主控系统的语言界面,国外的仪器设备显示以英文为主,部分仪器进行汉化可直接显示中文,国产的仪器显示中文,方便用户理解和操作。主控系统是连接仪器设备和 LIS 之间的控制中心。

二、标本检测

完整的检验流程包括标本采集、运送、接收、检测、结果输出、审核和发报告,其中仪器检测是重要环节,包括以下步骤:

1. **试验申请** 试验申请的内容包括检测优先级、病人资料、检测项目等。检测优先级分为平诊和急诊两种模式,急诊标本优先于平诊标本的检测,仪器可有固定的急诊位置。病人资料输入中最关键的必输资料有:标本号、仪器位置(架号)、标本类型、稀释或加量等,而病人姓名、性别、出生日期等资料可忽略。标本号应与 LIS 里的编号一致,或者按一定的规则自动转换后与 LIS 里的编号保持一致。检验项目按医嘱要求输入,可以是单个项目的选择,也可设置成多个套餐成组进行选择。为方便相同医嘱的标本申请,可成批输入试验申请,如按当前标本号资料,重复多次,后续标本号自动递增但试验项目一样。可修改已完成试验申请的标本,包括增加或删除试验项目、删除整个标本等操作。

如果仪器支持双向通信,试验申请可由 LIS 自动来完成。LIS 从接收到标本检测申请,可直接向指定仪器发送试验请求指令,或者在仪器读到标本条码时发送试验请求指令。LIS 可向仪器提供更详细的病人资料,如姓名、性别、年龄等,有利于仪器判断检测结果。双向通信可减少实验室工作人员输入错误、仪器位置放置错误,提高实验室工作效率和质量。

2. **标本检测** 标本完成仪器设备要求的预处理后,放入指定位置。主控系统启动仪器,仪器先进行自检,包括机械部分初始化、试剂耗材量及有效期检查等,自检通过后按预定程序和项目对标本进行检测。主控系统实时展示检测任务,包括待处理、标本等候、开始检测、检测中、检验完成、复查、错误等状态。在标本检测过程中,如有特殊情况,可暂停或停止检测,对这部分标本可重新检测。有些仪器显示检验完成所需的时间可精确到分。对检测过程的原始数据进行计算、分析,或绘图显示。对最终结果数据进行管理,按标本号显示检测结果、单位、异常标志,以不同颜色显示结果的异常程度。需要时显示报警或异常信息,报警信息可包括标本问题、极度异常结果、方法学问题等。

3. 结果管理 对完成检测的标本结果及原始检测过程数据进行管理,包括:查看检验结果及原始检测数据、反应曲线或图形;按标本号、姓名、架号等多种条件查找或过滤标本及结果,方便用户查询或过滤单个或批量结果;按时间、报警等多种方式排序结果,方便用户查看并打印结果数据;需要时,提供病人资料的修改功能,包括标本号;删除功能,可单个或成批删除病人资料及检测结果;备份功能,可单个或成批备份检测数据,尤其是检测过程中的原始数据,如反应曲线、图形、报警信息等;数据传输功能,检测结果完成后便自动向 LIS 发送结果数据;数据重传功能,当 LIS 通信异常不能正常接收结果时,可将选中的标本号重新发送给 LIS,以减少 LIS 手工结果录入。

三、试剂管理

试剂是标本检测过程中非常重要的耗材,试剂管理包括名称、位置、试剂量、批号及有效期等。可手动或自动装载和卸载试剂。仪器可执行试剂灌注,通过感应器对试剂量进行检测,并将试剂量、预计可检测标本数等信息显示在主控系统上。在检测前,用户一般会先检查和准备试剂用量,以确保足够完成当天的标本检测。如果在工作期间仪器缺少试剂,会对工作效率和质量造成一定的影响。生化类仪器缺少试剂时,需等待未检测完的标本检测完成后,才能暂停仪器、添加新的试剂并对部分标本进行复检,所以这类仪器中途加试剂会严重影响工作效率和质量。也有一些仪器,如血细胞分析仪,一种试剂全部用完后,仪器会报警提醒用户更换试剂,主控系统会记录更换时间、批号等,只会对当前标本检测结果有影响,停机时间短,对检测速度影响小。

某仪器试剂
用量状态(图
片)

四、质控设置

每台仪器和项目一般都有质控品,在标本检测时进行质控品检测,以确保结果的准确性和精密度。质控样品的检测过程和标本一样。主控制面板中有 QC 界面,保存每次的质控结果,有对质控结果数据和图形的分析判断。其中一般的质控样品包括高、中、低三个批号,有时只做高、低两个批号。质控管理的内容主要包括进行质控标本检测、查看实时质控图、质控样品位置分配、安装质控样品等,可查看单次质控结果,显示 Westgard、Levy-Jennings 等图形,可直观确认是否处于质量控制范围内。也可查看某段时期累积后的统计情况;打印质控原始数据,传输给 LIS;删除质控数据,但一般不允许修改质控结果。

五、定标校准

仪器需要定期进行定标校准。校准的时机有:试剂厂家改变,试剂批号改变,质控失控,结果普遍偏高或低,标准曲线过失效期,维护保养或更换关键配件。校准类型有 K 因数法、标准化法、线性法。定标校准功能用于执行校准、校准品位置分配、安装校准品等。管理定标物名称、代码、批号、过期日期、定标物架子和位置,可跟踪定标的过程和原始数据。

六、应用设置

应用设置主要执行仪器的维护和保养功能,包括开机保养、清洁探针、关机保存、检测空白限、特殊清洗设置等。仪器按检测项目和功能不同,可以设置维护组合,如开机程序,可以组合仪器自检、空白检测、系统重置、排空气、试剂灌注等。仪器维护可包括日、周、月、半年和不定期维护,主控系统会按仪器维护内容执行维护和保养操作。可执行仪器的特殊操作和设置,如管道清洗、加样针清洗、压力调整、灯光校准、温度监控、仪器核心参数调整等。仪器的个性化参数也在应用设置里,以满足不同实验室的要求。

七、系统管理

在系统管理功能里可设置一些核心参数,具体如下:

笔记

1. 试验项目　设置试验项目名称、缩写符号、测定方法(终点法、双波长终点法、连续监测法等)、标本量、波长、反应时间、反应方向、反应温度、试剂量、试剂位、试剂空白、试剂加入时间、标本空白、单位等。设置定标类型,包括空白、跨距定标、两点定标、全定标、定标物浓度、架号及位置号等。按性别设置项目的参考区间、单位、重做条件等。根据商品试剂盒中的说明书和仪器的操作手册进行各项参数的设置,正确设定各项参数不仅能保证实验的顺利开展,更重要的是保障了测定结果的准确性和可靠性。

2. 通信设置　通信是仪器设备与外界程序(如 LIS)或中间件进行数据交换的接口,一般包括通信协议、参数、格式、通信开关等设置。有单向和双向两种通信方式。单向通信:仪器只向外部程序发送检验数据,不接收外部程序发出的任何指令;双向通信:仪器不仅向外部程序发送检验数据,还能接受从外部程序发出的指令,来完成标本试验项目的申请。

3. 报警管理　报警包括简称或代码、全称、报警等级、描述和处理办法,提示用户进行操作和处理的信息。报警管理列出仪器的所有报警,包括时间、报警、模块等。报警时仪器可发出声音或显示弹出窗,待用户确认报警,处理完后可以删除报警。

4. 用户管理　用户可分为操作员、系统管理员和工程师等不同类型和权限的用户。操作员一般只有标本检测、试管管理、质量控制以及一般的系统设置权限。系统管理员除了一般操作员的权限外,还可设置试验项目、定标校准、通信参数、精密度测试等。

5. 其他设置　常用的设置还有日期和时间以及显示格式、设备标识和名称、标本架使用规则、报告格式、数据存储、打印机设备等。根据仪器自身的需求,还有一些特殊设置,如结果评价、质控设置、数据校验、审核规则、数据存储等。

第四节　实验室信息系统的维护管理

实验室信息系统维护管理就是有计划、有组织地对系统进行必要的改进,以保证系统中的各个要素随着环境的变化始终处于最新的、正确的工作状态。

一、职责和权限

LIS 的运行和维护涉及开发商、信息科和实验室,开发商、信息科和实验室各自承担不同的职责。LIS 开发商负责其软件各项功能开发和完善,编写使用手册和维护文档。LIS 开发商应得到实验室主任和信息管理部门的许可和授权后,在指定时间和管理人员陪同下,才能对可能影响病人医疗的信息系统进行维护、修改和功能更新。信息科负责计算机软件和硬件的安装、维护、升级以及网络安全的管理。实验室各专业组负责计算机系统日常保养和维护,收集对计算机软硬件的使用意见和建议,并反馈给信息管理部门和 LIS 开发商进行处理。

LIS 的权限由实验室主任或授权人员来分配,授权进入 LIS 的人员应维护所有计算机和信息系统中病人信息的保密性。实验室普通员工负责检测数据的采集、处理、记录,负责将计算机系统使用过程中存在的问题反馈给信息管理部门。对实验室员工按岗位职责进行逻辑分组,并设置其可操作的功能权限,如数据库操作权限、检验结果修改权限,可提高数据操作的简便性和安全性。专职或兼职 LIS 管理员负责实验室信息系统的运行保障,包括日常管理与维护、系统可靠性管理、网络性能监视、系统备份与恢复、客户机管理等。

二、数据传输与报告

新接入仪器时,抽查 LIS 数据与仪器数据是否一致。实验室须对接口的完整性进行验证,审查 LIS 录入数据与最终报告的一致性。验证的内容至少应包括参考区间、说明/注释、病人、报告格式、异常标记等内容。新安装一个接口或更换一个新的接入系统,每一个专业组至少要审核 2 个标本报告。当专业组发现数据传输不一致时,应立即报告管理员,检查出错原因并处理。

每年核查一次 LIS 中表格与其他信息系统中副本的一致性。LIS 内文件、记录、表格及计算机程序发生变更,要对系统内部及系统之间的一致性进行检查。LIS 确保实验室结果及时正确地传输到电子病历、自助取单系统、体检系统,使得病人和医生及时获取检验结果。

三、系统安全

根据实验室工作需要和信息数据的保护要求,对 LIS 用户进行分级授权,所有授权进入实验室 LIS 的人员应维护所有计算机和信息系统中病人信息的机密性。

其他信息系统能调出病人检验结果表单,但不得侵入数据库。其他科室的医生、护理人员仅可以查看自己科室病人的检查结果,不得恶意侵入系统获取不必要的信息。LIS 与医院其他系统以接口形式连接,相对独立。防止通过其他系统非法侵入 LIS 获取或更改病人检验信息。

四、软件维护

（一）软件维护

软件维护按照不同的性质可以分为 4 种类型:①纠错性维护,在系统运行中发生异常或故障时进行诊断和修复维护;②适应性维护,为了使系统适应环境变化而进行的维护工作;③完善性维护,扩充原有系统功能,改进程序流程和执行效率;④预防性维护,对目前尚能正常运行,但可能将要发生变化或调整的系统进行维护。维护管理的内容可分为数据维护、代码维护、硬件设备维护、应急预案等。

（二）软件故障分类

软件故障分类主要基于是否牵涉丧失主要功能、次要功能。当发生 LIS 错误时,将其分为以下类别:

1. **完全丧失所有功能**　整个 LIS 故障,所有功能不能操作。
2. **丧失主要功能**　一个或多个主要功能完全不能使用或产生错误结果。
3. **影响主要功能**　主要功能的操作有一定限制,但仍然可以执行。如可以传输结果,但速度极慢。
4. **丧失次要功能**　一个或以上次要功能完全不能使用或产生错误结果。
5. **影响次要功能**　如基础字典数据不能更新。
6. **冗余损失**　有些系统就算一些部分损坏了,会有多余组件并能继续工作。一些错误或因素不影响主要或次要功能,这些被分类为冗余损失。

（三）软件故障报告过程

应将故障进行报告并记录解决过程,包括以下信息:

1. **报告名称**　如故障或错误名称、报告人及职务。
2. **故障类别**　故障应分成丧失所有功能、丧失主要功能、影响主要功能、丧失次要功能、影响次要功能和冗余损失几类。
3. **问题描述**　详细完整地记录事件发生过程、主要故障的症状。如果类似问题重复出现,那么需重新设计系统,更换主要组件或更改系统软件。
4. **处理措施**　指出可能导致错误的原因,采取的处理措施,以及哪个硬件被修理、更换或调整。
5. **故障原因分析**　硬件设备引起的故障需要通过更换硬件设备来解决。软件缺陷引起的故障,需要修改或更新程序来解决。由于用户过失、操作故障等原因引起,或一些无法确定原因的故障,则选择一个最有可能的故障原因。

五、应急预案

当各工作站发现计算机访问数据库速度迟缓、不能进入相应程序、不能保存数据、不能访问网络、应用程序非连续性工作时,要立即向信息科报告。当计算机系统遇到严重故障,可能影响到病人就医的情况时,应向实验室主任报告。一般在发生网络整体故障达 3 小时以上,实验室检查转入手工操作。故障排除,系统恢复之后,对故障期间的数据进行补录或恢复,保证数据完整、可用,确保故障前后的数据保持一致。

应急响应是指信息安全突发事件后采取的措施和行动,目的是尽快地恢复系统,使网络正常运转,使软件破坏的程度降到最小。门诊、急诊等检验部门是应急预案的重点部门。另外,牵涉面较大的设备,如主服务器、主交换机、磁盘阵列等,是重点设备,应使用双份。可根据风险评估结果,对有可能造成重大损失的部分,优先制订应急方案,并在发生问题时优先启动、优先恢复。应急响应涉及到 LIS 相关的各个部门,必须保证应急措施切实有效,可操作性强。

本章小结

　　实验室信息系统与医院信息系统、电子病历、中间件、仪器主控信息系统、移动应用、临床决策支持等医疗系统进行数据交换和共享,这些系统共同组成实验室的信息生态圈。实验室信息系统的基本功能包括:申请管理、收费管理、采样管理、标本流转、标本核收、检验前准备、室内质控、检验中管理、检验后处理、结果报告、查询统计等。仪器主控信息系统包括仪器控制、标本检测及数据管理、试剂管理、质控管理、定标和校准管理等功能。实验室信息系统的运行和维护管理包括职责和权限、数据传输与报告、系统安全、软件维护和应急预案。

（杨大干）

13章 扫一扫,测一测

扫一扫,测一测

思考题

1. 实验室信息生态圈的子系统有哪些? 子系统在实验室信息管理中的主要作用是什么?
2. 实验室信息系统的定义是什么? 主要特点是什么?
3. 实验室信息系统有哪些基本功能?
4. 仪器主控信息系统的主要功能有哪些?
5. 实验室数据传输过程如何做数据的一致性校验?

笔记

第十四章　临床实验室精益管理

学习目标

1. 掌握:精益管理的概念、临床常见的浪费及5S现场管理的基本内容。
2. 熟悉:精益管理的常用工具及5S现场管理的实施要领。
3. 了解:5S现场管理的起源。
4. 能通过所学的知识进行临床实验室5S的改进。

临床实验室的科学化、系统化的实验室管理体系成为关注的焦点。临床实验室将精益管理引入到日常工作中,优化检验工作流程,减少和避免事故差错,降低成本,减少浪费,提升实验室管理水平,提高临床医护人员和病人的满意度。

第一节　精益管理概述

由于临床实验室涉及人员、环境、物品、制度和仪器等诸多环节的管理,同企业的现场管理模式极为相似。借鉴企业的精益管理方法,提高科室的工作效率和检验质量成为当下实验室管理的方法之一。

一、精益管理思想的起源与发展

精益管理(lean managment)起源于精益生产(lean production)。精益生产是利用最少量的库存原材料、在制品,在产生成品过程中实现大数量生产,并以最终用户的需求为生产起点,强调物流平衡,追求零库存,要求零件准时到达下道工作站,并被迅速转移。后来管理学者们以精益生产方式为核心,进一步总结发展了一套完整的管理思想,即"精益管理"。所谓"精益"是指少而且好,代表着精确、精准、精细。精益管理思想认为:企业内所有的活动都存在一个价值流,价值流就像从一个有价值的工作环节跳到另一个有价值的环节,所有有价值的工作环节结合在一起,最终形成一个价值的流动过程,而这个过程必须得到精确的管理。精确、完整、有效的价值流就是精益管理的终极目标。精益管理思想的核心是最大限度地降低和消除各种形式的浪费,提高流程效率,减少和避免差错的发生,对客户需求快速反应,提高客户的满意度。

二、临床实验室的现状

随着医院规模的不断扩大,临床实验室面临的工作量逐渐增加,为满足临床需要,各实验室无论从场地规模还是设备数量,或是工作人员的流动,都在不断扩大,随之而来的是浪费也在不断增加,如

笔记

实验过程中经常遇到因工作人员对仪器操作不熟练导致不必要的等待浪费,因实验室布局不合理及物品摆放不合理造成不必要的行动浪费等。将最常见的浪费归纳总结可分为八大类:

1. **医疗缺陷造成的浪费** 医疗缺陷是指任何从源头上就出现的错误的活动,是医疗事故、医疗差错、护理差错等的统称。发生在临床实验室的医疗缺陷主要是指仪器操作错误、标本和检测结果错误等缺陷,轻则造成不必要的时间、人力及物力的浪费,重则造成病人损伤甚至死亡。

2. **不必要的诊疗浪费** 做病人不需要或暂时不需要的诊疗程序、辅助检查等造成的浪费。

3. **运输浪费** 是指一个体系中产品的过量移动。由于实验室布局不合理,如标本采集区和检测区距离较远,标本需要分批从采集区运输到检测区,造成工作人员的浪费;又如采血区和体液检测区距离较远,病人在血液检验和体液检验之间过量移动,由此造成不必要的浪费。

4. **等待浪费** 是指等待下一事件或下一工作程序的活动缺失时间。等待浪费在医院流程中随处可见,比如工作体系不均衡造成员工、标本和设备的等待,治疗程序的不合理造成病人的等待。

5. **库存浪费** 适量的材料、物资、设备等库存本身不是浪费,过量的库存才是浪费。库存需要资金来保管,多余的库存给产品增加了多余的成本,比如仓储设施成本、管理成本、失效成本、破损及过期成本等。库存过量会造成浪费,同样库存不足也会导致额外浪费,比如催货浪费。

6. **行动浪费** 通常是针对员工而言。比如布局不合理,员工为完成工作需要付出大量的走动量;物品摆放不明确,不能快速地找到物品,需要耗费大量走动去寻找。

7. **流程过剩浪费** 是指所做的工作超过了病人需要的质量要求,或者所做的工作非必要。繁杂的流程都是无用功,不会给服务带来任何价值。

8. **人才浪费** 是指不支持员工发展造成的浪费和损失。没有给员工提供充分发挥聪明才智的舞台,或者让有能力的人从事简单的工作。

三、精益管理在临床实验室中的应用

精益管理的核心是最大限度地降低甚至消除浪费,运用好了这个思想并在实际工作中付诸行动,会给临床实验室工作解决很多实际问题,也能带来很好的经济效益。根据临床实验室的现状,采用精益管理理念,改进流程,争取最大限度地降低甚至消除浪费。

第二节 精益管理常用工具

精益管理的常用工具有5S现场管理、可视化管理、价值流程图、均衡工作量、全员设备保全、差错预防和标准化操作等,下面将着重介绍5S现场管理。

一、5S现场管理

(一)5S现场管理的起源

5S现场管理是起源于日本企业,且使用较广泛的一种科学的现场管理方法,首先提出于20世纪50年代,是由一系列日语单词发展而来的,即整理(SEIRI)、整顿(SEITON)、清扫(SEISO)、清洁(SEIKETSU)、素养(SHITSUKE)。5S的目的是通过在操作现场或工作场所对人员、机器、材料、方法和环境等要素进行有效的管理,起到提高工作效率、降低成本、减少浪费、提高产品品质、提高员工素质、满足客户要求等效果,从而极大地提高产品和服务的质量。5S现场管理目前已被世界各国广泛应用,得到各行业管理界的一致认可。医院虽不同于其他企业,但具有服务业提升服务品质的诸多特点,加之其本身有保障病人安全、提升医疗品质的特性,作为最重要的管理工具,5S现场管理自然而然地被引进到医院管理中。

(二)5S现场管理的基本内容

1. **1S——整理(SEIRI)** 是指根据工作环境中物品的性质、重要性及使用情况等进行分类,将其分为需要的和不需要的,把需要的物品留下,丢弃或处理不需要的东西,并定期进行处置。目的:腾出空间,活用空间;防止物品误用、误送;塑造清爽的工作场所。

2. **2S——整顿(SEITON)** 是指整理之后将留在现场的需要物品进行科学合理的布置和摆放,

并做好标识,进行管理。目的:使工作场所一目了然,消除寻找物品的时间,提高工作效率;整整齐齐的工作环境,使人心情舒畅;物资消耗心中有数,消除物资积压。

3. 3S——清扫(SEISO)　是指清除工作场所各个区域的脏乱,保持工作现场(包括设备和工具)无垃圾、无灰尘、干净整洁。目的:稳定医疗质量;消除不利于医疗质量、成本、绩效和环境的因素;保证设备良好运行,减少威胁医护人员健康的不良影响。

4. 4S——清洁(SEIKETSU)　可译成英文,即标准化(standardize),是指对整理、整顿、清扫活动的坚持与深入,并且将其制度化、规范化,维持其成果。目的:维持前面 3S 工作的成果,养成持久有效的清洁习惯,使 5S 现场管理常态化。

5. 5S——素养(SHITSUKE)　是指通过各种规章制度使每位工作人员养成良好的工作习惯和职业素养。素养的形成有赖于前 4S 的有效的、持续不断的执行和完善,有赖于 5S 管理的制度化、文件化。目的:培养工作人员良好的职业素养,持续、主动落实 5S 现场管理工作。

许多医院率先在临床实验室推行 5S 管理,5S 管理也成为了提高检验质量的一项重要举措。经过一系列的努力和全员参与,5S 管理亦取得了较好的效果。

（三）5S 现场管理的实施要领

5S 现场管理包括整理、整顿、清扫、清洁、素养 5 个阶段,这 5 个阶段是一个循序渐进的过程,前一个阶段是后一个阶段的基础,后一个阶段是前一个阶段的晋级,每一环节均环环相扣。要想取得 5S 现场管理的最终成效,实施过程就必须踏踏实实,一步一个脚印,认真地将每个阶段都落实、执行到位。

1. "整理"的实施要领

（1）每个岗位人员对所在的工作场所(范围)进行全面检查,包括看得到和看不到的,如仪器设备、试剂耗材、档案资料等。

（2）根据工作场所的功能性质和物品使用频率,制订需要和不需要物品的判别标准。依据物品的使用频率,决定日常量和放置位置,工作现场物品分为随时、每天、每周、每月甚至每年要用的,可将经常使用的物品放在作业区,偶尔使用的物品集中放置在储备区,不常用的物品放入仓库储存。将工作现场中不再需要使用或与工作区域功能不相符的物品坚决清理出现场,并根据物品的不同性质,实施不同的处理方法。必要和非必要物品的判别及处理见表 14-1。

表 14-1　必要和非必要物品的判别及处理

类别	使用频度	储存方法	检查频率
必要物品	每小时	工作台、第一层抽屉或随身携带	每天检查
	每天	现场工作台附近	每天检查
	每周	现场或看现场空间而定	每周检查
非必要物品	每月	仓库储存	定期检查
	三个月	仓库储存	定期检查
	半年	仓库储存	定期检查
	一年	仓库储存(封存)	定期检查
	两年	仓库储存(封存)	定期检查
	不要的	调剂、变卖、废弃	立刻处理
	不能定	调剂、变卖、废弃	立刻处理

（3）经相关人员共同商讨,制订不需要物品的处理方法,达成共识后处理不需要的物品。对于与工作区域功能不相符的物品,可重新调整物品摆放的区域。如工作区域的生活用品,可调整放置于生活区。对于不再需要使用的物品,及时清理出工作场所,若为没有损坏的不需要物品,可交至相关主管部门,由主管部门根据各个科室的需求进行二次调配;若已损坏,则要及时进行报废处理,避免堆积造成空间浪费。

（4）循环整理:现场物品经过一段时间的使用后,必然会产生新的"不需要"物品,因此,后续仍需定期对现场物品进行检查、清理和处理。

2."整顿"的实施要领

（1）优化工作流程：在对物品进行固定前，需根据相关规定，先对工作场所及现有工作流程进行评估，包括空间布局、行动走线及工作流程，从中发现不合理环节，不断优化和改进。

（2）对经整理留下的物品进一步区分为常用物品与不常用物品，并根据物品性质和用途分为设备、办公用品等不同类别物品，完成现状分析。

（3）对现场留下的需要物品进行定置管理和标识管理。

1）定置管理：对现场物品进行有目的、有计划、有方法的科学定置称为定置管理。科学的定置管理经过精心调查和设计，使工作现场的物品、人员、信息处于最佳状态，从而最大限度地满足工作的需要，以及环境和劳动保护的要求。定置管理实施方法根据医疗安全与质量、工作效率和物品本身的特殊要求，遵循"三定原则"（定位、定量、定容）和"三易原则"（易见、易取、易还），科学合理地设计各种物品摆放的位置、数量和存放容器。

①定位：就是给现场的物品进行定位，明确物品放置位置，根据"先进先出，方便取放"的原则，遵循以下四个要求来设置。一是位置要固定。物品摆放位置一旦确定，不能随意改变，取用完后，及时放回原处。当再次使用该物品时，可马上知道该物品摆放位置，并快速取用。编文件号定位并附索引，可保证文件的快速取用及文件的完整性，见图14-1。二是根据物品使用频率和便利性来决定物品的放置位置。如尽可能将随时、每天、每周和每月要用的东西根据工作现场空间大小由近及远放置，经常使用的物品放置在随手可及的地方，而使用频率低的物品可置于隐蔽处，从而减少工作人员的来回走动。三是按照工作流程及使用顺序放置物品，如根据检验操作的先后顺序摆放相应的试剂和器皿。此外，放置物品时要有近效期、远效期顺序，按照前出后进或左出右进方法，明确工作人员取用物品时的顺序，以保证先放进去、近效期的物品先被使用，避免物品因积压存放而过期。四是依据物品大低小高，重低轻高的安全原则来确定放置位置，体积小的、轻的物品放置于上层，体积大的、重的物品放置于下层，从而避免体积大的或重的物品从高处坠落，造成人员身体损伤。

②定量：根据使用量和使用频率来确定在工作场所内该物品的存放数量，现场物品够用就行。计算存量时，需充分考虑批号管理、安全存量、物品效期管理和供货周期等因素，设定合理的定量管理办法。尽可能平衡运送次数、现场物品及使用数量三者间的关系，如连续的工作不应由于物品不够而被中断，用量大、体积大的物品现场只存放当日用量，用量大、体积小的物品可适量存放于工作现场。常用方法有经验法、数据法等。定量时需明确库存以及现场的最大量和最小量，当物品数量用至最小库存量时，需及时添加物品。添加物品时，把物品数量添至最大库存量即可。另外，可通过设定限量提示标识线等方法进行可视化标准管理，如绿色提示够用，黄色表示提醒，红色提示库存不足，需立刻补货。

③定容：即要使用材料、形状、大小合适的容器来放置物品。容器的选择要根据存放物品的性质、大小、院感管理、消防管理及放置位置的具体情况来进行选择。如生化校准品、质控品，种类多、体积小，需每日使用，可用透明容器，按照物品种类标识清楚，分隔摆放，达到快速、准确取用的目的，见图14-2；酒精等易燃物品的存放需选择防火、防渗漏的容器；无菌物品的存放需选择防虫防霉的容器。

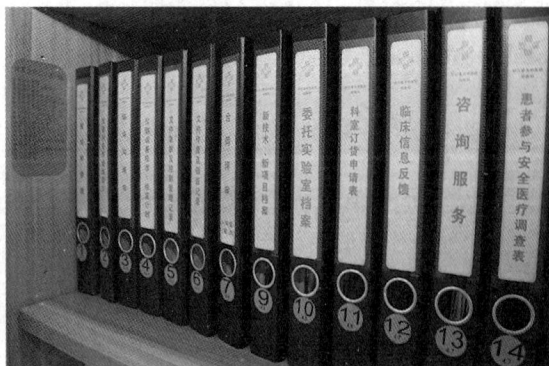

图 14-1 文件编号定位和索引

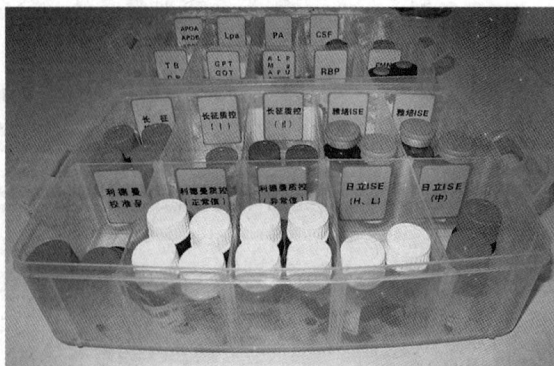

图 14-2 项目校准品、质控品容器

2）标识管理:是指在工作过程中,为了优化工作环境,提高工作效率及减少安全隐患而在相应的岗位或区域设立标识,便于规范管理。其目的在于利用形象、直观而又色彩适宜的各种视觉感知信息,有效地组织现场工作活动和提高工作效率。

标识有固定和活动之分,用文字或照片均可。可根据人员、设备状态、物品类别、实验室检验标本状态及环境等做成不同类型的标识。如通过衣服、襟章或醒目标志牌来识别不同人员工种、职务资格等;仪器设备的标识可包括仪器名称、型号、管理编号、管理人员、操作人员以及使用状态等,其中使用状态可做成运行、待料、维修、停机和封存等状态,见图14-4;物品的识别标识可包括名称、类型、型号、数量和管理编号等,通过物品的标识达到看了能马上明白物品是什么,物品可立即取出,使用后能正确放回原位,不会忘记也不会放错,即使忘记或放错了,也能根据物品的不同类型很容易辨别出来的目的;临床实验室检验标本状态标识可做成未检测标本标识和已检测标本标识,实际操作过程中根据不同状态,将标本放置于不同标识区域内,从而达到快速检测、不混淆未检测与已检测标本、避免漏检、保证标本安全的目的;环境标识一般通过不同颜色和各类标识牌来进行区分,如实验室清洁区、污染区、半污染区可通过不同颜色和相应的标识牌来区分。

3."清扫"的实施要领

（1）建立清扫责任区（室内外）,标识出各责任区及责任人,制订清扫规范标准,对责任人进行培训。科室根据自身情况及各区域特点,结合医院感染控制等相关要求,制订相应的规范标准和流程,明确清扫的对象、流程、方法、周期、使用工具、责任人和注意事项等,拟定相关记录表格及实施计划。

（2）各区域全面的大清扫,包括所有设备设施、工具、天花板、地板、门窗、电脑、货架等,扫除一切垃圾、灰尘和污垢,对于实验室有生物污染的物品或区域应按照院感管理要求执行严格的消毒清洁。

（3）责任区内的设备设施,需按相关要求进行维护保养,定期对设备、设施进行清扫、保养、润滑,对容易发生磨损、老化、松动、堵塞等异常的部位重点检查确认,发现问题及时报修处理,使仪器始终处于正常状态,保障检验工作正常运行。

（4）清除污染源,预防再次污染。清扫完成后,工作现场干净整洁,但没过多久,原来干净的地方又变得脏污了,这就有可能是我们没有彻底将污染源清除,造成干净的地方再次被污染。因此,我们需要对污染源进行调查,采取措施,将污染源进行彻底清除,从而使工作现场一直保持干净整洁状态。如容积不够的垃圾桶是污染源,污物易从桶内溢出,可造成周围环境的污染,为将污染源彻底清除,可更换容积更大的垃圾桶,以达到清除污染源的目的。

（5）注意个人清洁和形象。

4."清洁"的实施要领

（1）将整理、整顿、清扫三个环节实施过程中好的经验、方法进行总结,予以标准化、程序化、制度化,由此制订相应规范,作为全员的行为准则。

（2）组织工作人员,针对规范进行培训和考核,使其明确规范的目的、要求和内容,并按要求严格执行,确保工作的同质化和规范化。

（3）实行定期自查,并推行小组人员定期带头巡查,加强执行与监督,制订奖惩制度,带动全体人员对5S现场管理的重视,促进各小组成员养成保持干净整洁的习惯,保证实验室工作质量。

5."素养"的实施要领

（1）持续推动前4S管理步骤至习惯化:前4S是基本动作,也是手段,通过这些基本动作和手段,使工作人员在无形中养成一种习惯。素养的养成是一个长期习惯的形成过程。习惯可在有目的、有计划的训练中不断形成,即通过前4S管理步骤来持续提升员工的素养,使工作过程中的各项规章制度和行为准则等内化于心,外化于行,培养全体员工养成守标准、守规定的良好习惯。

（2）明确服装、仪容、工作牌等标准,制订礼仪守则,加强对形象、礼仪、语言行为规范的培训。从工作人员着装、礼仪、沟通等基本素质出发,拉近与病人的距离,形成医院的服务文化,切实改变和提升服务理念,以病人为中心,为病人提供更优质的服务,改善病人就医体验。

（3）制订可共同遵守的行为准则和规定,并贯彻实施。养成严格遵守规章制度、按标准化进行操

检验仪器状态标识（图片）

作的习惯,最终提升工作人员素养。

(4)教育培训,检查与纠正:对工作人员(尤其是新进人员)进行各项规章制度、行为准则的教育培训,并通过各部门的不断督导和检查,养成主动发现问题、解决问题的好习惯。同时在此过程中,工作人员不断进行5S活动,持续的活动使其对5S管理形成一种习惯,成为一种本能意识。

(5)推进各种精神提升活动,如早会、礼貌活动等。

(四)5S现场管理注意点

1. 5S不等于大扫除,5S不仅仅是要保持现场整洁,更重要的是流程的优化及按标准操作过程进行操作。

2. 5S的实施不是一个人或者一部分人的事,它需要全员共同参与。

3. 5S虽看不到直接的经济效益,但作为现场管理的有效手段,是完善自身质量体系和提高服务质量的有效方法,可有效保障病人利益。

4. 5S现场管理是一个持续改进的过程。

二、可视化管理

可视化管理(visual management,VM)也称为目视管理,是利用人的感官视觉,将相关管理的事项转化为浅显易懂的颜色、文字、图片、图表、照片、录像带等方式,从而达到提醒、控制、警示、预防的作用与目的。简单理解就是一眼就看得懂的管理。例如临床实验室中已检测与未检测标本的标志、危急值的提醒标志、试剂补货标志等。

三、价值流程图

价值流程图(value stream mapping,VSM)是帮助我们明确现状和明确改进机会的一个重要工具。VSM是画出某项工作所需的步骤流程图,明确各步骤所需的时间,包括有价值和没价值的时间,其中没有价值的步骤就是浪费的流程,也是改进机会所在。

四、均衡工作量

均衡工作量是准时的前提,也是消除过程积压和价值流停滞的有效工具。医院中很多的浪费是由于工作量的不均衡造成的,精益管理就是要尽量均衡工作量和设备资源,达到减少等待所造成的浪费。比如为应对早上常规标本的积压,可以调整部分员工的上班时间,使其提前上岗,做好准备工作,以便更快开始常规工作。

五、全员设备保全

全员设备保全(total productive maintenance,TPM),即全员生产维护,它是以提高设备综合效率为目标,以全系统的预防维护为过程,以全体人员参加为基础的设备保养和维修体制,是准时化生产的必要条件。TPM的推行首要条件是具备设备的相关标准,比如日常维护标准、部件更换标准、定标质控标准等,随之就是员工对标准的把握和执行。

六、差错预防

差错预防是一种能使任何人在任何时候能够避免出错的一种巧妙的有效方法,帮助我们实现"零浪费"和"零缺陷"。在临床实验室日常工作中使用物品时小心谨慎、悬挂警示牌等方法都不足以预防错误,增加检查步骤也不能保证质量,因此差错预防能从根本上防止错误的发生或使错误发生概率更小。例如医院和临床实验室引进信息系统后,就能从根本上避免纸质单的名字、项目、性别和年龄等的输入错误。

七、标准化操作

标准化操作(standard operating procedure,SOP)是能够安全地完成某项活动,输出正确结果和最优

1403

危急值提醒
标志(图片)

1404

检验试剂盒
补货提醒标
记(图片)

质量的、现有的最佳方式。目的是为持续改进并建立可执行、可预测的基准,使操作员工参与到持续改进活动的整个过程中,以达到安全、质量和生产率的最高水平。例如临床实验室的仪器、项目和耗材管理等的标准操作程序。标准化操作反映的是质量和安全,而不是速度,也不是一个一成不变的文件,而是会随着时间不断改进提高。

第三节　精益管理与临床实验室质量改进

强有力的质量保证体系正成为临床实验室管理的核心动力,也是增强临床认可度的必备武器。如今精益管理的思想被应用得越来越广泛,各个临床实验室采用精益管理,产出的效率都有大幅度提高。临床实验室的质量指标,如 TAT、现场试剂的量、有效期及库房的存储量与供应的平衡、危急值、标本管理、仪器设备状态、人员操作、量值溯源、实验室布局的合理性等,都与临床实验室的质量有关。为了保证临床实验室检查结果的准确性,实验室要处理并协调好这些指标的相互关系,建立临床实验室管理体系,实现临床实验室质量方针和目标,相互配合,协调一致,充分发挥各层管理者和员工的能力,实现临床实验室全员参与并各司其职地进行质量改进。如何将精益管理的思想与实验室质量改进结合起来,以达到优化实验室的流程、提升实验室的质量品质、实现临床实验室质量的全面改进,主要通过以下几个方面进行构建和实施质量保证体系。

一、检验试剂与耗材的管理

临床实验室设计和建立之初,就要运用精益管理的思想进行设计,达到精简流程、避免浪费的标准。消除八大浪费是精益生产的第一原则。精益管理认为消除浪费、持续改进、合理利用资源生产才能保证实验室的良性运转,才能提升竞争力。临床实验室为了减少浪费,应该从检验试剂、耗材的管理这一方面入手。临床实验室经常出现试剂、耗材过期的情况,造成巨大的浪费,也时有试剂、耗材不足的情况存在,这时往往需要检测者花大量的时间去找试剂、耗材,造成人员的浪费。尤其是急诊检验在临床实验室是最难管理的一个区域,急诊检验报告时间短、工作量大、人员调动比较频繁、不可预测的突发事件较多,特别容易发生以上情况。

改进前急诊实验室的试剂盒耗材摆放杂乱无章,实验人员领取时需要一定时间寻找,造成人员的浪费;库存太多而有效期无法得到保证,导致大量试剂和耗材过期浪费。整理出符合日常需要的必需物品,废弃非必要的物品,实施专人负责,各岗位按需申报,按要求摆放,可使得急诊检验的效率及质量得到保证。

二、危急值与 TAT 管理

危急值与 TAT 管理是临床实验室的两项重要的质量指标,跟每个实验室工作人员息息相关。TAT是一项全面反映临床实验室的流程、效率、管理水平等多方面的综合指标。随着医学实验管理模式的日趋完善,临床实验室在 ISO 15189 评审与 CAP 评审的指引下,结合"三甲"评审、JCI 评审要求,以服务对象的需求作为长期服务理念,评建并举,对服务过程存在的问题,服务对象的投诉、抱怨和需求实施了一系列的质量改进项目,危急值报告有关内容见本书第十章。

检验报告的周转时间(TAT)也成为了除检验结果准确性之后的关注重点。为进一步改善实验室检测报告的及时性,针对不同样本的不同要求与特性进行 TAT 定义,定期进行超时 TAT 分析总结,并从检验前、中、后各个环节制订相应的改进方案:检验前运用精简理念优化工作流程,减少无价值操作步骤;检验中改善实验室布局以减少人员无效走动,并通过优化仪器配置以最大化发挥仪器效能;检验后利用专人审核。上述改进方案对改善 TAT 起到了非常重要的作用,同时利用 LIS 对 TAT 进行全程监控。例如将图 14-3 的标本处理流程通过精益化管理优化后,形成彩图 14-4 所示的流程,极大地缩短了 TAT 时间。

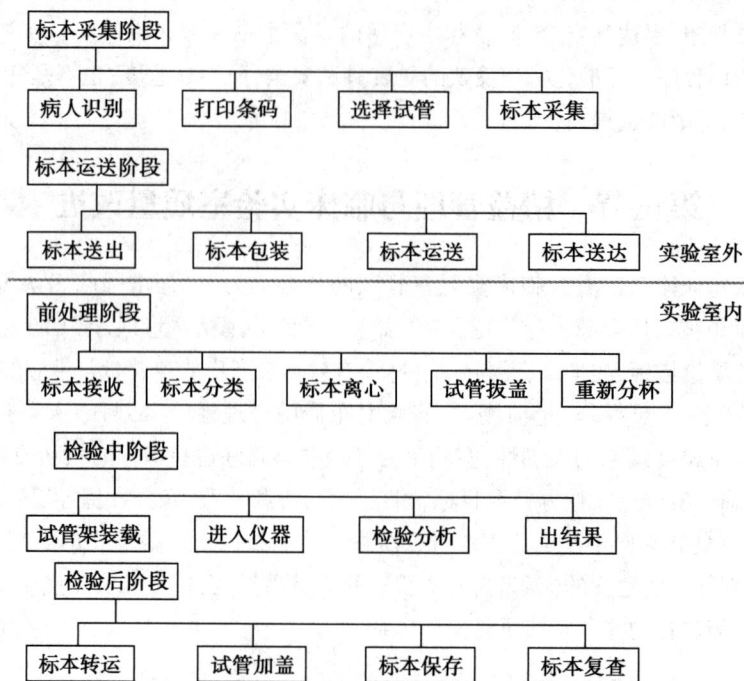

图 14-3　优化前标本处理流程

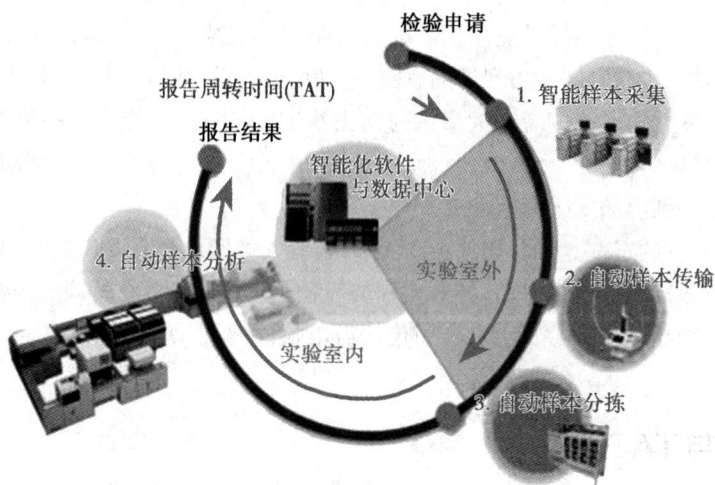

图 14-4　优化后标本处理流程

三、生化室样本工作流程改进

　　临床实验室生化室以前样本的工作流程见图 14-5，其中无价值的步骤包括初次分类、按项目分类、样本编号、按编号扫描、输入测试项目、批量传输结果，这些步骤并没有对病人创造价值，而且这些步骤都是人工参与的步骤，非常容易出现差错，严重地违背了精益管理的消除或最小化浪费的原则。

　　重新设计流程，改进方案，消除了样本编号的步骤，同时也消除了样本分类的步骤。样本离心、质量检测、开盖和样本的详细分类、样本的存储都通过自动化的前处理设备完成。新的流程对于样本前处理人员更为简单，只需要进行标本的扫描签收和放入前处理两个操作步骤，同时将以前的人工识别模式转换为通过扫描进行自动识别，可以减少分类误差。自动离心和开盖使工作人员大大减少了直接接触样本的机会，从而减少了污染的发生，见图 14-6。

```
                              ┌─────────┐
                              │ 样本接收 │
                              └────┬────┘
                              ┌────┴────┐
                              │ 初次分类 │
                              └────┬────┘
                 ┌─────────────────┴─────────────────┐
            ┌────┴────┐                          ┌────┴────┐
            │  生化   │                          │  免疫   │
            └────┬────┘                          └────┬────┘
            ┌────┴────┐                          ┌────┴────┐
            │  离心   │                          │  离心   │
            └────┬────┘                          └────┬────┘
  ┌──────────┐  ◇ 老系统                ┌──────────┐  ◇ 老系统
  │分离到单独架子│◀─┤                     │分离到单独架子│◀─┤
  └──────────┘  │                      └────┬─────┘  │
            ┌────┴─────┐                     │   ┌────┴─────┐
            │ 按项目分类 │                     └──▶│ 按项目分类 │
            └────┬─────┘                         └────┬─────┘
            ┌────┴─────┐                         ┌────┴─────┐
            │ 样本编号  │                         │ 样本编号  │
            └────┬─────┘                         └────┬─────┘
            ┌────┴─────┐                         ┌────┴─────┐
            │按编号扫描接收│                        │按编号扫描接收│
            └────┬─────┘                         └────┬─────┘
            ┌────┴─────┐            ┌──────────┐   ◇ 分杯
            │ 输入测试项目 │           │ 分杯处理  │◀──┤
            └────┬─────┘            └────┬─────┘   │
            ┌────┴─────┐                 │    ┌────┴─────┐
            │ 载入仪器检测 │                └───▶│ 载入仪器检测 │
            └────┬─────┘                      └──────────┘
            ┌────┴─────┐
            │ 批量传送结果 │
            └────┬─────┘
            ┌────┴─────┐
            │ 审核结果  │
            └────┬─────┘
            ┌────┴─────┐
            │  结束    │
            └──────────┘
```

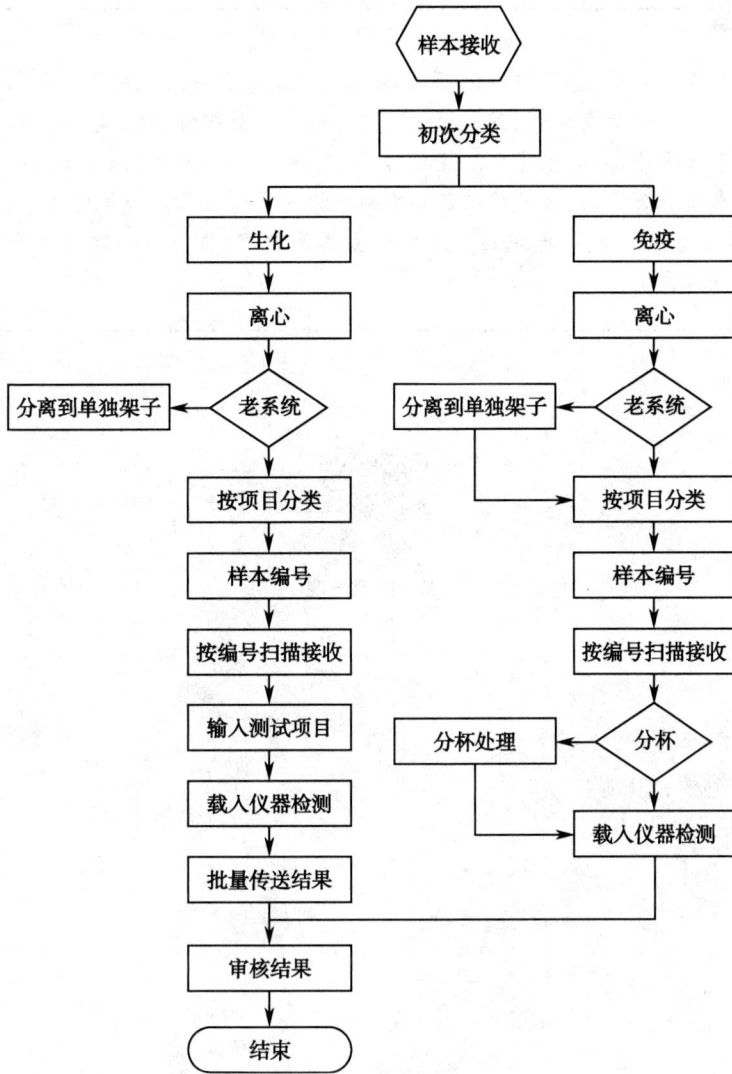

图 14-5 优化前生化检验样本工作流程图

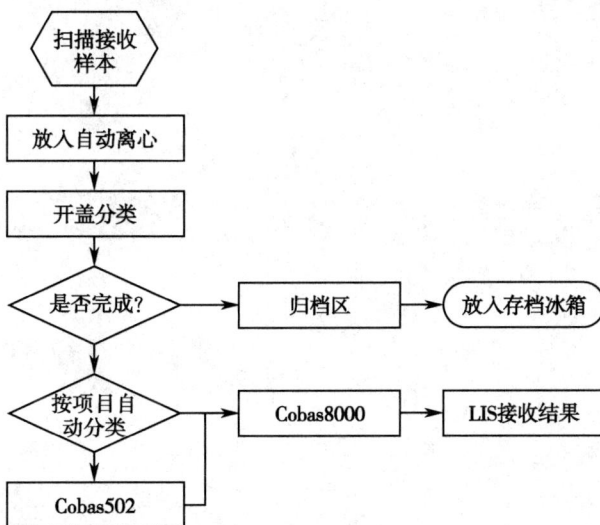

```
              ┌──────────┐
              │ 扫描接收  │
              │  样本    │
              └────┬─────┘
              ┌────┴─────┐
              │ 放入自动离心 │
              └────┬─────┘
              ┌────┴─────┐
              │ 开盖分类  │
              └────┬─────┘
               ◇ 是否完成?    ┌───────┐      ┌──────────┐
               ├──────────▶│ 归档区 │─────▶│ 放入存档冰箱 │
               │           └───────┘      └──────────┘
               ◇ 按项目自    ┌──────────┐   ┌──────────┐
               │   动分类 ──▶│ Cobas8000 │─▶│ LIS接收结果 │
               │           └──────────┘   └──────────┘
              ┌────┴─────┐
              │ Cobas502 │
              └──────────┘
```

图 14-6 优化后生化检验样本工作流程图

本章小结

　　临床实验室体系运行中,实行流程化管理,应用精益思想的标准化理念,合理地运用精益管理的工具,对文件及记录、人员及培训、设备管理等进行标准化管理,以确保检测数据、人员技能和设备精密度均达到最优水平,推动临床实验室的技术、质量及人员能力水平的提高。精益思想和临床实验室体系管理融会贯通,尤其是将精益思想的持续改善和临床实验管理体系的可持续发展相结合,PDCA循环改进,基于精益思想的临床实验室体系管理,将会引领临床实验室不断完善,进一步满足医生和病人需要。

（钟田雨）

14章 扫一扫 测一测

扫一扫,测一测

思考题

1. 5S 现场管理的基本内容有哪些?
2. 整顿的实施要领有哪些?
3. 何谓"三定"原则?

笔记

体外诊断试剂和器械统一称为体外诊断医疗器械,属于医疗器械管理的一部分。体外诊断(in vitro diagnosis,IVD)试剂是指在疾病的预测、预防、诊断、治疗监测、预后观察、健康状态评价的过程中,用于对人体样本体外检测的试剂、试剂盒、校准品、质控品等产品,可单独使用或与仪器、器具、设备、系统组合使用。国家法定用于血源筛查的体外诊断试剂、采用放射性核素标记的体外诊断试剂不属于《体外诊断试剂注册管理办法》的管理范围。

第一节　体外诊断试剂的行业管理

检验试剂的使用和管理直接影响到检验结果的准确性,加强试剂规范化管理是保证检验质量的重要环节。体外诊断试剂生产企业必须实施药品生产质量管理规范,体外诊断试剂产品必须提供的临床证据有:①科学有效性,一个分析物与一种临床疾病或生理状态相关联。②分析性能,正确检测和测量分析物的能力,包括检测限、线性范围、正确度、重复性、抗干扰及稳定性等。③临床性能,依据目标人群产生与预期用途一致的、与特定的临床疾病相关的结果的能力。

一、我国体外诊断试剂的相关法律法规

现行主要体外诊断试剂行业法律法规和规章制度如下:

1.《医疗器械监督管理条例》　国家市场监督管理总局(原国家食品药品监督管理总局)负责制订医疗器械的分类规则和分类目录,并根据医疗器械生产、经营、使用情况,及时对医疗器械的风险变化进行分析、评价,对分类目录进行调整。

2.《医疗器械使用质量监督管理办法》　国家市场监督管理总局(原国家食品药品监督管理总局)负责全国医疗器械使用质量监督管理。县级以上地方食品药品监督管理部门负责本行政区域的

医疗器械使用质量监督管理工作。

3.**《体外诊断试剂注册管理办法》** 体外诊断试剂注册是食品药品监督管理部门根据注册申请人的申请,依照法定程序,对其拟上市体外诊断试剂的安全性、有效性研究及其结果进行系统评价,以决定是否同意其申请的过程。体外诊断试剂备案是备案人向食品药品监督管理部门提交备案资料,食品药品监督管理部门对提交的备案资料存档备查。

4.**《体外诊断试剂注册管理办法修正案》** 体外诊断试剂分类规则用于指导体外诊断试剂分类目录的制订和调整,以及确定新的体外诊断试剂的管理类别。

5.**《医疗器械注册管理办法》** 在中华人民共和国境内销售、使用的医疗器械均应当按照本办法的规定申请注册,未获准注册的医疗器械,不得销售、使用。医疗器械注册是指依照法定程序,对拟上市销售、使用的医疗器械的安全性、有效性进行系统评价,以决定是否同意其销售、使用的过程。

6.**《医疗器械分类规则》** 本规则用于指导《医疗器械分类目录》的制订和确定新的产品注册类别。医疗器械分类应依据医疗器械的结构特征、医疗器械使用形式和医疗器械使用状况三方面的情况进行综合判定。

7.**《生物制品批签发管理办法》** 生物制品批签发是指国家对疫苗类制品、血液制品、用于血源筛查的体外生物诊断试剂以及国家药品监督管理局规定的其他生物制品,在每批产品销售前或者进口时进行强制性检验、审核的制度。国家药品监督管理局主管全国生物制品批签发工作。

8.**《医疗器械标准管理办法》** 医疗器械标准分为国家标准、行业标准和注册产品标准。国家标准或行业标准是指需要在全国范围内统一技术要求的标准。注册产品标准是指由制造商制订,应能保证产品安全有效,并在产品申请注册时经国家或省级药品监督管理局依据国家标准和行业标准相关要求复核的产品标准。

二、体外诊断试剂产品的分类

1. 体外诊断试剂根据产品风险程度由低到高分为一、二、三类产品。

一类产品:微生物培养基(不用于微生物鉴别和药敏试验);样本处理用产品,如溶血剂、稀释液、染色液等。

二类产品:除已明确为第一类、第三类的产品,其他为第二类产品,主要包括用于蛋白质、糖类、激素、酶类、酯类、维生素、无机离子、药物及药物代谢物、自身抗体、微生物鉴别或药敏试验及其他生理、生化或免疫功能指标等检测的试剂。

三类产品:包括与致病性病原体抗原、抗体以及核酸、血型及组织配型、人类基因及遗传性疾病等检测相关的试剂;与麻醉药品、精神药品、医疗用毒性药品检测相关的试剂;与治疗药物作用靶点检测相关的试剂;与肿瘤标志物检测相关的试剂;与变态反应(过敏原)相关的试剂。

2. **根据检测方法或原理分类** 生化诊断、免疫诊断、即时检验、分子诊断、病原生物学诊断、出凝血诊断、临床基础检验及流式细胞仪配套试剂等。其中前四项为国产主要体外诊断试剂的四大类。

三、体外诊断试剂产品的注册流程

体外诊断试剂产品研发过程见图15-1:

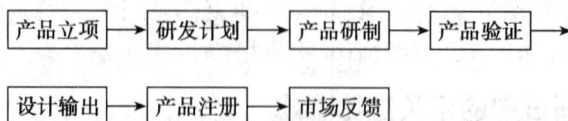

图 15-1 体外诊断试剂产品研发过程

体外诊断试剂的注册根据目的不同,可分为首次注册、变更注册以及延续注册。不同类别的注册根据产品分类各有差异。

1. **新产品首次注册** 对于新研发体外诊断试剂盒,二类和三类的首次注册是最为常见和典型的。流程主要包括确认产品类别、制订产品技术要求、注册检测、临床试验/评价、提交注册申请、资料受理、技术审评、行政审批、合法注册证、申报生产许可等过程。二类产品主要由省/直辖市市场监管部门受理，三类产品主要由国家市场监督管理总局受理。一类产品称为备案，由市级或直辖市区级的市场监管部门受理。一类产品因其风险较低，通常只需要提交精简的技术资料及自检报告，由相应受理的市场监管部门对资料进行存档备查即可。

2. 产品的技术要求　技术要求是对产品的基础要求，拟定技术要求是新产品注册中的重要环节。申请人或者备案人应当在原材料质量和生产工艺稳定的前提下，根据产品研制、临床评价等结果，依据国家标准、行业标准及有关文献资料，拟订产品技术要求。无论是完成注册后上市的产品，还是注册阶段用于注册检测的产品，都应符合该产品的产品技术要求。

3. 产品的注册检测　注册检测是体外诊断试剂注册流程中的另一重要环节。除一类产品可由备案人提交产品自检报告外，二、三类产品的注册检测由医疗器械检验机构依据产品技术要求对相关产品进行检验。

注册检测时，申请人需要向检验机构提供注册检验所需要的有关技术资料、注册检验用样品、产品技术要求及标准品或者参考品。有国家标准品、参考品的产品应当使用国家标准品、参考品进行注册检验。负责检验的医疗器械检验机构应具有医疗器械检验资质，所检测产品应在其承检范围内，并对申请人提交的产品技术要求进行预评价。如果是尚未列入医疗器械检验机构承检范围的产品，则由相应的注册审批部门指定有能力的检验机构进行检验，称为指定检验。

体外诊断试剂根据市场需求，一个产品有多种包装规格时，可进行一种包装规格的注册检验。无论是二类还是三类产品，注册检验样品的生产都应符合医疗器械质量管理体系的相关要求。

四、体外诊断试剂产品的临床试验要求

产品经注册检验合格后，方可进行临床试验或申请注册。临床试验是注册流程中重要的环节。办理第一类体外诊断试剂备案，不需要进行临床试验。申请第二类、第三类体外诊断试剂注册，应进行临床试验。但有以下两种情况可以免于临床试验：一是反应原理明确、设计定型、生产工艺成熟、已上市的同品种体外诊断试剂，临床应用多年且无严重不良事件记录，不改变常规用途，申请人能够提供与已上市产品等效性评价数据；二是通过对涵盖预期用途及干扰因素的临床样本的评价能够证明该体外诊断试剂是安全、有效的。

1. 免临床试验　无须进行临床试验的体外诊断试剂，申请人或者备案人应通过对涵盖预期用途及干扰因素的临床样本的评估、综合文献资料等非临床试验的方式对体外诊断试剂的临床性能进行评价。

2. 临床试验　申请医疗器械临床试验的机构可在国家市场监督管理总局网站中进行备案，登录备案系统查询医疗器械临床试验机构备案信息，也可登录备案系统选择已经备案的医疗器械临床试验机构开展临床试验。第二类和三类产品分别需要选择至少两家或三家机构开展临床试验，样本分布应尽量均衡。阴阳性样本数量应满足统计学的要求。

选择体外诊断试剂临床试验机构，除了考虑法律规定的资质外，还应该考虑其是否具备开展该产品临床试验的条件和能力。如该机构是否对开展相同或同类方法学产品的日常检测，实验室条件和人员能否满足试验的需求，以及是否能收集到足够的适应证人群样本等。

3. 比对产品　体外诊断试剂要选择合适的产品作为与新产品比对的参比试剂。可以选择已批准上市的产品作为比对试剂。对于新研制的产品，则需要与诊断该产品适应证的"金标准"进行比对。在选择比对产品时，通常需要考虑两者的预期用途及主要性能是否一致。如有特定指导原则的产品，还要考虑满足指导原则的需求。

五、体外诊断试剂产品的性能评价标准

体外诊断试剂产品的性能指标制订是研发设计中的重要部分。合理的性能指标及分析方法，也是诊断试剂质量的重要保障。性能主要包括检测限、线性范围、可报告范围、正确度、重复性、抗干扰、稳定性等内容。这些指标经厂家产品技术确定并经上级主管部门核准后，会长期伴随产品而存在，体现在产品说明书、标签、出厂检验报告等文件中。如有变化，则需要变更注册申报。

1. 常见标准　国际上对体外诊断试剂性能的评价主要依据美国临床和实验室标准协会（CLSI）的相

关标准,如EP-5可作为临床化学产品精密度评价的指南,EP-6可作为定量测量程序线性评价的指南,这些也是美国食品药品监督管理局(Food and Drug Administration,FDA)接受并推荐的主要指南文件。

国内则主要依据国家标准、行业标准、体外诊断试剂分析性能评估系列指导原则,同时各产品有对应的指导原则及标准可供参考。国家标准是在全国范围内统一的技术要求,体外诊断试剂常见的国家标准如GB/T 26124—2011《临床化学体外诊断试剂(盒)》,行业标准如YYT 1200—2013《葡萄糖测定试剂盒(酶法)》等。

2. **其他法规**　除了常见的国家标准和行业标准对诊断试剂性能有要求外,另有国家市场监督管理总局(原国家食品药品监督管理总局)发布的各项诊断试剂产品技术审查指导原则可作为法规依据用以制订本企业产品性能指标,如《糖化血红蛋白测定试剂盒(酶法)注册技术审查指导原则》等。还有针对某一类产品的标准,如YY/T 1175—2010《肿瘤标志物定量测定试剂(盒)(化学发光免疫分析法)》《肿瘤标志物类定量检测试剂注册申报资料指导原则》等。对于在这些标准中未能找到充分依据的产品,则需要企业根据自身产品预期用途及特性,制订本企业产品的性能标准。

第二节　试剂生产厂家体外诊断试剂的质量控制

在体外诊断试剂研发、生产过程中,内部质量控制部门要对试剂质量进行检查,即对具体项目制订合理的性能指标要求和验证方法。以生化试剂产品为例,试剂产品的性能验证包括对线性范围、准确度、参考区间、正确度、检测限、精密度进行验证。除了上述验证内容外,试剂厂商质控实验室需要结合临床实验室的实际需求,制订和验证更多的检测项目性能指标。本节就试剂生产商额外需要完成的产品质量控制内容作说明。

一、批间差和批内瓶间差的控制

试剂产品批间差和批内瓶间差的控制不仅需要试剂厂商严格控制生产原材料的品质,还需要有一套成熟的生产工艺。体外诊断试剂产品批间差和批内瓶间差控制是生产厂商在源头保证检测项目性能指标的有效手段。

(一)批间差和批内瓶间差对临床实验室的影响

试剂厂商需要控制体外诊断试剂盒的批间差和批内瓶间差。

批间差是指不同批次生产材料的差别。批内瓶间差是指同一批次生产的试剂瓶中,试剂瓶间某项指标的批内精密度。

临床实验室在试剂使用过程中,需要通过室内质控品的检测对天间精密度进行控制,在了解检测系统的稳定性的同时观测试剂盒的瓶间差和批间差。

(二)批间差和批内瓶间差的评价指标与验证方法

1. **待检物的分类**　指试剂厂商质量控制实验室需要完成质量检测的物质种类,分为新采购原材料检测,半成品检测和成品抽检。

新采购原材料检测指试剂配制的原料检测,主要检测原材料的颜色、纯度、湿度和pH。试剂厂商质控实验室对符合技术要求的原材料准许入库建档。

半成品检测是指对配制好的试剂在未装瓶前的性能检测,除了需要完成常规的性能验证(线性范围、准确度、精密度)外,还要完成厂家质控实验室额外指定的试剂批间差验证实验。试剂批间差验证包括观察试剂外观、空白吸光度、试剂空白吸光度变化率、灵敏度、pH和准确度。在半成品检测完成后,对符合技术要求的试剂直接进入瓶装程序;对不符合技术要求的试剂,质控实验室需要退回生产部进行整改,整改检验合格后进入瓶装,不合格的试剂进入报废程序。

成品抽测是指对已经瓶装好的试剂进行常规性能检测和厂家质控实验室指定的其他检测项目。相对于半成品抽检,成品抽检会增加批内瓶间差(瓶装前中后三个时间节点试剂的差异)的检测。

2. **批间差与批内瓶间差评价指标**

(1)外观:指通过肉眼观察,了解试剂的颜色、浊度、异物和沉淀等。试剂外观需要在试剂说明书上注明,是试剂厂商和临床实验室了解试剂是否变质最简单的方法。

(2)试剂空白:包括试剂空白吸光度和试剂空白吸光度变化率。试剂本身的吸光度就是试剂空白吸光度,试剂空白吸光度的意义在于消除试剂本底的干扰。对于速率法测试的试剂,因多种试剂混合后,各成分之间可能发生缓慢的反应,所以用水作样本时也会发生吸光度的变化。用水作样本得到的试剂吸光度的变化率即试剂空白吸光度变化率。由于试剂空白检测方法很简单,用以评价工艺成熟度,或评价替换不同批次原料,或检测批间差和批内瓶间差。

（3）分析灵敏度:指校准曲线（或分析曲线）的斜率。分析灵敏度是试剂产品性能指标之一,其测定结果的波动对检测试剂线性范围、精密度、检测限等其他性能指标影响较大,所以检测试剂分析灵敏度批间差和批内瓶间差非常重要。

（4）pH:pH 是具体试剂产品的性状之一。pH 的检测非常简单且成本低廉,可用于评价试剂配制方法和流程是否正确,也可以用于监测和控制试剂批间差和批内瓶间差。

（5）正确度:正确度是评价试剂批间差和批内瓶间差最直接的指标,通过多次检测质控品或进行样本比对获得偏倚,对批间差进行评价和校准。

（三）批间差和批内瓶间差的验证方法

1. 不同批号间的比较　通过累计一段时间内生产试剂的试剂空白、pH、分析灵敏度和正确度偏倚等,将上述各项指标的偏差允许范围作为后续生产试剂的控制目标,以此作为批间差的控制方法。对于批内瓶间差,则主要通过三个批内试剂的正确度验证,评价是否符合要求。

2. 试剂交叉验证　试剂交叉验证是在多种试剂检验项目批间差或批内瓶间差不符合要求的情况下,为进一步确定其中哪个试剂不符合要求而设置。试剂交叉验证是指对合格试剂与待评试剂交叉配套,设置三组试剂,其中合格配套试剂作为对照组,交叉混用试剂作为验证组,比较两种混用验证组与对照组的差异。通过试剂性能、批间差和批内瓶间差验证筛选出待评试剂不合格项和具体数据,除了确定试剂配制问题外,还能对不合格试剂整改提供数据支持。

二、抗干扰能力的评价与控制

体外诊断试剂抗干扰能力是临床实验室筛选优质试剂需要考虑的指标之一。

（一）干扰物的分类

干扰物（interferent）也是测定体系中的一个组分,它不是被分析物,但它改变最后的结果。干扰物是引起临床实验室检测误差中很重要的来源,它们对病人的正确诊断会产生很大的危害。在现有的实验室条件下很难检测干扰物质引起的误差。因此,试剂厂商在产品设计时就要考虑潜在干扰物的影响。

干扰物分为内源性干扰物和外源性干扰物两种。内源性干扰物指因病理原因在样本中出现的物质,如胆红素、血红蛋白及脂类等,可干扰其他物质的检测。外源性干扰物指来自于体外的可干扰其他物质检测的物质,如药物及其代谢物、标本防腐剂、抗凝剂等。

（二）干扰物的影响

1. 溶血标本　是临床实验室经常遇到的不合格标本,红细胞释放的血红蛋白对 546nm 波长非常敏感,对比色法在 546nm 波长附近的检测项目影响很大。对双试剂的生化试剂来说,第二种试剂的加入会对反应液产生稀释,导致检测吸光度被降低。

2. 黄疸标本　胆红素是一种还原性物质,对反应体系中的氧化性反应物或中间产物产生损耗。

3. 乳糜血　乳糜血浆或血清呈乳白色浑浊状,主要是由于体内脂类代谢紊乱而导致乳糜微粒在血液中含量远远高出正常水平。乳糜对标本的干扰主要通过浊度影响吸光度来干扰实验测定结果,对终点法的生化项目影响较大。

4. 异嗜性抗体（heterophil antibody,HA）　是由已知或未知的抗原物质刺激机体产生的一类具有足够滴度、能与多个物种的免疫球蛋白发生相对弱的结合的多重特异性免疫球蛋白。HA 的产生通常是由于人类直接接触到动物、污染的食品、未经高温消毒的鲜奶,进行免疫疗法,接种动物血清或组织的疫苗产品后产生。直接接触宠物小鼠或实验室小鼠是导致人体产生 HA 最常见的原因。HA 可以与很多动物免疫球蛋白 FC、Fab、$F(ab')_2$ 部位的表位结合,模拟被检测抗原的免疫活性,从而干扰测定。因其分子量较大,不易通过肾小球滤过膜,HA 通常存在于血液中,而尿液中含量很少。在健康人群中,约 3%~15% 可检测出 HA。干扰的频率较低,约为 3%,干扰的频率主要与 HA 的浓度、亲和力以及检测方法和试剂成分有关。试剂厂商可在试剂中添加异嗜性抗体"阻断剂"来减少干扰。

5. 自身抗体　自身抗体如类风湿因子、抗甲状腺球蛋白、抗胰岛素、抗甲状腺激素抗体等,能与其相对应的靶抗原结合形成复合物,在免疫测定方法中可干扰相应抗原抗体的测定。

6. 生物素　又称为维生素 B_7 或维生素 H,是一种水溶性的 B 族维生素。体内生物素来源于口服复合维生素和含生物素的保健品,如较高浓度的生物素对酶联免疫、化学发光等方法中"生物素-亲和素系统"偶联抗原抗体结合反应影响较大。生物素在体内代谢很快,服用 8 小时候即可消除对免疫方法的干扰。一般要求日补充生物素的量不能大于 5mg。

7. **采血管添加剂**　可引起两种干扰:一种是添加剂本身对项目检测的干扰,另一种是同源标本血清和血浆检测结果的差异。一般情况下,两种干扰都可以通过与真空采血管项目检测结果比较确定。为满足不同医院的实际需求,同一个项目需要核实检测不同类型同源标本的差异。

（三）干扰物的筛选与验证

为保障临床检测室检测结果的准确度,做好潜在风险的评估,对于临床实验室来说,试剂厂商提供完整的试剂抗干扰性能说明是其筛选合适产品和应对潜在风险的防范。

三、稳健性和稳定性的评价

1. **稳健性**　稳健性评价就是改变某个特定的参数,进行重复的实验,来观察实证结果是否随着参数设定的改变而发生变化。目前国内的体外诊断试剂,特别是生化和免疫类的体外诊断试剂,基本都是一个开放测量系统,即某厂家的体外诊断试剂可以在大多数型号的生化分析仪上使用。在体外诊断试剂的研发和评估中,要考虑到环境、仪器、材料等因素的影响。即使测定条件发生了轻微的变动,也不会对测定结果造成影响的性能称之为稳健性。

稳健性评价可以在试剂使用前或使用中,使测定试剂的特性(用量、pH、孵育时间与反应时间、测定波长、反应杯种类、搅拌类型或速度、样品/试剂混合比、多点校准的计算方法、开瓶时间、试剂仓温度与转速等)发生变化,然后再进行评价。稳健性对解析实验室、测定者、仪器、试剂等主要因素在不同条件下的随机误差是有效的,也可以通过复现性进行评价。

2. **稳定性(stability)**　试剂在生产企业规定界限内保持其特性的能力。稳定性评估是评价拟上市产品有效性的重要依据,也是产品注册所需的重要申报资料。

本章小结

检验试剂盒的性能验证是试剂生产厂家在检测项目开发、生产阶段必须开展的内容。体外诊断试剂现行的法规有《医疗器械监督管理条例》《体外诊断试剂注册管理办法》《医疗器械分类规则》等,应依法依规进行新产品的注册。体外诊断试剂的性能评价方法包括检测限、线性范围、可报告范围、准确度、精密度、抗干扰性、稳定性和参考区间验证等内容。体外诊断试剂的生产厂商应对试剂批间差、批内瓶间差和稳定性制订严格合理的评价方法与控制手段。在试剂抗干扰性能方面,需要收集可能干扰检测的药物、自身抗体等,并在研发产品进入验证时加以验证和评价。试剂需要在各种不同仪器上匹配使用,还应进行稳健性评价。

（邹继华）

扫一扫,测一测

思考题

1. 我国出台了哪些与体外诊断试剂相关的法律法规?
2. 请举例说明我国体外诊断试剂的分类。
3. 体外诊断试剂产品批间差和批内瓶间差的控制指标有哪些?

参考文献

［1］洪国燊.临床实验室管理［M］.北京：人民卫生出版社,2015.

［2］杨惠,王成彬.临床实验室管理［M］.北京：人民卫生出版社,2015.

［3］李艳,李山.临床实验室管理学［M］.3 版.北京：人民卫生出版社,2003.

［4］王前,邓立新.临床实验室管理［M］.3 版.北京：中国医药科技出版社,2015.

［5］王惠民,王清涛.临床实验室管理学［M］.2 版.北京：高等教育出版社,2016.

［6］龚道元,赵建宏.临床实验室管理［M］.武汉：华中科技大学出版社 2014.

［7］丛玉隆,尹一兵,陈瑜.检验医学高级教程［M］.2 版.北京：科学出版社.2018.

［8］夏宁邵,郑铁生.体外诊断产业技术［M］.北京：人民卫生出版社,2018.

［9］尚红,王毓三,申子瑜.全国临床检验操作规程［M］.4 版.北京：人民卫生出版社,2015.

［10］陈文祥.医院管理学临床实验室管理［M］.2 版.北京：人民卫生出版社,2011.

［11］中华人民共和国卫生部.医疗机构临床实验室管理办法［Z］.2006.

［12］中华人民共和国卫生部.医疗机构临床基因扩增检验实验室管理办法［Z］.2010.

［13］中国合格评定国家认可委员会.医学实验室质量和能力认可准则（CNAS-CL02）［S］.2012.

［14］国际标准化组织.医学实验室质量和能力的专用要求（ISO 15189:2012）［S］.2012.

［15］中华人民共和国国家质量监督检验检疫总局,中国国家标准化管理委员会.临床实验室设计总则（GB/T 20469—2006）［S］.2006.

［16］中华人民共和国住房和城乡建设部.生物安全实验室建筑技术规范（GB 50346—2011）［S］.2011.

［17］中华人民共和国国家质量监督检验检疫总局,中国国家标准化管理委员会.实验室生物安全通用要求（GB19489—2008）［S］.2008.

［18］世界卫生组织.实验室生物安全手册［M］.3 版.北京：人民卫生出版社,2004.

［19］中华人民共和国卫生部.可感染人类的高致病性病原微生物菌（毒）种或样本运输管理规定［S］.2005.

［20］中华人民共和国国家食品药品监督管理总局,中国国家标准化管理委员会.体外诊断试剂注册管理办法修正案［Z］.2017.

［21］中华人民共和国国家卫生健康委员会.临床实验室试剂用纯化水（WS/T574—2018）［S］.2018.

［22］中华人民共和国国家质量监督检验检疫总局,中国国家标准化管理委员会.质量管理体系要求（GB/T 19001—2016）［S］.2016.

［23］刘效仿.医院 6S 管理实战攻略［M］.北京：中国中医药出版社,2017.

中英文名词对照索引

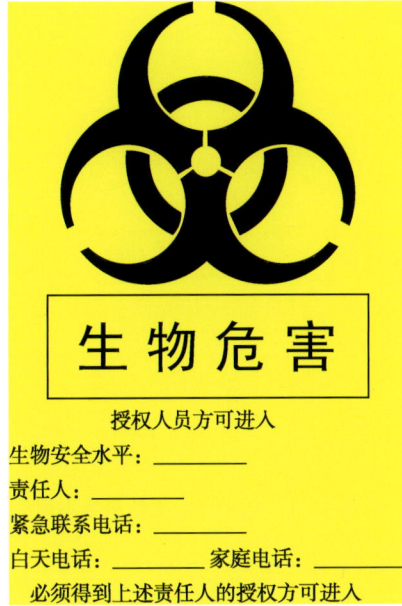

彩图 4-1　生物危害警告标识

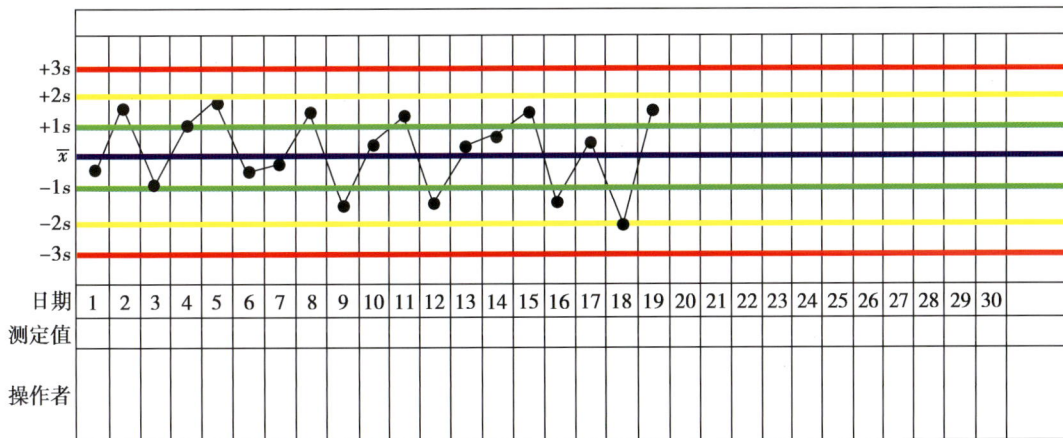

审核者：

彩图 7-1　Levey-Jennings 质控图

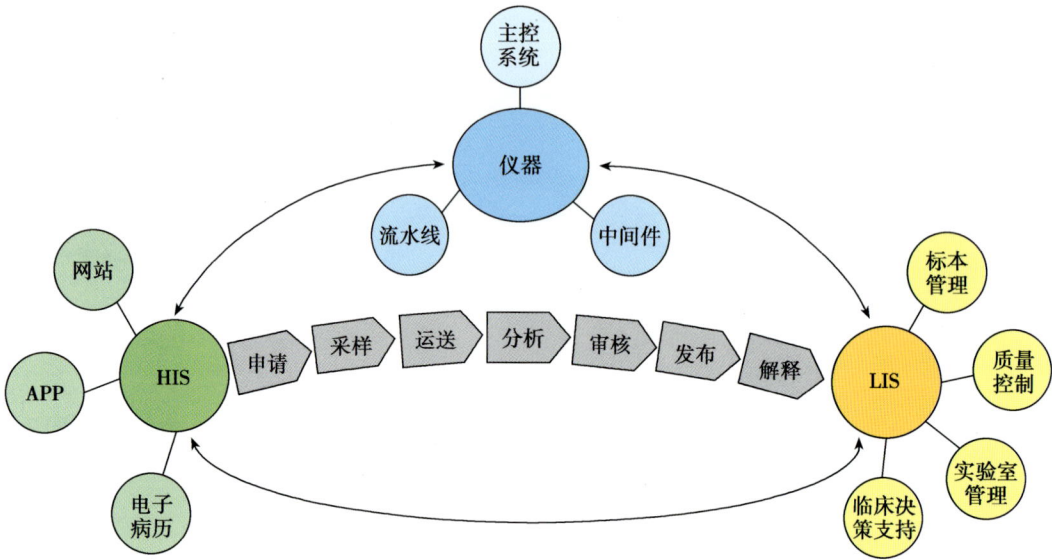

彩图 13-1　临床实验室信息生态圈

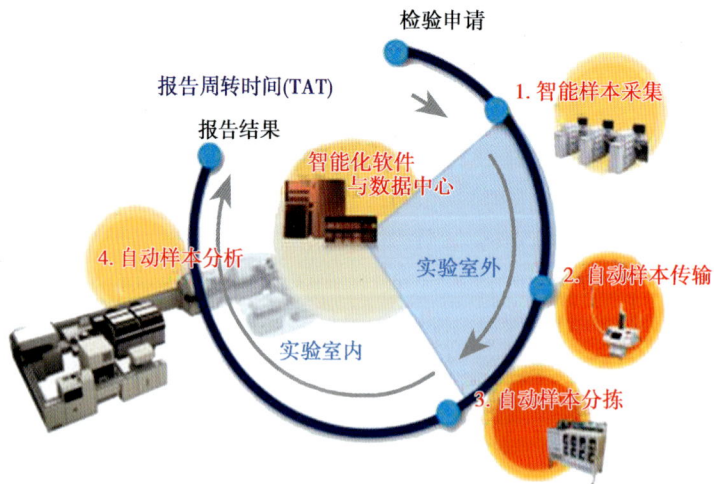

彩图 14-4　优化后标本处理流程